Wolfgang Niederlag, Heinz U. Lemke, Gero Strauß, Hubertus Feußner
Der digitale Operationssaal

Health Academy

Herausgegeben von
Wolfgang Niederlag und Heinz U. Lemke

Band 2

Wolfgang Niederlag, Heinz U. Lemke,
Gero Strauß, Hubertus Feußner

Der digitale Operationssaal

2., erweiterte Auflage

DE GRUYTER

Herausgeber

Prof. Dr. rer. nat. Wolfgang Niederlag
Krankenhaus Dresden-Friedrichstadt
Friedrichstraße 41
01067 Dresden, Germany

Prof. Dr.-Ing. Heinz U. Lemke
University of Southern California
Los Angeles (USA)
und IFCARS Office
Im Gut 15
79790 Küssaberg, Germany

Prof. Dr. med. Gero Strauß
Universitätsklinikum Leipzig
Klinik und Poliklinik für Hals-, Nasen-
und Ohrenheilkunde
Liebigstraße 10–14
04103 Leipzig, Germany

Prof. Dr. med. Hubertus Feußner
Klinikum rechts der Isar der TU München
Chirurgische Klinik und Poliklinik
Ismaninger Straße 22
81675 München, Germany

1. Auflage 2012, ©Health Academy, Dresden 2012
ISSN 1617-8874, ISBN 978-3-00-040332-3

Das Buch enthält 111 Abbildungen und 7 Tabellen.

ISBN: 978-3-11-033430-2
e-ISBN: 978-3-11-033562-0
ISSN: 2199-2959

Library of Congress Cataloging-in-Publication data
A CIP catalog record for this book has been applied for at the Library of Congress.

Bibliografische Information der Deutschen Nationalbibliothek
Die Deutsche Nationalbibliothek verzeichnet diese Publikation in der Deutschen Nationalbibliographie; detaillierte bibliografische Daten sind im Internet über http://dnb.dnb.de abrufbar.
Der Verlag hat für die Wiedergabe aller in diesem Buch enthaltenen Informationen mit den Autoren große Mühe darauf verwandt, diese Angaben genau entsprechend dem Wissensstand bei Fertigstellung des Werkes abzudrucken. Trotz sorgfältiger Manuskriptherstellung und Korrektur des Satzes können Fehler nicht ganz ausgeschlossen werden. Autoren und Verlag übernehmen infolgedessen keine Verantwortung und keine daraus folgende oder sonstige Haftung, die auf irgendeine Art aus der Benutzung der in dem Werk enthaltenen Informationen oder Teilen davon entsteht.
Die Wiedergabe der Gebrauchsnamen, Handelsnamen, Warenbezeichnungen und dergleichen in diesem Buch berechtigt nicht zu der Annahme, dass solche Namen ohne weiteres von jedermann benutzt werden dürfen. Vielmehr handelt es sich häufig um gesetzlich geschützte, eingetragene Warenzeichen, auch wenn sie nicht eigens als solche gekennzeichnet sind.

© 2014 Walter de Gruyter GmbH, Berlin/Boston
Satz: Werksatz Schmidt & Schulz GmbH, Gräfenhainichen
Grafik: ArtConText (Berlin), Christine Knauber
Druck und Bindung: CPI books GmbH, Leck
Einbandabbildung: IRDC GmbH Leipzig, Surgical Deck OR1-340,
(© KARL STORZ GmbH & Co. KG, Tuttlingen)
♾ Gedruckt auf säurefreiem Papier
Printed in Germany
www.degruyter.com

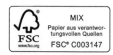

Vorwort der 2. Auflage

Der im Vorwort zur ersten Auflage der Buchpublikation „Der digitale Operationsaal" geäußerte Wunsch, dass sie einen möglichst breiten Leserkreis finden und die interdisziplinäre Diskussion befördern möge, hat sich schnell erfüllt: Das Buch wurde sehr wohlwollend in der Fachwelt aufgenommen und war schnell vergriffen. Deshalb haben wir uns nun zu einer zweiten, erweiterten Auflage entschlossen. Inhalt und Struktur des Buches wurden weitgehend beibehalten. Aufgenommen wurden zusätzliche Beiträge zur Software-Entwicklung für computergestützte Interventionen (Alexander Seitel und Hans-Peter Meinzer, Heidelberg), zu Genauigkeit und Fehlerquellen im digitalen Operationssaal am Beispiel der Leberchirurgie (Christian Hansen und Karl Horst Hahn, Magdeburg und Bremen) sowie ein Beitrag zu ethischen Aspekten des digitalen Operierens (Arne Manzeschke, München). Alle drei Beiträge waren eigentlich auch schon in der ersten Auflage geplant, konnten aber aus terminlichen Gründen damals nicht berücksichtigt werden. Wir sind den Autoren deshalb sehr dankbar, dass sie uns diese wichtigen Beiträge für dieses Buch zur Verfügung gestellt haben.

Die zweite, erweiterte Auflage dieses Buches erscheint als Band 2 der im Verlag Walter de Gruyter neu gestarteten Buchreihe Health Academy (HAC).

Wir danken Frau Dr. Britta Nagl, Project Editor STM, und Frau Carola Seitz vom Verlag De Gruyter für die konstruktive Zusammenarbeit bei der Vorbereitung dieses Bandes.

Dresden, im Mai 2014

Wolfgang Niederlag
Im Namen der Herausgeber

Vorwort der 1. Auflage

Computerassistierte Systeme haben längst Einzug in den Operationssaal gehalten. Ohne solche Systeme sind bestimmte Interventionen in den großen und kleinen chirurgischen Fächern mit dem heutigen Qualitätsanspruch nicht mehr denkbar. Trotzdem befinden wir uns erst am Anfang einer Entwicklung, die in der Zukunft weitere wichtige Neuerungen bereithalten wird. Prä- und intraoperative Bildgebung, Bildverarbeitung, Modellierung, Simulation, Navigation, Robotik, Surgical Cockpit, prä- und intraoperative Prozessoptimierung, Workflow Management, Informationsintegration, Telemedizin und Telepräsenz werden in den nächsten Jahren weiter an Bedeutung gewinnen.

Wo stehen wir heute und in welchen zeitlichen Stufen müssen wir mit welchen Entwicklungen rechnen? Welche Probleme treten bei der Integration von Medizintechnik und Informationstechnik im Operationssaal auf? Wie sind diese zu lösen? Welchen Einfluss hat der digitale Operationssaal auf Forschung und Lehre? Welche Auswirkungen hat die Digitalisierung des Operationssaales auf die Qualität der medizinischen Leistungserbringung? Verschärft oder entschärft der digitale Operationssaal die Kostensituation im Gesundheitswesen? Welche gesellschaftlichen Implikationen und welche ethischen und rechtlichen Aspekte sind zu beachten?

Das 5. Dresdner Symposium „Innovationen und Visionen in der medizinischen Bildgebung", das im September 2011 wieder im frühbarocken Palais des Großen Gartens zu Dresden stattfand, hatte unter dem Thema „Der digitale Operationssaal – Methoden, Werkzeuge, Systeme, Applikationen" 110 Experten und Interessierte versammelt, um gemeinsam Antworten auf diese Fragen zu finden.

Sechs Referate und die Podiumsdiskussion dieses Symposiums wurden in das vorliegende Buch aufgenommen und um zehn eingeladene Beiträge ergänzt. Nach zwei einführenden Artikeln ordnen sich die folgenden Artikel in die Kapitel „Methoden & Werkzeuge" und „Systeme & Applikationen" ein. Ein weiteres Kapitel setzt sich mit den gesellschaftlichen Auswirkungen der Digitalisierung des Operationssaales auseinander und untersucht die entsprechenden ökonomischen, rechtlichen und standespolitischen Aspekte.

Schließlich wird „Im Gespräch" zwischen den Referenten und den Teilnehmern des Symposiums die Frage diskutiert, ob der digitale Operationssaal ein Umdenken des Chirurgen erfordert, welchen Einfluss also die Digitalisierung des Operationssaales auf das Berufsbild des Chirurgen hat.

Der Contra Punctus stammt diesmal aus der Feder eines Mathematikers und untersucht am Beispiel der Virtuellen Realität die Symbiose von Wissenschaft und Kunst.

Die Herausgeber danken allen, die zum Gelingen der vorliegenden Buchpublikation beigetragen haben. Unser Dank gilt an erster Stelle den Autoren. Einen herzlichen Dank aber auch an die Gesellschaften und Unternehmen für die ideelle und oft auch materielle Hilfe. Das Krankenhaus Dresden-Friedrichstadt und die Deutsche

Gesellschaft für Biomedizinische Technik im VDE haben sowohl das Symposium als auch das Buchprojekt großzügig unterstützt. Ein besonderer Dank geht an Frau Raymonde Figula und Frau Constanze Teschke, die wieder mit großer Einsatzbereitschaft und bewundernswerter Umsicht das Symposium und die Buchpublikation begleitet haben. Den Mitarbeitern des Zentralen Klinikservice, insbesondere Herrn Norbert Lutzner, Herrn Mario Schultze und Herrn Holger Kiefer sei für die technische Unterstützung bei der Veranstaltung gedankt.

Das Berliner Graphikbüro ArtConText hat wieder mit außergewöhnlichem Engagement und in bewährter Qualität die Gestaltung des Buches vorgenommen.

Möge auch diese Buchpublikation einen breiten interessierten Leserkreis finden und die interdisziplinäre Diskussion, Kooperation und Forschung auf diesem zukunftsträchtigen Gebiet befördern.

Dresden, im November 2012
Wolfgang Niederlag
Im Namen der Herausgeber

Inhaltverzeichnis

Teil I: Allgemeine Aspekte

H. U. Lemke, L. Berliner
**1 Der digitale Operationssaal –
Stand und zukünftige Entwicklungsphasen —— 3**
1.1   Einführung —— 3
1.2   Der digitale Operationssaal —— 3
1.3   Einflussfaktoren auf die DOR-Reifegrade —— 6
1.4   Zusammenfassung —— 8
1.5   Literatur —— 8

G. Strauß
**2 Der digitale Operationssaal (für die HNO) –
Grundlagen, Überblick, Ausblick —— 9**
2.1   Problemstellung —— 9
2.2   Material und Methoden —— 11
2.3   Ergebnisse —— 20
2.4   Diskussion und Schlussfolgerungen —— 24
2.5   Literatur und Anmerkungen —— 26

Teil II: Methoden und Werkzeuge

J. Benzko, B. Ibach, B. Marschollek, M. Köny, S. Leonhardt, K. Radermacher
**3 Innovative Kommunikations- und Netzwerkarchitekturen
für den modular adaptierbaren integrierten OP-Saal —— 31**
3.1   Einführung —— 31
3.2   Kommerzielle IORS —— 32
3.3   SOA-basierte Integration für den Operationssaal —— 33
3.4   Prototypische Umsetzung im smartOR —— 37
3.5   Diskussion und Ausblick —— 43
3.6   Zusammenfassung —— 45
3.7   Literatur —— 46

T. Neumuth
4 Chirurgische Prozesse und deren Modellierung —— 48
4.1   Einführung —— 48
4.2   Modellierung chirurgischer Prozesse —— 50
4.3   Fazit —— 52

4.4	Zusammenfassung —— **53**	
4.5	Literatur —— **54**	

A. Seitel, A. M. Franz, M. Nolden, S. Zelzer, H.-P. Meinzer, L. Maier-Hein

5 Softwareentwicklung für computerassistierte Interventionen —— 56
5.1	Motivation —— **56**	
5.2	Anforderungen —— **57**	
5.3	Toolkits für computerassistierte Interventionen —— **59**	
5.4	Interoperabilität und Integration in den klinischen Workflow —— **62**	
5.5	Qualitätssicherung —— **64**	
5.6	Diskussion —— **64**	
5.7	Zusammenfassung —— **66**	
5.8	Literatur —— **66**	

C. Hansen, F. Heckel, D. Ojdanic, A. Schenk, S. Zidowitz, H. K. Hahn

6 Genauigkeit und Fehlerquellen im Operationssaal am Beispiel der Leberchirurgie —— 69
6.1	Einführung —— **69**	
6.2	Bildakquise —— **70**	
6.3	Segmentierung der Bilddaten —— **72**	
6.4	Bildregistrierung —— **77**	
6.5	Risikoanalyse und Resektionsplanung —— **77**	
6.6	Intraoperative Navigation —— **79**	
6.7	Diskussion —— **82**	
6.8	Literatur —— **84**	

P. Mildenberger

7 Bildgebung im OP – Radiologische Werkzeuge und Standards —— 88
7.1	Einführung —— **88**	
7.2	Bildgebung im OP —— **88**	
7.3	Bildgebung und OP —— **89**	
7.4	Bildgebung und OP-Umgebung —— **90**	
7.5	Schlussfolgerungen —— **91**	
7.6	Zusammenfassung —— **92**	
7.7	Literatur —— **92**	

M. Jürgens, C. Matthäus, J. Popp

8 Optische molekulare Bildgebung – Perspektiven der Anwendung im digitalen OP-Saal —— 93
8.1	Einführung —— **93**	
8.2	Optische molekulare Bildgebung —— **93**	
8.3	Fluoreszenzendoskopische Erkennung maligner Tumoren —— **96**	

8.4 Perspektiven der anfärbefreien Diagnostik —— 99
8.5 Zusammenfassung —— 102
8.6 Literatur —— 103

Teil III: Systeme und Applikationen

H. Feußner, S. Gillen, M. Kranzfelder, A. Fiolka, A. Schneider, T. Lüth, D. Wilhelm
9 Klinischer Impact von computerassistierten Interventionen im OP —— 107
9.1 Einführung —— 107
9.2 Aktueller Stand der computerassistierten Interventionen im allgemeinchirurgischen OP —— 108
9.3 Computerassistierte Interventionen im allgemein- und viszeralchirurgischen OP —— 111
9.4 Ausblick —— 115
9.5 Zusammenfassung —— 116
9.6 Literatur —— 116

D. Wilhelm, J. Gumprecht, A. Fiolka, A. Schneider, T. Lüth, H. Feußner
10 Robotersysteme im OP-Saal —— 118
10.1 Einführung —— 118
10.2 Übersicht über derzeit eingesetzte Systeme —— 119
10.3 Zukünftiges Potenzial —— 129
10.4 Schlussfolgerungen —— 131
10.5 Zusammenfassung —— 131
10.6 Literatur —— 132

J. Schipper
11 Invidualized, Minimized Surgery by Wire (INMISUWI) – Mechatronische Assistenz für den miniaturisierten Operationsraum der Zukunft —— 134
11.1 Einführung —— 134
11.2 Möglichkeiten zur Miniaturisierung des Operationsraumes —— 134
11.3 Zusammenfassung —— 139
11.4 Literatur —— 139

S. Arnold, G. Grunst, D. Blondin, R. Kubitz
12 Informationsintegration im OP – Ein Assistenzsystem für die ultraschallgestützte transkutane Radiofrequenzablation —— 140
12.1 Einführung —— 140
12.2 Informationen sind verfügbar, aber nicht nutzbar —— 140

12.3	Ein Assistenzsystem unterstützt die Informationsintegration —— 142	
12.4	Bewertung —— 148	
12.5	Ausblick —— 149	
12.6	Zusammenfassung —— 149	
12.7	Literatur —— 150	

T. Wittenberg, J. Stallkamp, C. Schlötelburg

13 Closed-Loop-Systeme – Eine essenzielle Komponente für den digitalen OP-Saal —— 151

13.1	Einführung und Definitionen —— 151
13.2	Ein Anwendungsbeispiel —— 153
13.3	Herausforderungen —— 156
13.4	Bedarf und Handlungsoptionen —— 160
13.5	Zusammenfassung —— 161
13.6	Literatur —— 161

W. Korb

14 Ergonomie und Anwendertraining für den digitalen Operationssaal —— 164

14.1	Einführung und Problemstellung —— 164
14.2	Komplexität im digitalen Operationssaal —— 167
14.3	Methoden —— 170
14.4	Simulationsumgebungen für Gerätetests und Anwendertraining —— 179
14.5	Fazit und Ausblick —— 180
14.6	Zusammenfassung —— 181
14.7	Literatur —— 182

Teil IV: Ökonomische, rechtliche und ethische Aspekte

F. Porzsolt

15 Der digitale Operationsraum aus Sicht der Klinischen Ökonomik —— 189

15.1	Einführung —— 189
15.2	Klinische Ökonomik —— 189
15.3	Die Verletzung ethischer Prinzipien steigert das Risiko von Fehlentscheidungen —— 190
15.4	Die Entwicklung der Nutzenbewertung im Gesundheitssystem —— 193
15.5	Methoden der Nutzenbewertung —— 194
15.6	Der Nutzen in der Medizintechnik —— 196
15.7	Indikatoren zur Beschreibung des Nutzens komplexer Produkte der Medizintechnik —— 199

| 15.8 | Zusammenfassung —— 201 |
| 15.9 | Literatur —— 201 |

A. Dietz, M. Hofer, M. Fischer, S. Bohn, F. Lordick, J. Meixensberger, A. Boehm
16 Ändert sich mit der Digitalisierung des Operationssaales das Berufsbild des Chirurgen? Beispiel: Kopf-Hals-Onkologie —— 204

16.1	Vorbemerkungen —— 204
16.2	Baulich-technische Anforderungen an den Operationssaal —— 206
16.3	Prozessorientierte Erzeugung und Präsentation von Patientendaten —— 206
16.4	Grundsätzliche Anmerkung zur aktuellen Betrachtung der Therapie von Kopf-Hals-Krebserkrankungen —— 207
16.5	Das Problem mit der Interdisziplinarität in der Kopf-Hals-Onkologie —— 209
16.6	Grundverständnis für die chirurgische Prozedur als integraler Teil eines Workflows —— 209
16.7	Prozessorientierte Erzeugung und Präsentation von Patientendaten —— 211
16.8	Chirurgische Prozedur als wesentliche Quelle essenzieller Patientendaten —— 212
16.9	Modellierung des individuellen Patienten-Falles durch Abgleich mit verfügbarem medizinischen Wissen —— 213
16.10	Ändert sich also mit der Digitalisierung des Operationssaales das Berufsbild des Chirurgen? – Ein Fazit —— 214
16.11	Literatur —— 215

C. Dierks, B. Backmann, J. Hensmann, S. Rosenberg
17 Digitalisierung des OP-Saales – Rechtliche Aspekte —— 216

17.1	Einführung —— 216
17.2	Rechtlicher Rahmen für IT-Anwendungen im Operationssaal —— 217
17.3	Zusammenfassung —— 225
17.4	Literatur und Anmerkungen —— 225

A. Manzeschke
18 Digitales Operieren und Ethik —— 227

18.1	Einleitende Überlegungen —— 227
18.2	Technik – Technologie – Ethik —— 228
18.3	Akzeptanz gegenüber Technik in Politik und Ethik —— 230
18.4	Digitales Operieren – Technologie, Systeme, Anwendungen —— 231
18.5	Ethische Evaluation —— 235
18.6	Schlussüberlegungen —— 243

18.7   Zusammenfassung —— **245**
18.8   Literatur —— **246**

Teil V: Im Gespräch

O. Burgert, H. Feußner, H.-P. Meinzer, P. Mildenberger, N. Navab, G. Strauß, H. U. Lemke, C. Schlötelburg

19   **Erfordert der digitale Operationssaal ein Umdenken des Chirurgen?** —— **253**

Teil VI: Contra Punctus

Roland Z. Bulirsch

20   **Virtuelle Realität – Symbiose von Wissenschaft und Kunst** —— **267**
20.1   Dürer und die Perspektive —— **267**
20.2   Mathematik und die moderne Malerei —— **269**
20.3   Goethes fraktales Gebirge —— **272**
20.4   Bilderzeugung im Computer (Virtuelle Welten) —— **273**
20.5   Metamorphose der Pflanzen im Rechner —— **274**
20.6   Leben der Sonne —— **275**
20.7   Literatur und Anmerkungen —— **277**

Teil VII: Anhang

21   **Autorenverzeichnis** —— **281**
22   **Reminiszenzen zum 5. Dresdner Symposium „Der digitale Operationssaal"** —— **297**
23   **Schriftenreihe Health Academy** —— **301**
24   **Farbanhang** —— **303**

Teil I: **Allgemeine Aspekte**

H. U. Lemke, L. Berliner

1 Der digitale Operationssaal – Stand und zukünftige Entwicklungsphasen

1.1 Einführung

Die Fortschritte in der Medizintechnik in den letzten Jahrzehnten haben außerordentliche Veränderungen mit sich gebracht, wie die Medizin allgemein und die Chirurgie spezifisch ausgeübt werden. Zu den Vorteilen aus den Anwendungen dieser neuen Technologien gehören ein größeres Verständnis von Gesundheit und Krankheit, eine verbesserte Effizienz in der Gesundheitsversorgung, bessere Ergebnisse (Outcome), weniger Invasivität vieler diagnostischer und therapeutischer Verfahren sowie verminderte Mortalität und Morbidität. Fortschritte in der Entwicklung dieser Technologien mit Ursprung in akademischen Institutionen und der Industrie finden allmählich Verbreitung in Arztpraxen und in Krankenhäusern.

Diese Fortschritte bringen aber auch Nachteile und neue Probleme, insbesondere wegen der eskalierenden Kosten im Gesundheitswesen, mit sich. Es ist auch nicht immer ohne Weiteres möglich, eine Kosteneffizienz dieser neuen Technologien und Systeme, neuer (minimal) interventioneller Verfahren sowie die Neugestaltung von Versorgungsinfrastrukturen, wie z. B. OP-Säle, nachzuweisen. Die Entwicklung und Verbreitung dieser Technologien sind zu zentralen Fragen in der Debatte über die Gesundheitsreform und die Finanzierung des Gesundheitswesens geworden.

Um über konzeptionelle Demonstrationen von neuen interventionellen Systemen hinaus zu einer systematischen Bewertung der interventionellen Verfahren und Einrichtungen zu kommen, ist ein Verständnis für die zu erwartenden Reifegrade von OP-Sälen hilfreich [1–4]. In diesem Beitrag werden ein Zeitplan für die Entwicklung des digitalen Operationssaals (Digital Operating Room – DOR) über einen Zeitraum von etwa 25 Jahren (Abb. 1.1) und die politischen, wirtschaftlichen und industriellen Probleme, die sich hieraus ergeben können, ansatzweise vorgestellt.

1.2 Der digitale Operationssaal

In der Technologieentwicklung für den DOR werden vier Bereiche bzw. Dimensionen definiert:
- Geräte, z. B. Signalerfassung und -aufzeichnung, Robotik, Leit- bzw. Navigationssysteme, Simulationstechnologien,
- IT-Infrastruktur, z. B. Therapy Imaging and Model Management System (TIMMS), Infrastruktur für die Speicherung, Integration, Verarbeitung und Übermittlung

1 Der digitale Operationssaal – Stand und zukünftige Entwicklungsphasen

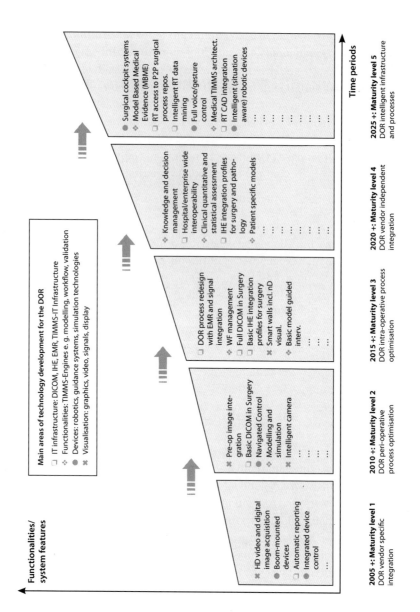

Abb. 1.1: Entwicklungshorizont des digitalen Operationssaales (DOR Maturity levels).

von patientenspezifischen Daten einschließlich Standardentwicklungen, z. B. zu DICOM, IHE und EMR,
- Funktionalitäten, einschließlich spezifischer interventioneller Verfahren, patientenspezifische Modellierung, Optimierung von chirurgischen Workflows, TIMMS-Engines und
- Visualisierung, einschließlich der Verarbeitung, Übertragung, Anzeige und Speicherung von Röntgenbildern, Video- und physiologischen Signalen etc.

Jeder dieser Bereiche hat seinen eigenen charakteristischen Entwicklungs- und Validierungszyklus. Um eine systematische Bewertung der klinischen Pay-Offs und anderen Vorteile des DORs zu erleichtern, einschließlich der Erarbeitung von Vorschlägen zur weiteren Verbesserung der klinischen Wirksamkeit interventioneller Verfahren, ist es hilfreich, die zu erwartenden Reifegrade des DORs zu diskutieren. Fünf Phasen/Reifegrade in der Entwicklung des DORs sind hier für das erste Quartal des 21. Jahrhunderts definiert:

2005 +: Maturity Level 1: Die erste Phase der Entwicklung (Reifegrad 1) ist eine durch die Industrie geprägte Integration von Technologien. Das kritische Merkmal dieser Phase ist die Entwicklung von Systemen zur integrierten Gerätekontrolle. Zu den weiteren Technologien in dieser Phase gehören z. B. auch HD-Video, digitale Bildaufnahme und -verarbeitung, Boom-Mounted Devices und automatische Befunderstellung.

2010 +: Maturity Level 2: Die zweite Phase der Entwicklung (Reifegrad 2) kann durch die perioperative Prozessoptimierung charakterisiert werden. Als zwei entscheidende Merkmale dieser Phase gelten die Entwicklung der präoperativen Bildintegration und der navigierten Kontrolle. Zusätzliche Technologien umfassen die ersten Erweiterungen zu DICOM in der Chirurgie, die intraoperative Bildaufnahme, Modellierung und Simulation sowie intelligente Kameras.

2015 +: Maturity Level 3: Die dritte Phase der Entwicklung (Reifegrad 3) kann durch intraoperative Prozessoptimierung charakterisiert werden. Als zwei entscheidende Merkmale dieser Phase gelten die Entwicklung und Anwendung von Workflow-Management-Engines und ein umfangreiches DICOM in der Chirurgie. Zusätzliche Technologien umfassen den DOR-Prozess-Redesign mit Electronic Medical Record (EMR) und Signalintegration, grundlegende IHE-Integrationsprofile für die Chirurgie, Smart Walls einschließlich n-dimensionaler Visualisierung und erste Ansätze zu einer modellgestützten Intervention.

2020 +: Maturity Level 4: Die vierte Phase der Entwicklung (Reifegrad 4) kann durch herstellerunabhängige Integration von Technologien charakterisiert werden. Als weitere kritische Merkmale dieser Phase gelten die Entwicklung der krankenhaus- bzw. unternehmensweiten Interoperabilität und die Anwendung von integrierten patientenspezifischen Modellen. Zusätzliche Technologien umfassen das Wissens- und Entscheidungsmanagement, die quantitative und statistische klinische Bewertung sowie IHE-Integrationsprofile für die Chirurgie und Pathologie.

2025 +: Maturity Level 5: Die fünfte Phase der Entwicklung (Reifegrad 5) kann durch intelligente Infrastrukturen und Prozesse charakterisiert werden. Weitere kritische Merkmale dieser Phase könnten die Entwicklung von chirurgischen Cockpit-Systemen und die weitgehende Umsetzung von integrierten DOR-Architekturen wie der TIMMS-Architektur sein. Zusätzliche Technologien umfassen modellbasierte medizinische Evidenz (MBME), Zugang zu Peer-to-Peer-chirurgischen Workflow-Repositories in Echtzeit, intelligentes Echtzeit-Data-Mining, volle Sprach- und Gestensteuerung, Integration von computerassistierter Diagnose (CAD) in Echtzeit sowie intelligente (situationsbewusste) Roboter und Geräte.

Aktuelle Verfahren der Bewertung fokussieren sich auf spezifische Aspekte, wie beispielsweise integrierte Gerätesteuerung (Reifegrad 1) oder perioperative Prozessoptimierung (Reifegrad 2). Sie werden gegebenenfalls mit einer anerkannten Validierungs-, Verifizierungs- und Bewertungsmethodik durchgeführt, allgemein geht es hier jedoch mehr um Fragen der Genauigkeit, Präzision, Stabilität, Frequenz und Benutzerfreundlichkeit usw. Mehrdimensionale Methoden, wie z. B. Quality Function Deployment/Success Ressource Deployment (QFD/SRD) [5] in Kombination mit entsprechenden Workflow- und Prozess-Analyse-Werkzeugen und klinische Studien werden hier als Basis für eine umfassende Methodik zur Bewertung der DOR-Technologien vorgeschlagen.

1.3 Einflussfaktoren auf die DOR-Reifegrade

Im letzten Viertel des 20. Jahrhunderts waren die finanziellen Randbedingungen für die Industrie im Gesundheitswesen grundsätzlich anders als sie sich heute darstellen. Das Hauptziel für die Entwicklung eines technologisch orientierten medizinischen Projektes (z. B. Digital Operating Room) war die Beschaffung von Forschungsgeldern und Fonds. In der Regel kamen die Ressourcen von öffentlichen und/oder privaten Geldgebern. Sie konnten erfolgreich eingeworben werden, wenn die medizinische Notwendigkeit und Durchführbarkeit an einer angemessen ausgestatteten Institution nachgewiesen werden konnte und diese in der Lage war, die Durchführung der vorgeschlagenen Forschung und Entwicklung überzeugend zu dokumentieren.

Im ersten Jahrzehnt des 21. Jahrhunderts ist deutlich geworden, dass die Eskalation der Kosten im Gesundheitswesen nicht mehr tragbar ist, dass die Technik selbst ein wichtiger Treiber der steigenden Kosten im Gesundheitswesen ist und dass Ärzte und Patienten neue medizinische Technologien begrüßen, bevor sie sich als effektiver oder weniger kostspielig erwiesen haben. Relativ wenig strenge Nachweise liegen darüber vor, welche Behandlungen am effektivsten sind, für welchen Patienten, oder ob die Vorteile der teureren Therapien ihre Mehrkosten rechtfertigen [6]. Das Ergebnis dieser Erkenntnis ist, dass wir eine strengere Kontrolle bei der Finanzierung von neuen Medizintechnologien erwarten können.

Daher ist der relativ optimistische Zeitplan für die Entwicklung des DORs, wie in diesem Beitrag vorgestellt, nicht nur auf der Basis des vermuteten medizinischen Nutzens zu erreichen. Eine Reihe anderer Faktoren haben eine tiefgreifende Wirkung darauf, ob das evolutionäre Wachstum des DORs – wie hier beschrieben – eintreten wird. Es ist deshalb zwingend notwendig, dass zu der Entwicklung der einzelnen technologischen Komponenten durch Benchmarking und fundierte klinische Studien nachgewiesen wird, dass für die Patienten bessere Ergebnisse, eine höhere Wirtschaftlichkeit sowie eine sinnvolle Nutzung der Informationstechnologie, einschließlich der Bereitstellung von Decision Support Tools [7], erreicht werden. Es müssen dazu Methoden entwickelt werden, die individualisierte patientenspezifische Behandlungen, evidenzbasierte Medizin sowie modellbasierte medizinische Evidenz unterstützen.

Das aktuelle Ziel sollte sein, ein wertorientiertes Gesundheitswesen zu gestalten, welches für die gesamte Bevölkerung erschwinglich ist und welches zur Verringerung der eskalierenden Kosten im Gesundheitswesen beiträgt [8]. Die folgenden Punkte sind wichtige Faktoren, die den vorgeschlagenen Zeitplan beeinflussen können:

- „Buy-in" durch öffentliche Einrichtungen mit mehr finanzieller Unterstützung, wenn die oben genannten durchgeführten klinischen Studien zeigen, dass eine Reduzierung der steigenden Kosten im Gesundheitswesen erreicht wird.
- „Buy-in" durch industrielle Einrichtungen zur Entwicklung und Markteinführung konkreter Produkte.
- „Buy-in" durch industrielle Einrichtungen nach Akzeptanz branchenweiter Industriestandards, die zur Verbesserung ihres Geschäftsmodells und der Verkäufe führen (und nicht als bedrohlich wahrgenommen werden).
- Frühzeitige Bestimmung, Finanzierung und Entwicklung von Core-Technologien (vor allem Softwarelösungen), die als ausgereifte Produkte zu dem Termin, in dem sie im Zeitplan erscheinen, zur Verfügung stehen.
- Entwicklung einer Strategie, die eine breite Akzeptanz für den DOR („Crossing the Chasm") [9] in der medizinischen/chirurgischen Praxis, in der Industrie und in öffentlichen Einrichtungen unterstützt. Dies könnte durch frühe Einführung von Produkten erreicht werden, die einfach zu bedienen (non-disruptive Technologien) und preiswert sind, die bessere Behandlungserfolge erzielen sowie die Effizienz für den Arzt verbessern und/oder das Einkommen steigern.
- Entwicklungen und Veröffentlichungen von Proof-of-Concept, Proof-of-Product und Ergebnisstudien werden in einer zunehmend breiteren Palette von Publikationen und internationalen Konferenzen präsentiert. Konferenzen mit unterschiedlicher Spezialisierung sollten gezielt unterstützt werden, um eine Beteiligung an diesen Konferenzen zu ermöglichen.

1.4 Zusammenfassung

Die Vorteile der Entwicklung des digitalen Operationssaales, wie in diesem Beitrag beschrieben, sind für den praktizierenden Arzt und Chirurgen unter dem Gesamteindruck, wie sich die Medizintechnik im Gesundheitswesen zurzeit entwickelt, relativ gut nachvollziehbar. Darüber hinaus sind die Zieltechnologien in den vier Dimensionen, wie in dem DOR-Zeitplan beschrieben, technisch realisierbar und ihre zeitliche Reihenfolge eine logische Weiterentwicklung der aufgeführten Technologien.

Allerdings werden die wirtschaftlichen Realitäten bei der Entscheidung eine wichtige Rolle spielen, ob in einem DOR in Echtzeit intelligente Bild- und Datenverarbeitung eingesetzt werden kann. Alle, die an der Entwicklung der Komponenten des DORs beteiligt sind, müssen den Nachweis des medizinischen und wirtschaftlichen Nutzens, der Qualität, Effizienz und Sicherheit erbringen. Mit dem entsprechenden Einsatz von QFD/SRD und verwandten Methoden, sollte dies relativ gut möglich sein, da der DOR ein vielversprechendes Anwendungsgebiet für den sinnvollen Einsatz von Informationstechnologie im Gesundheitswesen darstellt.

Schlüsselwörter: digitaler Operationssaal, Technologieentwicklung, patientenspezifisches Modell, modellgestützte Therapie, modellbasierte medizinische Evidenz

1.5 Literatur

[1] Lemke HU, Ratib OM, Horii SC: Workflow in the operating room: review of Arrowhead 2004 seminar on imaging and informatics. http://spie.org/x648.html?product_id=606113n (19.05.2012), http://www.radnet.ucla.edu/Arrowhead2004/ (19.05.2012).

[2] University of Pittsburgh Opens Digital Operating Room. January 2003. http://diverseeducation.com/article/2669/ (19.05.2012).

[3] CIMIT. Minimally Invasive Surgery (MIS), http://www.cimit.org/programs-minimallyinvasivesurgery.html (19.05.2012).

[4] KARL STORZ completes first all-digital integration of iMRI and operating room technologies. 11/4/07, http://www.karlstorz.com/cps/rde/xchg/SID-1449E0DE-6DF66466/karlstorz/hs.xsl/4976.htm (19.05.2012).

[5] Cohen L: Quality Function Deployment: How to make QFD work for you. Addison Wesley Longman, Reading, Massachusetts 1995.

[6] Orszag PR, Ellis P: Perspective addressing rising health care costs – a view from the Congressional Budget Office. N Engl J Med 357 (2007), 1885–1887.

[7] Blumenthal D, Tavenner M: The "meaningful use" regulation for electronic health records. N Engl J Med 363 (2010), 501–504.

[8] Porter ME: A strategy for health care reform – toward a value-based system. N Engl J Med 361 (2009), 109–112.

[9] Moore GA, Regis McKenna R: Crossing the chasm: marketing and selling high-tech products to mainstream customers. Revised edition. Harper Collins Publishers, New York, USA 1999.

G. Strauß

2 Der digitale Operationssaal (für die HNO) – Grundlagen, Überblick, Ausblick

2.1 Problemstellung

2.1.1 Anforderungen an einen OP-Saal der nächsten Generation

Die Anforderungen an einen Operationssaal sind in den vergangenen fünf Jahren deutlich gestiegen. Das gilt besonders für alle spezialchirurgischen Fächer mit minimal-invasiven Zugängen und endoskopischer Visualisierung wie z. B. der HNO-Chirurgie (Abb. 2.1). Neue Funktionen wie Instrumentennavigation, Kollisionswarnung, Neuromonitoring, intraoperativer Ultraschall, Messsysteme, Mikromanipulatoren, Telekonferenzen, kontinuierliche Aufzeichnungen des Eingriffs, Einblick in die Elektronische Patientenakte (EPR) und das radiologische Archiv (S-PACS) erweitern die Möglichkeiten eines OP-Saals drastisch. Damit steigen die Anforderungen an die Interoperabilität der medizintechnischen Geräte und Geräteklassen, auch über die räumliche Grenze des OP-Saals hinaus. Die aktuellen Konzepte eines OP-Saals genügen diesen Anforderungen nicht mehr. Aus diesem Grund entstand in den vergangenen Jahren eine zunehmende Differenz zwischen dem technischen Potenzial und der Möglichkeit der Operateure, diese Funktionalitäten im OP sinnvoll einzusetzen.

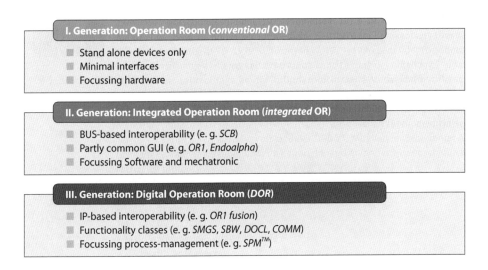

Abb. 2.1: Generationen der OP-Systeme.

2.1.2 Stand der Technik

Die derzeit verfügbaren Operationssäle werden meist in konventionelle und integrierte OP-Säle unterteilt (z. B. OR1 der Karl Storz GmbH & Co. KG; Endoalpha der Olympus Deutschland GmbH; iSuite der Stryker GmbH & Co. KG) [1–3]. Die Definition des „integrierten OP-Saals" ist dabei jedoch unscharf. Häufig wird bereits die Realisierung minimaler Veränderungen wie RGB-Licht in den Wänden oder eine versteckte Kabelführung mit diesem Begriff beworben. Diese OP-Säle umfassen vor allem eine Verbesserung der architektonischen sowie räumlichen und nur teilweise der funktionellen Integration.

Weiterführende Integrationslösungen verfügen heute über einen proprietären Datenbus zur Vernetzung ausgewählter Komponenten [4, 5]. Durch einen solchen Bus ist die zentrale Bedienung von Medizingeräten über ein gemeinsames Interface möglich. Besonders diese Vorarbeiten sind heute die Voraussetzungen für die nächste Generation von OP-Systemen.

2.1.3 Lösungsvorschlag

Im Rahmen eines Projektes soll mit dem „Surgical Deck" ein Prototyp für eine neue Generation eines OP-Saals konzipiert und umgesetzt werden. Dabei sollen vor allem eine neue Stufe der Integration von Funktionalitäten und ein neuartiges Verständnis eines hoch entwickelten Arbeitsplatzes erreicht werden. Das Surgical Deck soll folgende Anforderungen erfüllen:

- IP-basierte echtzeitfähige Datenstruktur und Interoperabilität: Alle relevanten Daten sollen einem digitalen Datenbus in Echtzeit zur Verfügung stehen. Dadurch soll eine Möglichkeit der universellen Weiterverarbeitung dieser Daten geschaffen werden. Die digital verfügbaren Daten sollen durch Softwarekomponenten, sogenannte Middleware, neuartige Funktionen realisieren. Diese Datenverarbeitung muss die Anforderungen an die jeweilige Risikoanalyse erfüllen.
- Standardisierte Systematik von Funktionen, Arbeitsbereichen, Geräten und Systemen: Dadurch soll trotz zunehmender Komplexität die Bedienbarkeit und Übersichtlichkeit der Bedien- und Informationssysteme verbessert und eine Standardisierung der zunehmend komplexen Prozessschritte im OP erleichtert werden.
- Nachweis der klinischen Einsatzfähigkeit: Das Surgical Deck soll die Durchführung HNO-chirurgischer Prozeduren ohne Nachteile gegenüber bisherigen OP-Systemen erlauben. Ausgewählte Parameter sollen Vorteile im Bereich der Ergonomie und Betriebssicherheit zeigen.

2.2 Material und Methoden

Die nachfolgend skizzierten Lösungen wurden in einem ersten und zweiten Prototyp eines Surgical-Deck-ENT (Surgical Deck Version 1.0 und 2.0) im Zeitraum 2008–2011 entwickelt und umgesetzt. Die Realisierung erfolgte in einem Konsortium von Herstellern von Medizintechnik, wissenschaftlichen Instituten und Entwicklungseinrichtungen. Im Laufe der Projektlaufzeit wurden die Prototypen immer wieder im klinischen Betrieb evaluiert und angepasst [6].

2.2.1 Technische Grundlagen des Surgical Deck

Electronic Surgery Instrument System (ESIS)
Die Grundlage des Surgical Deck ist eine vollständig digitale Datenbasis aller relevanten Systeme, die hier in der Gesamtheit als ESIS bezeichnet wird. ESIS kann dabei mit einem IP-Netzwerk (Internet Protocol Network) verglichen werden, dass die anfallenden Daten aufnimmt, bündelt, weiterleitet und übergibt. ESIS unterscheidet grundsätzlich zwischen unbehandelten („rohen") Daten, wie dem HD-live-Signal der chirurgischen Kamera und kalkulierten („bearbeiteten") Daten, die in irgendeiner Form von einem Rechnersystem verarbeitet werden, bevor sie dem Operateur angeboten werden [7]. Sicherheitskritische und/oder echtzeitfähige Daten müssen von einem ESIS besonders definiert und behandelt werden. ESIS basiert im hier dargestellten Surgical Deck auf dem Storz Communication Bus (SCB), ab der Version 2.0 in Erweiterung mit einem IP-Bus (OR1 Fusion der KARL STORZ GmbH & Co. KG) [4]. Einzelne (insbesondere echtzeitkritische) Funktionen werden durch weitere Bussysteme, wie den Open Navigation Bus (ONB) ergänzt [8]. Grundsätzlich ist ESIS bereits für weitere Datenformate vorbereitet und kann perspektivisch auch auf anderen Bussystemen aufbauen (z. B. IHE) [9]. Viele Teilsysteme innerhalb (z. B. Lichtquelle, chirurgischer Motor, OP-Tisch, Navigationssystem) und außerhalb (z. B. Bildarchiv/PACS, Elektronische Patientenakte) des Surgical Deck verfügen bereits heute über eine entsprechende Schnittstelle (SCB, ONB) oder schnittstellenkompatible Datenformate (DICOM, HL7).

Integrated Modular Surgeonics (IMS)
Durch ESIS wird eine komponentenübergreifende Datenverarbeitung ermöglicht, die mit Hilfe einer Middleware (sogenannte Vermittlungssoftware) Zusatzfunktionen generieren kann [10]. Beispiele sind die Möglichkeiten des Audio-Videoroutings, die Regelung einer Fräse nach den Ortsinformationen des Navigationssystems oder die Übertragung von Steuerinformationen von der Manipulatorkonsole an den Effektor (Tab. 2.1).

Tab. 2.1: Matrix der eingehenden digitalen Signale in einem Surgical Cockpit und die dazugehörigen Displays.

Source	Destination			
	PSD Primary Surgery Display	**NAD** Navigation Display	**OIT** Onboard Information Terminal	**MCDU** Multifunctional Control and Display Unit
Live signal (Image1®, microscope, Bonfills®)				
Navigation system (NPU®)				
Distance control (DCS®)				
Navigated control (NCU®)				
EMG-System (Neurosign®)				
Surgical measurement system (SMS®)				
Devices control system (SCB®)				
Image and video documentation (SCB®)				
Anesthesia informations (Smart Pilot®)				
Digital patient record (Medistar®, SAP®)				
PACS (STARC®, Vital Images®)				
IP camera system (IP overview®)				
Room camera				
External video source				

Als Integrated Modular Surgeonics (IMS) wird im Surgical Deck eine Gruppe von Middleware bezeichnet, welche solche chirurgisch relevanten Zusatzfunktionen bereitstellen kann. Die IMS stellt die modulare Hard- und Software zur Kommunikation zwischen den verschiedenen Systemen zur Verfügung. Damit kann z. B. eine Mehrfachnutzung der Rechner im OP erreicht werden. Außerdem können durch IMS Zusatzfunktionen generiert werden, die die einzelnen Geräte so nicht leisten könnten (z. B. Navigated Control, NC). IMS klassifiziert die Systemmeldungen des gesamten ESIS als „Information", „Hinweis", „Warnung" oder „Alarm" (Tab. 2.2).

Tab. 2.2: Klassifikation von Meldungen im Surgical Deck.

Klassifikation			
Information	Hinweis	Warnung	Alarm
z.B. HD-Signal des Endoskops	z. B. Lebensdauer der Lampe läuft in XX Stunden voraussichtlich ab	z. B. Pumpenkopf am Chirurgiemotor nicht geschlossen	z. B. kritische Distanz zur Risikostruktur erreicht/ unterschritten

Struktur und Arbeitsbereiche des Surgical Deck
Im Surgical Deck werden drei Arbeitsbereiche und ein technisches Kompartiment definiert:
- **Surgical Cockpit:** Das ist der Arbeitsplatz des chirurgischen Teams. Das Surgical Cockpit ist darauf ausgelegt, eine standardisierte Anordnung und Bedienung der Systeme zu ermöglichen.
- **Surgeonic Compartment:** Alle Rechensysteme des Surgical Deck sind in einem zentralen Kompartiment an der Stirnseite des Surgical Cockpit angebracht. Das ermöglicht u. a. eine zentrale An/Aus-Funktion des Gesamtsystems und bedeutet einen geringeren Wartungsaufwand. Im Surgeonic Compartment befinden sich auch die Behälter für den Notfall (Emergency Box) mit festgelegten Positionen für das Tracheoskopie- und Fremdkörperinstrumentarium, das Tracheotomie-Sieb, den Defibrillator und die Medikamente.
- **Surgical Display System:** Es besteht aus sechs Displays, die in festgelegten Positionen für die jeweiligen Eingriffe positioniert sind. Das Displaysystem kann bewegt werden und somit für die einzelnen Phasen der Operation Platz angepasst werden.
- **Centralized Electronic Surgical System (CESS):** CESS ist ein zentrales Modul im Surgical Cockpit. Es handelt sich um einen deckengehangenen, motorisierten Lastenarm, der – mit wenigen Ausnahmen – alle medizintechnischen Geräte mit den dazugehörigen Medienanschlüssen und eine MCDU-Bedieneinheit (Multifunctional Control and Display Unit) umfasst. CESS kann über dem Patienten, etwa in Hüfthöhe positioniert werden (Abb. 2.2). Eine Parkposition weit oberhalb des Patienten für die Phase der Ein- und Ausleitung der Narkose und eine Chirurgie-Position unmittelbar oberhalb des Patienten bilden den typischen Workflow im Surgical Deck ab. Durch die exakte Positionierung des CESS verkürzen sich die Kabelwege und der dazugehörige Kabelzug [11] wird verringert. Durch eine MCDU mit steriler Abdeckfolie können alle Geräte unter sterilen Bedingungen vom Operateur zentral bedient werden. Ein direkter Zugang zum Gerät ist nicht mehr erforderlich [4].
- **Airway Cockpit:** Das ist der Arbeitsplatz des anästhesiologischen Teams. In der Phase der Ein- und Ausleitung der Narkose ermöglicht es die Arbeit unmittelbar am Kopf des Patienten. In der Phase „Chirurgie" wird durch eine Rotation des Narkosesystems Platz am Kopf des Patienten frei. Dadurch werden Kollisionen mit der Arbeit des chirurgischen Teams vermieden. Das anästhesiologische Cockpit verfügt über vier Displays, die entsprechend der klinischen Anforderungen belegt sind. Das Centralized Electronic Anesthesia System (CEAS) ist in Kopfnähe des Patienten deckengehangen angebracht und bietet alle für die Narkoseführung notwendigen Funktionen.
- **Technical Cockpit:** Hier werden Systeme, die nicht unmittelbar mit der Operation oder der Anästhesie zusammenhängen, zusammengefasst. Ein Beispiel ist die Einstellung des AV-Routings für eine bestimmte chirurgische Prozedur am sogenannten Technical Terminal.

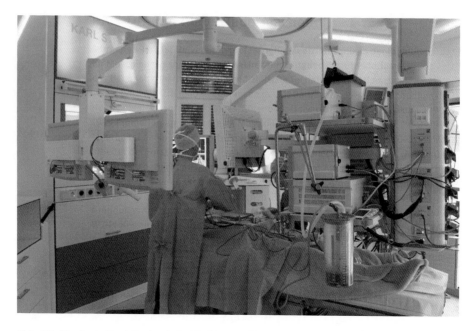

Abb. 2.2: Das Centralized Electronic Surgical System (CESS, mit Stern markiert) trägt alle medizintechnischen Systeme. Es kann über dem Patienten positioniert werden und erlaubt dadurch einen verkürzten Kabelweg, eine direkte Bedienung und reduziert die Kabelzugkräfte.

2.2.2 Funktionalitäten des Surgical Cockpit

Im Folgenden wird näher auf das Surgical Cockpit eingegangen. Die Funktionsklassen des Surgical Cockpit werden wie folgt definiert [12]:

Instrumente und Systeme zur chirurgischen Präparation (SBWC) im Surgical Cockpit
Die Durchführung einer chirurgischen Präparation ist die elementare Aufgabe eines Operationssaals. Das Surgical Deck bietet neben der Anwendung konventioneller Instrumente und Instrumentensysteme die Voraussetzungen, eine Übertragung der Bewegungen (Steuerbefehle) des Operateurs per Datenleitung zu realisieren. Diese Steuerbewegung kann mit Hilfe von Computerprozessoren beeinflusst werden, um z. B. eine Skalierung oder ein Indexing [13] zu erreichen. Dieses Prinzip wird als Surgery by wireTM bezeichnet. Dafür sind die Bedienkonsole und die dazugehörigen Effektoren (Mikromanipulator, Endoskopmanipulator) Bestandteil eines Surgery by wire cockpitsTM (SBWC). Erste Erfahrungen für eine solche Präparation liegen in der HNO-Chirurgie bereits vor [14–16].

Assistenzsysteme zur Navigation und weiterführender Funktionen (SMGS) im Surgical Cockpit

Unter Surgical Management and GuidanceTM (SMGS) werden alle Funktionen zusammengefasst, die dem Operateur zusätzliche Hilfestellung für die chirurgische Strategie und Präparation geben. Grundsätzlich ist das SMGS eine Weiterentwicklung der bekannten Navigationsfunktionen und erweitert diese um Möglichkeiten der Regelung von aktiven Instrumenten (active control) und der aktiven Unterstützung (active guidance) des Operationsablaufs (Abb. 2.3). SMGS-Funktionen können eine chirurgische Automation in geringem, mäßigem oder hochgradigem Umfang unterstützen [17]. Beispiele sind die bekannte, CT-basierte Instrumentennavigation, aber auch weiterführende Anwendungen, wie Abstandswarnsysteme oder die EMG-Navigation [18, 19]. Die Funktion Distance Control (DC) baut auf der einfachen Instrumentennavigation auf. Zusätzlich können hier prä- oder intraoperativ eine oder mehrere Risikostrukturen segmentiert werden. Die DC zeigt während der Operation fortlaufend die minimale Distanz der aktuellen Position der Instrumentenspitze und der nächstgelegenen Risikostruktur an (Abb. 2.4) [20].

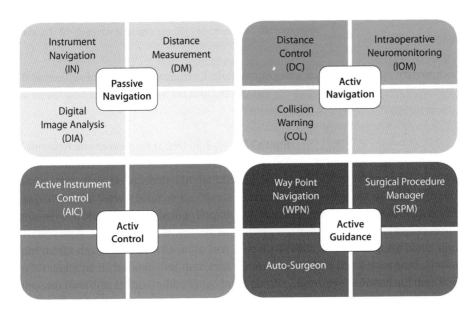

Abb. 2.3: Funktionsklassen und Funktionen des Surgical Management and Guidance SystemTM (SMGS) im Surgical Cockpit.

Darüber hinaus müssen bereits heute weiterführende Komponenten und Prototypen wie aktive Regelsysteme (Navigated Control) oder Hinweissysteme zum Ablauf der Operation (Way-point Navigation, Surgical Procedure Manager) bedacht und einbe-

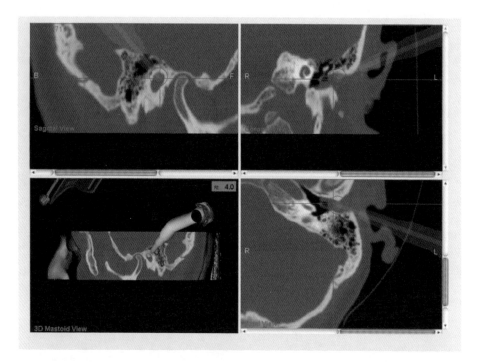

Abb. 2.4: Bildinformation von „Distance Control" zusätzlich zur Instrumentennavigation. Die Funktion umfasst das Bereitstellen einer minimalen Distanzangabe zwischen Instrumentenspitze und Risikostruktur (hier 4,0 mm). Die Verarbeitung auf Ebene der Surgeonics erlaubt dann eine weiterführende Integration, wie die Einspielung eines akustischen Warnsignals in das Surgical Deck. Vgl. Kapitel 24, Farbabbildungen, S. 303.

zogen werden [18, 21–24]. Um eventuell autonom ablaufende Prozessschritte abzubilden, ist hier bereits die Funktion „Auto-Surgeon" vorbereitet [25, 26].

Systeme für Dokumentation & Logistik (DOCLOG) im Surgical Cockpit
DOCLOG umfasst alle Funktionen zur Dokumentation der im Surgical Cockpit ablaufenden Prozesse. Darüber hinaus können von der Dokumentation Informationen an die internen und externen Logistiksysteme (z. B. OP-Planungssystem) ausgehen.

Die ESIS-Architektur erlaubt eine Integration prinzipiell aller verfügbaren Protokolle (logfiles) im Operation-Report. Hier können neben den üblichen Stammdaten, Angaben zum OP-Team und zum Verlauf der Prozedur eine Bilddokumentation (mit mindestens drei Bildern der OP), die Dokumentation der SMGS-Funktion (mit mindestens zwei Navigationsbildern) und das Anästhesieprotokoll (mit dem Dokumentationsbild des Kehlkopfs bei Intubation) dokumentiert werden (Abb. 2.5). Der Surgical Recorder integriert alle verfügbaren Daten der Operation. Er basiert hier auf einem

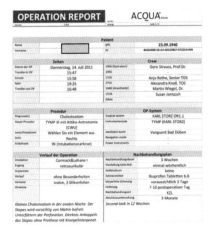 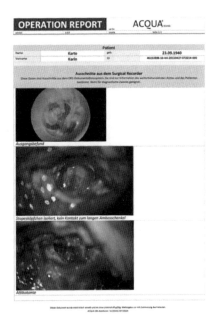

Abb. 2.5: OP-Report mit Integration der verschiedenen Datenquellen.

IP-Server, welcher die notwendige Datenkompression und Langzeitspeicherung erlaubt (AIDA S3, Karl Storz GmbH & Co. KG) [27].

Kommunikationssysteme (COM) im Surgical Cockpit

COM realisiert die Mensch-System-Kommunikation innerhalb des Gesamtsystems und nach außen. Dazu werden in der hier eingesetzten Konfiguration sechs Displays eingesetzt. Um Verwechslungen zu vermeiden und den Arbeitsplatz zu konfigurieren, müssen den Monitoren eindeutige Funktionen zugewiesen werden. Aus diesem Grund werden diese in vier Displayarten unterschieden: Das Primary Surgical Display (PSD) gibt direkt das Signal der chirurgischen Kamera wieder. Diese Belegung bietet eine größtmögliche Sicherheit. Auf dem PSD können zusätzlich nur Fehler und Alarme angezeigt werden. Insbesondere Videodaten aus der „Konserve" können auf dem PSD nicht angezeigt werden, um Verwechslungen zu vermeiden.

Das Navigation Display (NAD) zeigt alle Informationen des SMGS (Surgical Management and Guidance System) an. PSD und NAD sind im Surgical Cockpit mit dreifacher Redundanz angeordnet, um dem Co-Operateur oder der OP-Schwester dieselbe Information anzubieten sowie einen vollständigen Systemausfall zu vermeiden. Das Onboard Information Terminal (OIT) umfasst alle weiteren Informationen, die nicht auf dem PSD oder NAD angezeigt werden sollen. Dafür werden in einem sogenannten Quad-Modus gleichzeitig angezeigt: das Live-Bild des Anästhesiegerätes, die

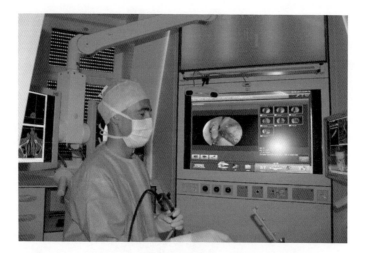

Abb. 2.6: Onboard Information Terminal des Surgical Cockpit. Hier, zum Beginn der Operation, mit dem Zugriff auf das S-PACS belegt.

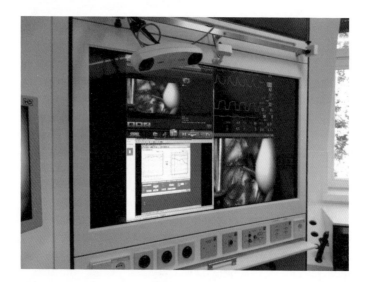

Abb. 2.7: Onboard Information-Terminal (OIT) mit einer 4-Matrix-Belegung.

Elektronische Patientenakte (EPR), das Dokumentationssystem (AIDA), das Live-Bild der chirurgischen Kamera (Abb. 2.6 und Abb. 2.7). Drei Multifuntional Control and Display Units (MCDU) lassen einen direkten Zugriff auf wichtige Funktionen des Surgical Cockpits zu. So lassen sich über ein MCDU beispielsweise alle eingebundenen Geräte bedienen (z. B. der Abruf des Funktionszustands, die Bedienung des Lichtprofils im Cockpit, das Verfahren des Tisches oder der Aufbau einer Telekonferenz).

2.2.3 Evaluation des Surgical Deck

Es handelt sich um eine erste, vorläufige Evaluation der praktischen Einsatzfähigkeit des Surgical Deck. Dazu wurden folgende ausgewählte Eingriffe unter wissenschaftlichen Aspekten begleitet, protokolliert und ausgewertet [28]. Als Kontrollgruppen dienen jeweils vergleichbare klinische Prozeduren in einem konventionellen integrierten Operationssaal (OR1 2009, Karl Storz GmbH & Co. KG). Die Evaluation wurde in zwei Teilaspekte untergliedert:

Detail-Analyse, FESS

Diese Teiluntersuchung analysiert besonders detailliert die endoskopische Nasennebenhöhlenoperation, für deren Prozedurklasse das Surgical Deck speziell konzipiert wurde. Aus diesem Grund wurden in dieser Teilgruppe besonders deutliche Veränderungen erwartet. Dafür wurden 50 Patienten mit einer Nasennebenhöhlenoperation (FESS) in dem hier vorgestellten Surgical Deck operiert. Für diese Gruppe erfolgte eine ausführliche Workflowanalyse einschließlich der videobasierten Auswertung der manuellen und Blickinteraktionen (Abb. 2.8 und 2.9). Dadurch konnten detaillierte

Evaluation Surgical Deck (Version 2.0)
Zeitraum: 01.08.11- 15.09.11
Anzahl: n=50, Kontrollgruppe n=94
Kontrollgruppe: FESS 2009-01-003

Timestamps of process	Surgical Deck	SD1	Kontrollgruppe	SD2	Veränderung abso	Veränderung %
START SLOT	0:00:00					
Surgery preparation	0:02:40	00:00:34	0:04:20	00:00:31	0:01:40	61,5
Start	0:19:02	00:01:23	0:19:00	00:03:34	###############	100,2
Surgery cruise	0:38:00	00:05:30	0:46:10	00:07:00	0:08:10	82,3
Approach	0:03:25	00:01:03	0:03:17	00:01:09	###############	104,1
Post-surgery operations	0:06:20	00:00:10	0:07:02	00:00:12	0:00:42	90,0
TOTAL SLOT	1:09:27		1:19:49		0:10:22	87,0

Abb. 2.8: Ergebnisse der Zeiten im Surgical Deck bei der FESS im Vergleich zum Vorgängermodell eines integrierten OP-Saals (Version 2009).

Evaluation Surgical Deck (Version 2.0)
Zeitraum: 01.08.11- 31.12.11
Workflow-Auswertung Interaktionsdichte
Prozeduren: FESS, n=50; Auswertung der gesamten SLOT-Zeit
Anzahl: 6 Chirurgen, 3 OP-Schwestern/Pfleger, 3 Anästhesisten, 4 Anästhesieschwestern/Pfleger

Parameter	Summe	PSD	NAD	OIT	MCDU	CESS
manuelle Interaktionen (Anzahl, n)	327,0	0,0	0,0	2,7	19,5	4,9
manuelle Interaktionen (Anzahl, %)	100,0	0,0	0,0	0,8	6,0	1,5
Blick-Interaktionen (Zeit, sec)	3360,0	2480,0	222,2	40,2	55,0	0,0
Blick-Interaktionen (Zeit, %)	100,0	73,8	6,6	1,2	1,6	0,0

Abb. 2.9: Interaktionsfrequenz im Surgical Deck (Version 2012), bezogen auf die Komponenten des Surgical Cockpit.

Ergebnisse in einer konsistenten Gruppe gewonnen und mit einer Kontrollgruppe verglichen werden.

Ergonomie-Analyse, HNO-Prozeduren allgemein
Neben der endoskopischen Chirurgie werden in der HNO zahlreiche andere Eingriffe durchgeführt. Um den Einsatz des Surgical Deck OR1 (vs. 2012) auch hier zu bewerten, wurden 244 weitere (insgesamt 284) Prozeduren eingeschlossen. Durch die Bewertung einer Prozedur durch unterschiedliche Mitglieder des OP-Teams konnten insgesamt 739 Bewertungen in die Analyse aufgenommen werden. Es wurden typische HNO-Eingriffe wie Mittelohroperationen, Eingriffe an der Schädelbasis oder transzervikale Halsweichteileingriffe durchgeführt und durch das gesamte OP-Team evaluiert.

2.3 Ergebnisse

Das Surgical Deck konnte bei allen hier dokumentierten Eingriffen eingesetzt werden. Es gab im Untersuchungszeitraum keine Komplikationen zu verzeichnen. In keinem Fall ging von einem der Module oder dem Gesamtsystem Gefahr für den Patienten oder das OP-Team aus.

Detail-Analyse, FESS
Im Fall der Gruppe FESS reduzierte sich die durchschnittliche Slot-Zeit bei der Auswertung von 50 Patienten (= Prozeduren) und dem Vergleich mit einer Kontrollgruppe in einem integrierten OP der Vorgängergeneration (OR1, Version 2009) von 1:19 h auf 1:09 h und damit um 13 %. Diese Zeitersparnis war vor allem in der Phase Schnitt-Naht-Zeit (surgical cruise) und der Vorbereitung (surgical preparation) der OP begründet (s. Abb. 2.8).

In der gleichen Gruppe wurde die Interaktionsfrequenz des Operateurs mit seiner Umgebung protokolliert. Dazu zählen auch alle Interaktionen mit Instrumenten oder direkt am Patienten. Durchschnittlich 8,3 % (27 von 327) aller Interaktionen während einer FESS erfolgten mit einem der oben beschriebenen Systeme des Surgical Cockpit (ausgenommen Instrumente). Dabei wurde das MCDU (Multifunctional Control and Display Unit) am häufigsten benutzt oder bedient, gefolgt von der CESS (Centralized Electronic Surgical System) und dem OIT (Onboard Information Terminal). Die Blickinteraktion konzentrierte sich mit 73,8 % der SLOT-Zeit auf das PSD (Primary Surgical Display), gefolgt von 6,6 % der Zeit auf das NAD (Navigation Display) und 1,6 % auf die MCDU (s. Tab. 2.4).

Ergonomie-Analyse, HNO-Prozeduren allgemein
In der Gruppe der Gesamtbewertung mit 284 dokumentierten Prozeduren und 739 Einzelbewertungen durch das OP-Team wurde die Ergonomie im Vergleich mit einem konventionellen OP-Saal insgesamt in 88,2 % als besser bewertet. Dabei wurde die Ergonomie in 81,3 % im Speziellen für die Operation, 65,1 % für das Pflegeteam, 20,2 % für das Anästhesieteam als besser als in einem konventionellen OP beschrieben.

103 von 218 Antworten (47,2 %) bewerteten die Ergonomie für die Anästhesie als gleichwertig mit einem konventionellen OP (Abb. 2.10, Abb. 2.11).

Grundsätzlich gaben 71,5 % der Befragten an, einen Mehrwert des Surgical Deck für den Ablauf der Operation zu erkennen. 91,3 % bestätigten die Notwendigkeit der zusätzlichen Schulung für die Bedienung des Systems. Ein angemessenes Aufwand-Nutzen-Verhältnis wurde aus der Perspektive des Benutzers in 79,3 % beschrieben. In 96 % der Prozeduren fühlten sich die Operateure im Surgical Deck angemessen von der Technik unterstützt (Abb. 2.10, Abb. 2.12).

Evaluation Surgical Deck (Version 2.0)
Zeitraum: 01.08.11- 31.12.11
Fragebogen Team Chirurgie, Anästhesie, Pflege
Anzahl: 6 Chirurgen, 3 OP-Schwestern/Pfleger, 3 Anästhesisten, 4 Anästhesieschwestern/Pfleger; n=739 Bewertungen

Aussage	Bewertung	Bewertung	Bewertung	insgesamt
Im Vergleich zu einem konventionellen OP	schlechter	gleich	besser	
ist die allgemeine Ergonomie insgesamt...	47	27	551	625
ist die Ergonomie für die Operation...	45	40	369	454
ist die Ergonomie für das Pflegeteam...	35	102	256	393
ist die Ergonomie für die Anästhesie...	71	103	44	218
	trifft nicht zu	trifft zu		
Das Surgical Deck bietet einen Mehrwert für den Ablauf der Operation	159	398		
Das Surgical Deck erfordert eine zusätzliche Einweisung / Training.	20	210		
Der Aufwand ist dem Nutzen angemessen.	17	65		
Ich fühle mich von der Technik im Surgical Deck unterstützt.	4	96		

Abb. 2.10: Ergebnisse der allgemeinen Ergonomie im Surgical Deck im Vergleich zum Vorgängermodell eines integrierten OP-Saals (Version 2009).

Abschließend wurde der Einfluss der aktuellen Version des Surgical Deck auf die einzelnen Eingriffsgruppen untersucht (Abb. 2.13, Abb. 2.14). Dabei zeigte sich ein grund-

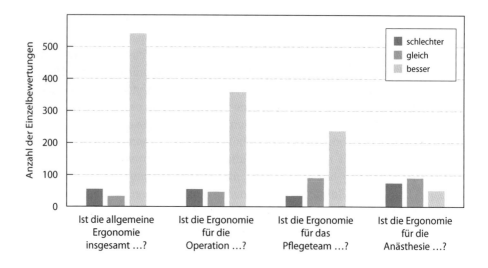

Abb. 2.11: Ergonomische Evaluation des Surgical Deck, allgemein.

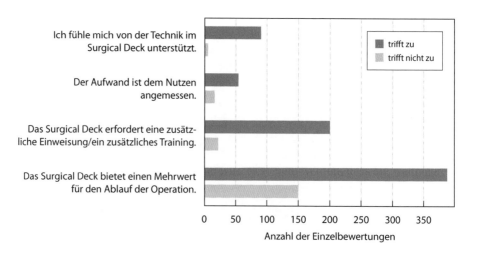

Abb. 2.12: Subjektive Effizienzbeurteilung durch das OP-Team.

sätzlicher Vorteil des Systems gegenüber konventionellen Operationssälen. Einzige Ausnahme ist die Gruppe der Eingriffe an den Halsweichteilen.

Die Analyse der Interaktionen mit den wesentlichen Komponenten des Surgical Deck zeigte eine Konzentration der Blickinteraktionen auf das primäre chirurgische Display (PSD), gefolgt vom Navigationsdisplay (NAD). Die Mehrzahl der manuellen Interaktionen erfolgte mit dem MCDU, gefolgt vom CESS (Abb. 2.15).

Evaluation Surgical Deck (Version 2.0) Zeitraum: 01.08.11- 31.12.11 Fragebogen Chirurg Anzahl: 6 Chirurgen; n=284 Prozeduren				
Prozedur	erschwert den Eingriff	beeinflusst den Eingriff nicht	erleichtert den Eingriff	Summe
Septumplastik	0	17	65	82
FESS	0	3	103	106
transnasale Schädelbasischirurgie	0	0	7	7
Tympanoplastik I-III, Stapesplastik	4	14	34	52
Panendoskopie, MLS	2	7	11	20
Sialendoskopie	0	2	7	9
Halslymphknoten, Submandibularis, Parotis	3	3	2	8
				284

Abb. 2.13: Ergebnisse der Zeiten im Surgical Deck bei der FESS im Vergleich zum Vorgängermodell eines integrierten OP-Saals (Version 2009).

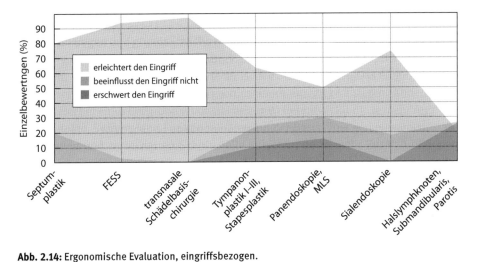

Abb. 2.14: Ergonomische Evaluation, eingriffsbezogen.

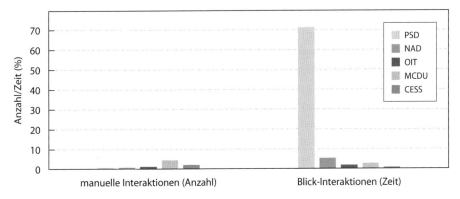

Abb. 2.15: Interaktionsfrequenz mit den wesentlichen Komponenten des Surgical Deck.

2.4 Diskussion und Schlussfolgerungen

Das Surgical Deck konnte die eingangs formulierten Hypothesen wie folgt erfüllen:

IP-basierte echtzeitfähige Datenstruktur und Interoperabilität
Durch die Anwendung an insgesamt 284 klinischen Fällen konnte die Funktionsfähigkeit der vorgestellten Lösungen nachgewiesen werden. Durch die echtzeitfähige Datenstruktur auf IP-Basis konnten eine Vielzahl von neuen Funktionen realisiert werden. Die enge Verknüpfung der Daten des anästhesiologischen, des technischen, des chirurgischen Cockpits und der KIS-/PACS-Architektur verbessert nachweislich den Informationsaustausch und kann die Qualität der chirurgischen Prozedur verbessern. Die Architektur des chirurgischen Cockpits ist in der Lage, die neuen Funktionen des Surgical Management and Guidance System (SMGS) effizient zu präsentieren. Besonders hervorzuheben ist, dass dabei auch neuartige und systemübergreifende Funktionen wie die Weitergabe der Meldung des Abstandswarnsystems an die Audioanlage des Surgical Deck auch unter den Anforderungen der Signalsicherheit und Latenz umgesetzt wurden. Einschränkend für diese Beurteilung gilt, dass es sich hier ausschließlich um HNO-chirurgische Eingriffe gehandelt hat.

Außerdem umfasst die Studie nur eine bestimmte Anzahl von Systemkomponenten, die in die genannten Bussysteme eingebunden waren. Eine breitere Anwendung in der Vielzahl der chirurgischen Prozeduren kann hier einen nennenswerten Entwicklungsaufwand erfordern.

Standardisierte Systematik von Funktionen, Arbeitsbereichen, Geräten und Systemen
Die vorgestellte Systematik der Begrifflichkeiten und Funktionen wurde in der klinischen Evaluation ohne Ausnahmen angewendet. Es waren keine nennenswerten Konflikte in Semantik oder Logik zu verzeichnen. Der Begriff Systematik bezieht sich hier ausdrücklich nicht auf die technische Systemarchitektur. Das Surgical Deck verbindet in dieser Version eher bekannte technische Architekturen, wie den SCB-Bus, CAN-Bus oder den MiMed-ONB. Deshalb handelt es sich um eine Systematik aus Anwenderperspektive. Das Ziel besteht vor allem darin, dem Anwender die vielfältigen Möglichkeiten in einer möglichst einfachen Struktur zu erklären und der Entwicklung zukünftiger Funktionalitäten einen Ordnungsrahmen zu geben.

Nachweis der klinischen Einsatzfähigkeit
Die Ergebnisse der Datenanalyse erlauben die Schlussfolgerung, dass das Surgical Deck einen Effizienzvorteil gegenüber herkömmlichen und integrierten Operationssystemen besitzt. Es lässt sich sowohl ein Vorteil bei den Kostenfaktoren (Zeit) als

auch eine Verbesserung der Nutzfaktoren (Ergonomie) darstellen. Auf der Kostenseite zeigten sich ein zusätzlicher Investitions- und Schulungsbedarf sowie eine weitere Spezialisierung des OP-Personals.

Bei der Evaluation der Teilkomponente Airway Cockpit zeigten sich abweichende Ergebnisse. Hier wurde die Ergonomie in knapp 33 % der Bewertungen als schlechter als in einem konventionellen OP beschrieben. Ein wichtiger Faktor stellte dafür offensichtlich die räumliche Enge und die geringe Zahl von Ablagemöglichkeiten innerhalb des Airway Cockpit dar. Im laufenden Betrieb wurde dieser Aspekt als weniger störend empfunden.

Da die Bewertungsperiode jedoch in der frühen Phase der Anwendung erfolgte, gingen diese Eindrücke nicht mehr in die Ergebnisse ein. In jedem Fall sind zahlreiche Verbesserungsvorschläge in das Lastenheft des nächsten Airway Cockpit aufgenommen worden.

Einschränkungen und grundsätzliche Kommentare
Die hier vorgestellten Lösungen des Surgical Deck basieren im Wesentlichen auf proprietären, also in sich geschlossenen technischen Schnittstellen. Das erlaubte es, die komplexen Zusatzfunktionen der Surgeonics überhaupt zu realisieren. Andererseits liegt hier sicher eines der größten Potenziale zur Weiterentwicklung. Je mehr Anbieter ihre Produkte, Systeme und Funktionalitäten auf der Basis einer gemeinsamen, standardisierten und zertifizierten Schnittstelle anbieten, desto mehr Zusatzfunktionen können im Surgical Deck realisiert werden. Eine größere Auswahl der Anbieter sollte auch einen positiven Effekt auf die resultierenden Kosten solcher Gesamtprodukte und damit deren Verbreitung haben. Wie in anderen Bereichen auch, besteht hier die Notwendigkeit, Investitionen wieder zu erwirtschaften und das Bestreben, ein offenes System zu schaffen, zunächst in gegensätzlichem Interesse. Diese Phase ist jedoch zeitlich begrenzt und wird je nach Erfolg der Systeme und des Marktdrucks relativ rasch beendet werden.

Ein anderer Aspekt liegt möglicherweise in der Einschätzung, dass hier lange bestehende Lösungen „nur neu verpackt" präsentiert werden. Einerseits ist es richtig, dass das Surgical Deck auf bekannten Lösungen (z. B. SCB-Bus) aufbaut. Anderseits entstehen gerade durch die Kombination von Komponenten (z. B. der Integration des Warnsignals des Distance Control in die Raum-Audioanlage) neuartige Assistenzfunktionen.

Andere Komponenten werden im Surgical Deck für eine erweiterte Verwendung genutzt: Der Touchscreen erfüllt hier nicht mehr nur eine Bedienfunktion verschiedener Geräteparameter, sondern ist gleichzeitig Präsentationsort des S-PACS, der Elektronischen Patientenakte oder der 3D-Rekonstruktion radiologischer Daten. Das Beispiel eignet sich auch für die Verdeutlichung der unterschiedlichen Philosophie bisheriger Konzepte „integrierter OP-Säle" mit der des Surgical Deck. Ist bisher von einem „Touchscreen" als einem rein technischen Begriff die Rede, so beschreibt „Multifuntional Control and Display Unit" die eigentliche Funktionalität im Arbeitsplatz des Chirurgen. Das illustriert einen Wechsel von der technischen zur Nutzerperspektive. Schließlich umfasst das Surgical Deck auch viele komplette Neuentwicklungen, wie z. B. die Prozesssteuerungssoftware, die dem Chirurgen ein neues Instrument der Assistenz bei standardisierbaren Eingriffen bietet.

Derzeit liegen nur erste Erfahrungen aus den Bereichen Rhinochirurgie, Otochirurgie und endolaryngeale Chirurgie vor. Inwieweit das Surgical Deck auch die Erwartungen an die weiteren Bereiche der Fächer HNO, Neurochirurgie und MKG erfüllt, bleibt abzuwarten. Das betrifft auch die Ausweitung des Konzeptes auf andere chirurgische Disziplinen.

Schlüsselwörter: Surgical Deck, Surgical Cockpit, OP-Saal III. Generation, SMGS, Navigation, HNO

Hinweise auf bestehende Patente und wirtschaftliche Beziehungen
OR1 ist ein Produkt der Karl Storz GmbH & Co. KG. Alle Systeme der Navigation und des SMGS wurden in Zusammenarbeit mit dem Lehrstuhl MiMed an der TU München entwickelt. Professor Lüth ist Inhaber verschiedener Patente im Bereich chirurgischer Navigationssysteme. Die Dräger AG ist Hersteller der Deckenversorgungssysteme der movita-Familie, die im Surgical Deck integriert wurden. Die Integrationsleistungen wurden zusätzlich durch das IRDC Leipzig erbracht.

Die Konzeption, Durchführung und Auswertung der Studie erfolgte unabhängig von wirtschaftlichen Interessen in Kooperation mit dem ICCAS an der Medizinischen Fakultät der Universität Leipzig.

Förderung und Sponsoren
Teile der Vorarbeiten wurden durch Mittel des Bundesministeriums für Bildung und Forschung (BMBF) und der Deutschen Forschungsgemeinschaft (DFG) unterstützt. Die Karl Storz GmbH & Co. KG, Tuttlingen und die Dräger AG, Lübeck stellten die technischen Systeme und vielfältige technische Unterstützung zur Verfügung. Eine Einflussnahme der genannten Partner und Sponsoren auf die Konzeption, Durchführung oder Auswertung der Studie erfolgte nicht.

2.5 Literatur und Anmerkungen

[1] Girotto JA, Koltz PF, Drugas G: Optimizing your operating room: or, why large, traditional hospitals don't work. Int J Surg 8 (2010), 359–367.
[2] Guerriero F, Guido R: Operational research in the management of the operating theatre: a survey. Health Care Manag Sci 14 (2011), 89–114.

[3] Randa K: Using IT to drive operational efficiency in the OR. Healthc Financ Manage 64 (2010), 90–92, 94.
[4] Irion KM, Novak P: Systems workplace for endoscopic surgery. Minim Invasive Ther Allied Technol 9 (2000), 193–197.
[5] Abri PD, Szabo Z, Gal I: A New Operating Room Concept For Minimal Invasive Surgery. Surg Technol Int IX (2000), 61–66.
[6] Strauß G, Aries F, Abri O, Dietz A, Meixensberger J, Lüth TC: Konzeption, Realisierung und Analyse einer neuartigen OP-Konzeption für die HNO-Chirurgie. HNO 58 (2010), 1074–1084.
[7] Die heute verfügbaren Systeme, wie z. B. HD-Kameraeinheiten, lassen eine solche strikte Trennung kaum noch zu. Das Live-Bild des Systems durchläuft hier bereits vor der Präsentation eine technische Aufarbeitung. So kann durch eine künstliche Kontrastverstärkung oder Helligkeitsanhebung die Qualität verbessert werden. Allerdings birgt dies auch das Risiko, die Betrachtungsgewohnheiten des Chirurgen zu verändern.
[8] Hurka F, Wenger T, Heininger S, Lüth TC: Method, accuracy and limitation of computer interaction in the operating room by a navigated surgical instrument. Conf Proc IEEE Eng Med Biol Soc 2011, 2144–2147.
[9] Heinze O, Birkle M, Koster L, Bergh B: Architecture of a consent management suite and integration into IHE-based Regional Health Information Networks. BMC Med Inform Decis Mak 11 (2011), 58.
[10] Alor-Hernandez G, Sanchez-Cervantes JL, Juarez-Martinez U, Posada-Gomez R, Cortes-Robles G, Aguilar-Laserre AA: ITOHealth: a multimodal middleware-oriented integrated architecture for discovering medical entities. Inform Health Soc Care 37 (2012), 48–65.
[11] Damit wird die Kraft bezeichnet, die durch das Gewicht und die Zug-Richtung eines Kabels (Saugschlauch, Videokabel, Bohrerkabel etc.) entsteht. Dieser Zug ist meist hinderlich für den Operateur und wird deshalb durch verschiedene Hilfsmittel (z. B. Tuchklemmen) reduziert. Durch die Anordnung des CESS knapp oberhalb des Patienten und in unmittelbarer Nähe zum Situs liegen die Kabel auf dem Oberkörper des Patienten und sind damit nahezu ohne Spannung oder unerwünschten Zug.
[12] Die Beschreibung der Struktur und Funktionalität der Arbeitsbereiche Airway Cockpit und Technical Cockpit muss aus Gründen der Übersichtlichkeit an anderer Stelle erfolgen.
[13] Jacobs S, Holzhey D, Strauss G, Burgert O, Falk V: The impact of haptic learning in telemanipulator-assisted surgery. Surg Laparosc Endosc Percutan Tech 17 (2007), 402–406.
[14] Maier T, Strauss G, Bauer F, Grasser A, Hata N, Lueth TC: Distance measurement in middle ear surgery using a telemanipulator. Med Image Comput Comput Assist Interv 14 (2011), 41–48.
[15] Fischer M, Grobner C, Dietz A, Krinninger M, Luth TC, Strauss G: A technique with manipulator-assisted endoscope guidance for functional endoscopic sinus surgery: proof of concept. Otolaryngol Head Neck Surg 145 (2011), 833–839.
[16] Hofer M, Runge A, Haase R, Neumuth T, Maier T, Lueth T, Dietz A, Strauß G: Ein chirurgischer Mikromanipulator in der Ohrchirurgie: Potenzial und Vergleich mit der freien Präparation. HNO 60 (2011), 109–116.
[17] Manzey D, Luz M, Mueller S, Dietz A, Meixensberger J, Strauss G: Automation in surgery: the impact of navigated-control assistance on performance, work-load, situation awareness, and acquisition of surgical skills. Hum Factors 53 (2011), 584–599.
[18] Shi J, Strauss G, Heininger S, Lueth TC: Surgical assistance for instruments' power control based on navigation and neuromonitoring. Conf Proc IEEE Eng Med Biol Soc. 2011, 2115–2118.
[19] Schaller S, Strauß G, Krinninger M, Hurka F, Hofer M, Meixensberger J, Dietz A, Strauss M, Lueth TC: Die Auswirkungen einer robotergeführten Navigationskamera in der HNO-Chirurgie. Laryngorhinootologie 90 (2011), 353–357.

[20] Strauß G, Schaller S, Zaminer B, Heininger S, Hofer M, Manzey D, Meixensberger J, Dietz A, Lüth TC: Klinische Erfahrungen mit einem Kollisionswarnsystem: Instrumentennavigation in der endo- und transnasalen Chirurgie. HNO 59 (2011), 470–479.
[21] Strauß G, Hofer M, Fischer M, Koulechov K, Trantakis C, Manzey D, Meixensberger J, Dietz A, Lueth TC, Klapper HU: First clinical application of a navigation-controlled shaver in paranasal sinus surgery. Surg Technol Int 17 (2008), 19–25.
[22] Wenger T, Nowatschin S, Wittmann W, Hurka F, Strauss G, Lueth TC: Design and accuracy evaluation of a new navigated drill system for computer assisted ENT-surgery. Conf Proc IEEE Eng Med Biol Soc 2011, 1233–1236.
[23] Manzey D, Rottger S, Bahner-Heyne JE, Schulze-Kissing D, Dietz A, Meixensberger J, Strauss G: Image-guided navigation: the surgeon's perspective on performance consequences and human factors issues. Int J Med Robot 5 (2009), 297–308.
[24] Neumuth T, Trantakis C, Riffaud L, Strauss G, Meixensberger J, Burgert O: Assessment of technical needs for surgical equipment by surgical process models. Minim Invasive Ther Allied Technol 18 (2009), 341–349.
[25] Labadie RF, Noble JH, Dawant BM, Balachandran R, Majdani O, Fitzpatrick JM: Clinical validation of percutaneous cochlear implant surgery: initial report. Laryngoscope 118 (2008), 1031–1039.
[26] Noble JH, Majdani O, Labadie RF, Dawant B, Fitzpatrick JM: Automatic determination of optimal linear drilling trajectories for cochlear access accounting for drill-positioning error. Int J Med Robot 6 (2010), 281–290.
[27] Dressler CR, Neumuth T, Fischer M, Abri O, Strauss G: Intraoperative Bedienung einer elektronischen Patientenakte durch den Operateur. Einsatzbeurteilung des MI-Reports in der HNO-Chirurgie. HNO 59 (2011), 900–907.
[28] Diese Evaluation hat den Charakter einer Pilotstudie. Es handelt sich hier nur um einen Ausschnitt des gesamten Spektrums der möglichen Prozeduren in einem OP-System für die Fächer HNO, MKG und Neurochirurgie. Die weiterführende Evaluation muss weiteren Arbeiten mit größeren Gruppen und unterschiedlichen Prozeduren vorbehalten bleiben.

Teil II: **Methoden und Werkzeuge**

J. Benzko, B. Ibach, B. Marschollek, M. Köny, S. Leonhardt, K. Radermacher

3 Innovative Kommunikations- und Netzwerkarchitekturen für den modular adaptierbaren integrierten OP-Saal

3.1 Einführung

In modernen Operationssälen (OP) nimmt die Komplexität der Mensch-Technik-Interaktion durch den Einsatz von technischen Geräten und computergestützten Assistenzsystemen mehr und mehr zu. Um die Handhabung zu erleichtern und den Workflow zu optimieren, bieten verschiedene Medizintechnikhersteller Integrationslösungen für den OP an, sogenannte *Integrated Operating Room Systems (IORS)* [1, 2]. Das primäre Ziel ist, die Anzahl unterschiedlich gestalteter Mensch-Maschine-Schnittstellen im OP zu reduzieren und einen zentralen Zugriff auf die Bedienung aller relevanten Geräte zu ermöglichen.

Ein weiteres wichtiges Ziel ist es, die Kommunikation und den Datenaustausch zwischen den Geräten zu vereinfachen bzw. zu ermöglichen [3, 4]. Die Austauschbarkeit von einzelnen Medizinprodukten ist beschränkt. Eine Integration von Drittanbieterkomponenten kann nur in Kooperation mit dem Hersteller des Integrationssystems erfolgen [5]. Als wesentlicher Grund für den Einsatz von monolithischen Lösungen werden von Herstellern die Notwendigkeit der Konformitätsbewertung von Medizinprodukten sowie die in diesem Zusammenhang entstehende Problematik des Risikomanagements vernetzter Medizinprodukte angeführt.

Neben strategischen Überlegungen marktdominierender Unternehmen spielen hier rechtliche Fragen der Zulassung eine Rolle. Die herstellerspezifischen Integrationslösungen und proprietären Protokolle führen jedoch zu einer eingeschränkten Modularität und Flexibilität [5].

Dies kann zum einen zu einer Einschränkung der Behandlungsoptionen für den individuellen Patienten führen, da die Integration und Anwendung von eventuell optimaleren Systemkomponenten konkurrierender Anbieter nicht ermöglicht wird [6]. Zum anderen ergeben sich durch die Abhängigkeiten der Kliniken von den Herstellern der IORS auch potenziell ökonomische Nachteile. Die aktuellen Probleme integrierter OP-Systeme sind in Abbildung 3.1 zusammengefasst.

Eine modulare und herstellerübergreifende Vernetzung wird durch fehlende Schnittstellen- und Protokollstandards verhindert bzw. erschwert [7]. Mit DICOM, HL7 und IHE existieren Standards zum Datenaustausch im medizinischen Umfeld, jedoch decken sie nur einen Teil der Aspekte des Informationsaustausches im Operationssaal ab [8]. Die ISO/IEEE-11073-x-x-Standards aus den Bereichen der Intensivmedizin

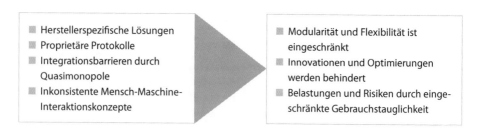

Abb. 3.1: Aktuelle Probleme integrierter OP-Systeme.

und Homecare beschreiben die Kodierung medizinischer Daten [9]. Weitere relevante Standards in diesen Bereichen, wie beispielsweise IEC 80001-x-x, IEC 60601-x-x (Medizinische elektrische Geräte – Allgemeine Festlegungen für die Sicherheit), ISO 14971 (Medizinprodukte – Anwendungen des Risikomanagements auf Medizinprodukte) und ISO 9001 (Qualitätsmanagement – Anforderungen) existieren, sind aber noch unzureichend.

Die IEC 80001-1 (Application of risk management for IT-networks incorporating medical devices) soll zukünftig eine Grundlage für die modulare, herstellerübergreifende Integration von Medizinprodukten in klinische IT-Netzwerke bilden [10]. Sie legt die Rollen und Verantwortlichkeiten fest und beschreibt die Maßnahmen des Risikomanagements im Gesamtkontext.

Zur technischen Umsetzung entsprechender Integrationslösungen werden offene Architekturen und Standards für Plug & Play-Lösungen benötigt. Im Folgenden wird ein kurzer Überblick über kommerzielle IORS gegeben und anschließend das Konzept einer offenen, modularen, herstellerunabhängigen Architektur für die Integration von medizinischen Geräten im OP vorgestellt, das derzeit im Rahmen des Projektes smartOR exemplarisch umgesetzt wird.

3.2 Kommerzielle IORS

Wie oben erwähnt, werden kommerzielle IORS von verschiedenen Herstellern angeboten. Die Firma Karl Storz Endoskope (Tuttlingen, Deutschland) bietet mit dem *OR1* einen komplett integrierten OP für minimal-invasive und konventionelle Eingriffe an. Sämtliche Funktionen können aus dem sterilen Bereich über einen Touchscreen oder die Sprachsteuerung genutzt werden [11]. Die Firma Olympus Deutschland GmbH (Hamburg) ist Anbieter des *EndoALPHA-Systems*, dessen Schwerpunkt auf der digitalen Endoskopie liegt [12]. Auch die Richard Wolf GmbH (Knittlingen, Deutschland) bietet mit dem CORE-System integrierte Lösungen für die endoskopische Chirurgie an. Module für die Telemedizin sowie ein Bildarchivierungs- und Dokumentationssystem sind ebenfalls eingebunden [13]. OP-Tische und Deckenleuchten können über eine CAN (Controller Area Network)-Bus-Schnittstelle in das System integriert werden

[14]. Die *EndoSuite* der Stryker GmbH & Co. KG (Duisburg, Deutschland) kann an verschiedene chirurgische Disziplinen angepasst werden. Für die Neurochirurgie steht ein Navigationssystem mit PACS-Anbindung zur Verfügung [11]. Entsprechend bietet die BrainLAB AG (Heimstetten, Deutschland) mit dem System *BrainSuite* ein IORS für die Neurochirurgie mit integrierten Navigationslösungen an. Nach [15] verwenden alle Hersteller proprietäre Protokolle zur Vernetzung der einzelnen Module. Diese basieren oft auf dem CAN-Bus. Ein ausführlicher Überblick der kommerziellen IORS findet sich in [8].

3.3 SOA-basierte Integration für den Operationssaal

3.3.1 Medizinisch-technischer Hintergrund

Entlang eines klinischen Behandlungspfades werden entsprechend den individuellen fallspezifischen Erfordernissen unterschiedliche Geräte für die Diagnose und Therapie eingesetzt. Sie bieten dem Chirurgen intraoperativ unterschiedliche Dienste wie z.B. das Bereitstellen von Patientendaten, Bildgebung, Positionserfassung oder Navigation während eines Eingriffes an.

Ein Integrationskonzept für den Operationssaal muss diese unterschiedlichen Anforderungen, die technischen Spezifikationen der angebotenen Dienste sowie die klinischen Randbedingungen berücksichtigen und ihre einfache und flexible Anpassung ermöglichen. Weitere Anforderungen sind z. B. das Ermöglichen einer Echtzeitdatenübertragung gegenüber der Problemstellung der Übertragung großer Datenmengen und eines gewünschten geringen/minimalen Risikos bei der Informationsübermittlung.

Im nicht-medizinischen Bereich wurde zur Umsetzung flexibler Integrationslösungen u. a. das Konzept der serviceorientierten Architektur (SOA) etabliert [16]. SOA ist ein Paradigma für die Organisation und Nutzung verteilter Fähigkeiten und Ressourcen [17]. Die Abbildung 3.2 zeigt das allgemeine Kommunikationsschema einer SOA. Die Funktionalitäten und Ressourcen werden als wiederverwendbare, technisch und funktional lose gekoppelte, verteilte Dienste umgesetzt, die von anderen Komponenten oder Services verwendet werden können.

Auf die Funktionen der Services kann über sogenannte Schnittstellenbeschreibungen zugegriffen werden. Diese spezifizieren auf welche Art und Weise ein *Service Consumer* (Nutzer) mit dem *Service Provider* (Anbieter) interagieren muss. Die konkrete Implementierung des Dienstes ist für den Consumer unerheblich. Komplexe Prozesse werden durch eine Kombination von Services realisiert. Durch die definierte Schnittstellenbeschreibung können die Prozesse leicht geändert und an neue Anforderungen angepasst sowie Dienste von anderen Komponenten der Architektur wiederverwendet werden [18]. Das allgemeine SOA-Konzept ist generell technologieunabhängig, da es ein Paradigma beschreibt und keine spezielle Umsetzung. Unter-

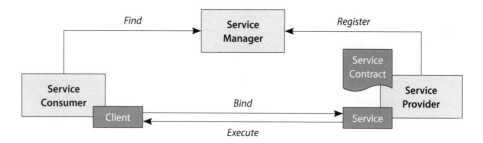

Abb. 3.2: Allgemeines Kommunikationsschema einer SOA (Quelle: [8]).

suchungen im Bereich der computerunterstützten orthopädischen Chirurgie haben so auch die grundsätzliche Eignung des SOA-Ansatzes für die Integration von medizinischen Geräten im Operationssaal gezeigt [8]. Im Rahmen des BMBF-Projektes Ortho-MIT [19] ist ein spezifisches Design-Modell für die Integration von medizinischen Geräten im orthopädischen OP entwickelt und evaluiert worden. In Kooperation mit dem BMBF-Projekt FUSION [20] wurden ferner Prototypen zur Prüfung und Evaluation des Konzeptes für klinische Anwendungsfälle in der Leberchirurgie untersucht.

Im Folgenden wird das Konzept der serviceorientierten Architektur für den Operationssaal beschrieben, das basierend auf OASIS „Reference Model for Service-Oriented Architecture" [17] im Rahmen des aktuellen BMWi-Projektes *smartOR* [21] weiterentwickelt und für weitere chirurgische Anwendungsszenarien evaluiert wird.

3.3.2 SOA-basiertes Integrationsframework für den Operationssaal und seine Komponenten

Das smartOR-Integrationsframework besteht aus folgenden Hauptkomponenten: ein Open Surgical Communication Bus (OSCB), der durch ein IP-basiertes Netzwerk umgesetzt und gegebenenfalls durch einen zusätzlichen zentralen Kommunikationsserver unterstützt wird, sowie medizinischen Geräten und Komponenten bzw. Hard- und Softwaremodulen, die als Service Provider und/oder Service Consumer Dienste über den OSCB nutzen und/oder bereitstellen.

Der OSCB stellt das zentrale Übertragungsmedium und damit die gemeinsame Kommunikationsgrundlage für die Geräte dar. Um eine Kommunikation zu ermöglichen, ist die Verwendung von standardisierten und offenen Schnittstellen für die verschiedenen Medizingeräte ein zentraler Aspekt. In der SOA werden die Geräte und ihre Funktionen gekapselt und so ihre Gerätefunktionen als Dienste über standardisierte Schnittstellen via OSCB anderen Geräten angeboten.

Die Abbildung 3.3 zeigt die Gesamtarchitektur, die verschiedene Komponenten zur Verwaltung des SOA-Frameworks als auch für die Gewährleistung der Sicherheit enthält. Im Folgenden werden die einzelnen Komponenten weiter erläutert.

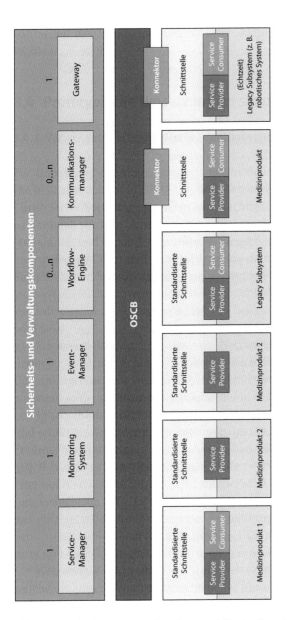

Abb. 3.3: SOA-basiertes Integrationsframework für den Operationssaal.

Der *Service Provider* ist ein Gerät, das seine Funktionalitäten als Dienste anbietet. Dabei kann er den Zugriff auf Daten – z. B. Patienteninformationen, Bilder, usw. – oder die Steuerung von aktiven Systemkomponenten, wie z. B. die Ansteuerung des OP-Tisches, ermöglichen. Der *Service Consumer* nutzt mindestens einen der Dienste, die ihm von Service Providern angeboten werden. Ein Gerät kann zugleich Service

Provider und Service Consumer sein (Abb. 3.3). Neben Service Provider und Service Consumer ist die Hauptkomponente der *Service Manager*. Er kennt zu jedem Zeitpunkt alle verfügbaren Geräte und Dienste im Netzwerk. Das gesamte System wird vom Service Manager verwaltet und die verschiedenen Dienste und das Netzwerk werden beobachtet, so dass neue Geräte, die das Netzwerk betreten oder es verlassen, erkannt werden. Ebenso werden die angebotenen Dienste der Service Provider registriert. Insbesondere ist es Aufgabe des Service Managers, die Verfügbarkeit der Dienste regelmäßig zu überprüfen, damit eventuell ausgefallene oder defekte Geräte erkannt werden und Dienste nicht mehr fälschlicherweise als verfügbar gemeldet werden. Die Registrierung eines Dienstes schließt die Veröffentlichung der Schnittstellenbeschreibung und Meta-Informationen, wie Hersteller, Gerätebeschreibung, Gerätetyp etc., mit ein. Neben seiner Funktion als Verzeichnisdienst nimmt der Service Manager die Aufgaben der Zugriffsrechteverwaltung wahr. Sobald der Service Manager erkennt, dass sich ein neues Gerät im Netzwerk befindet, fragt er bei dem Gerät alle verfügbaren Dienste ab und trägt diese, einschließlich aller Informationen zur Zugriffskontrolle, in sein Verzeichnis ein, damit diese den anderen Geräten zur Verfügung stehen. Service Consumer können beim Service Manager benötigte Dienste anfragen und erhalten vom Service Manager eine Liste passender Dienste für ihre Suchkriterien. Für die Inanspruchnahme eines Dienstes kommunizieren Service Consumer und Service Provider direkt miteinander.

Ein *Event Manager* ist eine optionale zentrale Stelle, deren Aufgabe die zentrale Verwaltung aller im Netzwerk auftretenden Events ist. Events sind dadurch definiert, dass sie von einem beteiligten Gerät ausgelöst werden und immer von diesem Gerät an den Event Manager gesendet werden. Beispielsweise können das Alarme oder Benachrichtigungen (z. B. über das Erreichen eines bestimmten Zustandes) sein. Andere Geräte können sich vorher beim Event Manager anmelden und werden auf Wunsch bei Auftreten eines Events benachrichtigt.

Ein *Kommunikationsserver/Konnektor* transformiert Datenformate und wird zur Integration von Komponenten benutzt, die ihre Daten nicht selbstständig in einem standardisierten Datenformat zur Verfügung stellen können.

Die einzige Verbindung zwischen dem OP-IT-Netzwerk und dem Klinik-IT-Netzwerk wird über ein *Gateway* realisiert. Eine Kommunikation mit Systemen, die nicht dem Netzwerk angehören (etwa KIS- oder PACS-Systeme), darf ausschließlich über das Gateway erfolgen, das die beiden Netzwerke entsprechend den jeweiligen Sicherheitsanforderungen logisch trennt. Dazu gehört der Einsatz einer Firewall, um unerwünschten Datenverkehr sowohl in das als auch aus dem Netzwerk zu blockieren und Angriffe von außen (z. B. durch Malware oder Hacker) abzuwehren [22]. Das *Monitoring-System* ist eine weitere optionale Komponente, die das Netzwerk und die angeschlossenen Geräte permanent überwacht und kritische Zustände darin erfasst. Es unterstützt den Service Manager bei der Erkennung fehlerhafter Geräte oder Services und meldet Probleme über den Event Manager an die beteiligten Systeme. Wird ein Problem entdeckt, wird dies protokolliert und ein Event ausgelöst, jedoch wird von Seiten des Monitoring-Systems keine Aktion unternommen, um das erkannte Problem zu lösen.

3.4 Prototypische Umsetzung im smartOR

3.4.1 Verwendete Technologien bei der Umsetzung

Zur Umsetzung einer SOA können verschiedene Technologien verwendet werden. Die bekanntesten sind CORBA [23] und Webservices [24, 25]. CORBA hat eine engere Client-Server-Kopplung, die nicht nur nachrichten-, sondern auch objektabhängig ist. Dadurch wird die Sicherheit und Zuverlässigkeit verbessert, andererseits wird die Modularität und Flexibilität verringert. Webservices bieten hingegen eine lose Kopplung zwischen Client und Server. Hier muss dann ein höherer Aufwand hinsichtlich Sicherheit und Zuverlässigkeit betrieben werden [8]. Ein weiterer Vorteil von Webservices ist die leichte Erweiterbarkeit. Insgesamt stellen Webservices eine flexible und zukunftsorientierte Technologie dar, die bei der Realisierung von SOAs eingesetzt wird [26].

Ethernet stellt hierbei die Basis des Netzwerkes dar, da an den OSCB hohe Anforderungen bezüglich Echtzeitfähigkeit als auch die Fähigkeit der Übertragung großer Datenmengen gestellt werden. Ethernet ermöglicht eine hohe Bandbreite und stellt aufgrund seiner geringen Betriebskosten und der in allen Kliniken bereits vorhandenen Ethernet-Infrastruktur die ideale Grundlage für das Netzwerk und den OSCB dar und erfüllt die Anforderungen innerhalb des Operationssaals [8]. Bei einem auf dem Ethernet-Standard basierenden Netzwerk handelt es sich um eine Best-Effort-Lösung [27], d. h. dass es keinerlei Garantie über den Verbleib der Daten gibt (weiterführende Literatur hierzu siehe [18, 28–31]). Ethernet setzt die Bitübertragungs- und die Sicherungsschicht im ISO/OSI-Referenzmodell um und bildet somit die Grundlage für das eingesetzte IP-Protokoll auf der Vermittlungsschicht. Die transportorientierten Schichten komplettieren das TCP- und das UDP-Protokoll (Transmission Control Protocol und User Datagram Protocol) je nach Anwendungsfall.

Webservices sind vom World Wide Web Consortium (W3C) definiert als Dienste, welche die Zusammenarbeit verschiedener Anwendungen auf möglicherweise unterschiedlichen Plattformen unterstützen [32]. Jeder Dienst ist durch einen Uniform Ressource Identifier (URI) eindeutig adressierbar [33]. Seine Schnittstelle ist maschinenlesbar und wird mittels der *Web Service Description Language (WSDL)* (s. u.) beschrieben. Webservices können nicht dahingehend beeinflusst werden, ob und wie eine Nachricht von ihnen verarbeitet wird, da sie autonom sind. Antwortzeitgarantien müssen durch zusätzliche Mechanismen geregelt werden.

Nachrichten, die zum Austausch von Daten zwischen Webservices benutzt werden, verwenden die *Extensible Markup Language (XML)* als Basis [34]. XML ist eine Metasprache, die es erlaubt, Textdokumente mit hierarchisch strukturierten Daten zu beschreiben. Durch die alleinige Repräsentation durch Text ist sie plattformunabhängig und kann somit gut zur Kommunikation eingesetzt werden. Die W3C-Empfehlung *XML Schema* wird zusätzlich verwendet, um den Aufbau eines XML-Dokumentes zu definieren [35]. *XML Schema* kennt eine Reihe von grundlegenden Datentypen, unterstützt komplexere Typen durch Einschränken oder Erweitern der vorhandenen Typen und ermöglicht die Strukturierung und Definition des Nachrichtenformates mit Hilfe des XML-basierten Netzwerkprotokolls *SOAP* (Simple Object Access Protocol) [36]. SOAP dient zum Nachrichtenaustausch zwischen zwei Maschinen im Netzwerk und schreibt dementsprechend die Struktur der auszutauschenden Nachrichten und die Repräsentierung der enthaltenen Daten vor, damit Sender und Empfänger in der Lage sind, die Nachrichten korrekt zu gestalten bzw. zu interpretieren. SOAP definiert keine Semantik der Nachrichteninhalte. Obwohl Fernprozeduraufrufe („Remote Procedure Calls") über SOAP möglich sind, kommen sie in smartOR nicht zum Einsatz. SOAP-Nachrichten bestehen aus einem optionalen Header- und einem Body-Element, die in einen Umschlag (Envelope) eingeschlossen sind. Zur Übertragung einer Nachricht müssen die SOAP-Protokolldaten in andere Protokolle aus der Anwendungs- und Transportschicht eingebettet werden. Das bekannteste und meistverwendete Beispiel ist HTTP über TCP. Derzeit besitzen XML, XML Schema und SOAP den Status einer W3C-Empfehlung.

Zur detaillierten Beschreibung ihrer angebotenen Dienste benutzen die Geräte die ebenfalls XML-basierte *Web Service Description Language (WSDL)*. Durch ihre Unabhängigkeit von Protokollen, Programmiersprachen und Plattformen erfüllt sie die Anforderungen, die ein heterogenes klinisches Netzwerk stellt. Insbesondere die einfache Maschinenlesbarkeit wird durch das XML-Format garantiert. Somit weiß jeder Service Consumer in welcher Form Serviceaufrufe zu erfolgen haben und auf welche Art und Weise er Dienste in Anspruch nehmen muss. WSDL wird im Netzwerk in Kombination mit SOAP und XML Schema verwendet. Im Bereich Webservices gibt es viele Spezifikationen, die alle mit dem Präfix „WS-" benannt sind und in ihrer Gesamtheit mit „WS-*" bezeichnet werden. Die Spezifikation WS-Discovery dient beispielsweise dem Auffinden von Geräten (entweder eines bestimmten Typs oder aller) im Netzwerk, WS-Addressing ermöglicht eine dauerhafte und eindeutige Adressierung und WS-Security beschreibt, wie die Integrität und Geheimhaltung der Nachrichten sichergestellt werden können. Die WS-*-Spezifikationen basieren auf SOAP in Verbindung mit WSDL. Um den Anforderungen ressourcenbeschränkter Geräte, wie sie regelmäßig in OP-Netzwerken auftreten, gerecht zu werden, müssen die Webservices sorgfältig implementiert werden. Damit eine sichere Kommunikation über Webservices möglich ist und um das Auffinden und Beschreiben von Geräten und Diensten sowie das Eventing auf ressourcenbeschränkten Geräten zu erleichtern, werden *Devices Profile for Web Services (DPWS)* eingesetzt. Diese beschreiben eine Reihe zu nutzender WS-*-Standards und geben die zu implementierenden Spezifikationen vor. In smartOR werden neben weiteren WS-*-Spezifikationen insbesondere WS-Discovery, WS-Addressing und WS-Security verwendet.

3.4.2 Nomenklaturen

Um die Nachhaltigkeit der Arbeit im Projekt smartOR zu sichern, erarbeitet das Konsortium Vorschläge für die Standardisierung des Protokolls und der Schnittstellen und bringt diese in nationalen und internationalen Gremien ein. Für das OSCB-Protokoll wurden Nomenklaturen für die am Demonstrator beteiligten Geräte erstellt. Diese werden basierend auf ISO 11073-10101 entwickelt, die zur semantischen Beschreibung von Geräten, Messwerten, Einheiten, Events etc. dienen. Im Projekt sind bisher Nomenklaturen für einen OP-Tisch, ein Dokumentationssystem, ein Trackingsystem, einen Insufflator sowie für Endoskopiekamera und Kaltlichtquelle entstanden. Die Nomenklaturen beinhalten im gesamten Netzwerk eindeutige Referenz-IDs, z. B. für Gerätegruppen und -typen, physikalische Einheiten oder Events. Einer solchen ID können abhängig von ihrer Bestimmung weitere Daten zugeordnet werden.

Zu einem Parameter oder Attribut gehören beispielsweise eine Beschreibung, ein verständlicher Klartext-Name sowie der Typ und die Einheit des repräsentierten Wertes. Für ein Event kann es durchaus ausreichen, wenn nur die Referenz-ID übertragen wird. Wenn beispielsweise ein Gerät in den Standby-Modus geht, genügen für den Empfänger der Nachricht der Absender und die Referenz-ID, da aus diesen Informationen das eingetretene Ereignis unmittelbar klar wird. In Tabelle 3.1 werden die Nomenklaturen und Objekthierarchie-Notationen am Beispiel des OP-Tisches näher vorgestellt. Beispiele für Events, die vom OP-Tisch gesendet werden können, sind: MDC_EVT_ ORTABLE_CHARGING, MDC_EVT_ORTABLE_BATT_OPERATED, MDC_ EVT_ORTABLE_BATT_ CHARGING, MDC_EVT_ORTABLE_ BATT_LO. Eine Auswahl möglicher Parameter eines OP-Tisches, ihre Definition und Angaben über ihr Format sind in Tabelle 3.2 aufgelistet. Eine Stärke des offenen Protokolls ist, dass Hersteller die Parameter und Funktionalitäten nach eigenem Bedarf erweitern können.

Tab. 3.1: Referenz-ID eines OP-Tisches.

Reference ID	Definition	Type	Format	Unit of measure	Enumerator ID
MDC_DEV_ ORTABLE	OR-Table device	Device			
MDC_DEV_ ORTABLE_TYPE	Specifies subtype of device	Enum	String		MDC_ORTABLE_ ENUM_DEVICE_ TYPE

Tab. 3.2: Parameter eines OP-Tisches.

Reference ID	Definition	Type	Format	Unit of measure
MDC_ORTABLE_POS_HEIGHT	Heights of OR-Table	Numeric	1000	mm
MDC_ORTABLE_POS_LONGITUDINAL	Longitudinal position of OR-Table top	Numeric	1000	mm
MDC_ORTABLE_POS_BACK	Angle of the Back	Numeric	1.1	degree
MDC_ORTABLE_POS_LEG_BOTH	Angle of Leg	Numeric	1.1	degree
MDC_ORTABLE_POS_LEG_LEFT	Angle of left leg	Numeric	1.1	degree
MDC_ORTABLE_POS_LEG_RIGHT	Angle of right leg	Numeric	1.1	degree
MDC_ORTABLE_POS_TREND	Trendelenburg angle	Numeric	1.1	degree
MDC_ORTABLE_POS_TILT	Tilt angle	Numeric	1.1	degree

3.4.3 Schnittstellendefinition

Die Schnittstellendefinition ist das Herzstück des OSCB. Das Ziel ist eine Kapselung der Geräte und ihrer Funktionen über DPWS und Webservices und das Erreichen einer effizienten SOA-basierten Maschine-Maschine-Kommunikation. Ferner wird das Auffinden anderer Geräte, ihre An- und Abmeldung sowie die Beschreibung von Diensten vereinheitlicht. Als Modell für die zu beschreibenden Dienste wird die WSDL in Version 1.1 benutzt. WSDL beschreibt die Schnittstelle und legt die Eigenschaften und Protokolle für die Übermittlung von Nachrichten fest. SOAP wird im OSCB über HTTP in Verbindung mit TCP implementiert.

Dienste werden möglichst allgemein gehalten, um den OSCB flexibel und übersichtlich zu halten. Es werden zwei Kategorien von Diensten unterschieden: *Obligatorische Dienste* sind von jedem Gerät zu implementieren, während *individuelle Dienste* abhängig von dem jeweiligen Gerät sind und in aller Regel eine Funktion kapseln. Der *obligatorische Identifikationsdienst* muss auf Anfrage seine Fähigkeiten und seine unterstützten Parameter sowie Attribute übermitteln. Typischerweise erfolgt diese Anfrage durch den Service Manager, der unmittelbar nach dem Auffinden des Gerätes die verfügbaren Dienste abfragen und die daraus gewonnenen Informationen in seinen Verzeichnisdienst eintragen wird. Zur Identifikation der Geräte werden Medical Device Profiles eingesetzt. Die Abbildung 3.4 zeigt eine grafische Repräsentation einer Definition in XML Schema. Ein *obligatorischer Steuerungsdienst* erlaubt das Setzen und Lesen von Parametern. Die Referenz-ID des jeweiligen Parameters und das verwendete Kommando werden übergeben. Soll der Parameter auf einen festen Wert gesetzt werden, so muss dieser mit übergeben werden. Um beispielsweise einen OP-Tisch um einen Schritt nach oben zu fahren, könnte ein Aufruf in Pseudocode wie folgt aussehen:

setParameter(MDC_ORTABLE_POS_HEIGHT, MDC_CMD_PLUS, null);

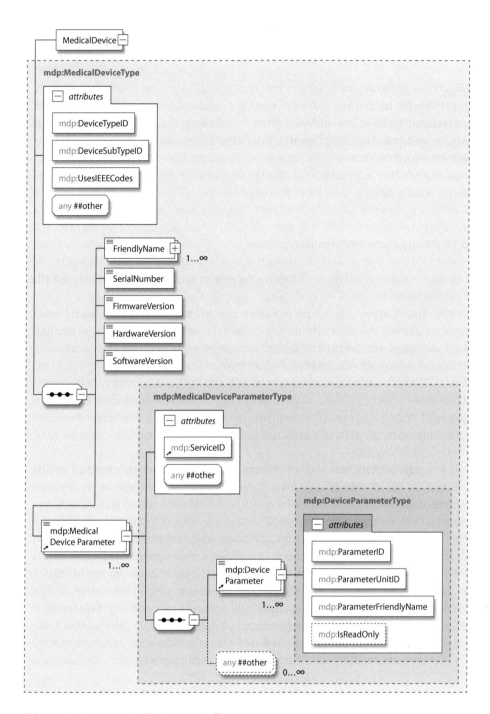

Abb. 3.4: Struktur eines Medical Device Profiles.

Dabei wird das Inkrementierungskommando MDC_CMD_PLUS verwendet und der dritte übergebene Wert ignoriert. Alternativ könnte dort ein konkreter Zielwert für den Parameter stehen. In diesem Fall müsste das Kommando MDC_CMD_VALUE statt MDC_CMD_PLUS lauten.

Alle Rückmeldungen erfolgen asynchron über Events. Es werden syntaktische und semantische Fehler gemeldet, aber auch das Erreichen eines Zwischen- oder Endwertes für einen Parameter. Wurde ein Insufflator über den Steuerungsdienst angewiesen, einen bestimmten Druck einzustellen, informiert er das anfragende Gerät regelmäßig über Zwischenwerte oder etwaige Fehler, die durch äußere Umstände entstehen können.

3.4.4 Medizinischer Anwendungsfall

Um die Realisierbarkeit dieses Ansatzes zu zeigen, wurde im Rahmen der smartOR-Projektarbeiten u. a. eine laparoskopische Operation als Anwendungsszenario ausgewählt. Die verwendeten Geräte sind zum einen die Chirurgie-Workstation als zentrale Anzeige und Bedieneinheit um alle Geräte im Netzwerk zu kontrollieren, der Insufflator, die Endoskopiekamera und die Kaltlichtquelle sowie der OP-Tisch. Daneben vereinigt die Anästhesie-Workstation die Anzeigen und Bedienelemente von Patientenmonitor, Anästhesiegerät und Spritzenpumpen. Weiterhin ist optional die Steuerung ausgewählter weiterer chirurgischer Geräte auch über die Anästhesie-Workstation möglich, was in einem spezifischen Anwendungsfall (Usecase) nachfolgend näher beleuchtet wird. Eine Übersicht der vernetzten Geräte des Anwendungsfalles findet sich in Abbildung 3.5.

Der Start des Usecases ist die Kopftieflagerung einer ca. 40-jährigen Patientin bei CO_2-Insufflation zur Schaffung und Aufrechterhaltung des für den laparoskopischen Eingriff erforderlichen Pneumoperitoneoums. Die Patientin wird volumenkontrolliert beatmet. Der OP-Tisch sowie der CO_2-Insufflator werden über die Chirurgie-Workstation eingestellt und das Ergebnis dem smartOR-Netz laufend zur Verfügung gestellt. Auf der Anästhesie-Workstation wird im Verlaufe der OP eine Erhöhung des Blutdruckes erkennbar und der Beatmungsdruck steigt an. Durch die Kopftieflagerung der Patientin wird ein Alarm ausgelöst, da der Beatmungsdruck über der festgelegten Grenze liegt und das Tidalvolumen den Sollwert unterschreitet. Diese Alarme werden an der Anästhesie-Workstation angezeigt und über Webservices an den OSCB übermittelt. Die proprietären Protokolle werden über einen Kommunikationsserver an den OSCB angebunden. Die Daten aus dem Anästhesiebereich werden in Echtzeit verarbeitet und die notwendigen Informationen zum Patientenzustand als „Alarmampel" für den Chirurgen zusammengefasst und an die Chirurgie-Workstation zur Anzeige übertragen.

Nun kann der Anästhesist beim Chirurgen um die Freigabe der OP-Tisch- oder/ und der Insufflator-Steuerung bitten und den OP-Tisch bzw. Insufflator dann direkt

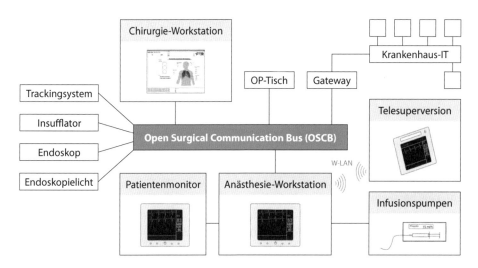

Abb. 3.5: Übersicht der vernetzten Geräte des medizinischen Anwendungsfalls.

verstellen. Hierdurch kann der Anästhesist die notwendigen Maßnahmen in Abstimmung mit dem chirurgischen Team direkt ergreifen. Nachdem die Kopftieflagerung angepasst und die Patientin stabilisiert ist, erlöschen auch die Alarme wieder. Zusätzlich können die Handlungen des Anästhesisten und der Patientenzustand über ein integriertes Telesupervisionssystem auf einem über WLAN angebundenen Tablet-PC verfolgt werden. Somit kann der Anästhesist vor Ort in kritischen Situationen schnell Unterstützung von Kollegen erhalten.

3.5 Diskussion und Ausblick

Zur Einbindung von Medizinprodukten in IT-Netzwerke wurde das SOA-basierte Integrationskonzept vorgestellt und die zur Umsetzung nötigen Nomenklaturen und Schnittstellen erläutert. Im OrthoMIT-Projekt konnte gezeigt werden, dass die Integration von Medizinprodukten basierend auf dieser Architektur möglich ist [8]. Jedoch erfordert die Umsetzung in klinisch zuverlässig anwendbare Systeme weitere Maßnahmen.

Zentrale Komponenten wie der Service Manager oder Event Manager sind wichtig für die Verwaltung des OSCB-basierten Netzwerkes. Fallen sie aus, kann das gesamte System möglicherweise nicht benutzt werden. Daher wird in smartOR der Ansatz verfolgt, redundante Systeme bereitzustellen bzw. diese Funktionen im Notfall zu dezentralisieren. Die entwickelten Nomenklaturen und Schnittstellendefinitionen müssen im Standardisierungsprozess noch in nationalen und internationalen Gremien als Vorschläge eingebracht und diskutiert werden. Auch sind Nomenklaturen bisher erst für wenige OP-Komponenten entworfen worden und müssen im Zuge der weiteren

Projektarbeiten sukzessive ergänzt und validiert werden. Die prototypischen Umsetzungen haben gezeigt, dass die Vernetzung mit den vorgeschlagenen Schnittstellen, Nomenklaturen und verwendeten Technologien machbar ist, allerdings müssen Sicherheitsmechanismen und die Machbarkeit eines modularisierten Risikomanagements weitergehend untersucht werden.

Durch die Vernetzung und den Austausch von Daten über ein Local Area Network werden die medizinischen Geräte enger in die IT-Welt eingebunden und sind von Gefahren betroffen. Es müssen Verfahren zum Schutz des klinischen IT-Netzwerkes implementiert und validiert werden. Als grundlegende Schutzmaßnahme wurde ein Gateway vorgesehen, was jedoch alleine nicht ausreichend ist. In einem Netzwerk von Medizinprodukten existieren grundsätzlich verschiedene Interpretationen des Begriffs „Sicherheit", die sich inhaltlich nur wenig überschneiden. Zum einen ist damit die unmittelbare Sicherheit von Patienten, OP-Personal und sonstigen Personen angesprochen, auf die das Gerät bei der Ausübung seiner Funktion Einfluss nimmt. Beispielsweise kann ein Anästhesiegerät durch falsche Einstellungen oder eine Spritzenpumpe durch falsche Dosierung intolerablen Schaden verursachen. Dieses Problem besteht jedoch bereits wenn das Gerät nicht vernetzt ist. Durch die Vernetzung ergeben sich neue Möglichkeiten des Zugriffs. Es muss unter anderem sichergestellt werden, dass ein Medizingerät nur authentisierte, verifizierte und validierte Befehle entgegennimmt und ausführt. Insbesondere muss sichergestellt werden, dass das befehlende Gerät zur Abgabe der entsprechenden Befehle berechtigt ist.

Die geforderten Eigenschaften [37] zur Informationssicherheit in IT-Netzwerken gelten insbesondere für Systeme mit Medizinprodukten. Die wichtigsten Anforderungen sind Vertraulichkeit und Integrität. Im Hinblick auf den Datenschutz ist eine vertrauliche Übermittlung von sensiblen Daten wie Patientenidentität, Vitalparameter, Krankengeschichte und Medikation unerlässlich. Daher sind die beteiligten Geräte vor unberechtigtem Zugriff und vor Ausspähen zu schützen. Ein möglicher Ansatz ist die Erweiterung WS-Security für SOAP aus der WS-*-Familie. WS-Security erlaubt es, SOAP-Nachrichten zu signieren, um die Integrität der Nachricht nachzuweisen; Nachrichten können verschlüsselt übertragen werden, um Vertraulichkeit sicherzustellen und es kann über Sicherheitstoken die Identität des Absenders bewiesen werden.

Zum Einsatz kommen können beispielsweise X.509-Zertifikate oder ein Protokoll nach Kerberos-Vorbild. Ein weiterer Aspekt im Bereich Sicherheit sind Aktualisierungen, die für im Einsatz befindliche Betriebssysteme von Drittanbietern veröffentlicht werden. Aufgrund neu bekannt werdender Bedrohungen durch Sicherheitslücken im Betriebssystem oder neue Versionen von Computerviren kann diese Aktualisierung für die Betriebssystemsicherheit essenziell sein [38]. Eine solche Aktualisierung kann nicht immer sofort in ein Produktivsystem übernommen werden, weil unter Umständen nicht unmittelbar klar ist, dass sich keine Auswirkungen auf bestehende Funktionen des Medizingerätes ergeben.

Um eine Risikoanalyse und -kontrolle bei einer flexiblen, modularen, Plug & Play-IT-Integration durchführen und im klinischen Nutzungsprozess aktualisieren zu können, müssen die Risiken der einzelnen Medizinprodukte unter Einbeziehung humaninduzierter sowie nun auch netzwerk-kontextspezifischer Risiken abgeschätzt werden können. Hierzu sind weitere Untersuchungen und Methodenentwicklungen notwendig. Neben Arbeiten zur technischen Entwicklung, Evaluierung und Standardisierung, werden Beiträge zum Risikomanagement modularer Plug & Play-OP-Systeme essenzieller Gegenstand zukünftiger Forschung sein.

3.6 Zusammenfassung

Moderne Operationssäle sind durch einen zunehmenden Technisierungsgrad gekennzeichnet. Um die Handhabung der unterschiedlichen Systeme zu ermöglichen, werden mehr und mehr integrierte OP-Systemlösungen eingesetzt, mit dem Ziel, die Mensch-Maschine-Interaktion zu optimieren und einen Datenaustausch zwischen den Systemen zu ermöglichen. Hierbei handelt es sich jedoch meist um geschlossene, proprietäre Systeme, so dass eine Integration von Komponenten von Drittanbietern nicht oder nur mit hohem Aufwand (Zeit, Kosten) möglich ist. Um diese Einschränkungen zu überwinden, werden herstellerübergreifende Standards und Konzepte für eine modulare Integration von Medizinprodukten im OP benötigt. Die heute verfügbaren Standards und Konzepte decken die Anforderungen an eine modulare Integration nur unzureichend ab. Um diese Hindernisse zu überwinden, wird daher ein neuartiges Integrationskonzept für den OP basierend auf einer service-orientierten Architektur vorgestellt.

Die verschiedenen Medizinprodukte stehen dabei in einem Netzwerk als Services zur Verfügung bzw. greifen auf Services zu. Eine Verwaltung des Gesamtsystems erfolgt über zentrale Komponenten, die über standardisierte Schnittstellen und den Open-Surgical-Communication-Bus als zentrales Transportmedium mit den Einzelkomponenten kommunizieren. Standardisierte Schnittstellen, die ausgehend von der IEEE-11073-Nomenklatur entworfen wurden, ermöglichen den modularen und flexiblen Austausch von Komponenten.

Schlüsselwörter: OP-Integration, serviceorientierte Architektur, XML, Webservices

Danksagung
Die Arbeiten wurden im Rahmen des Projektes smartOR mit Mitteln des Bundesministeriums für Wirtschaft und Technologie unter dem Förderkennzeichen 01MMA09041A gefördert. Die Verantwortung für den Inhalt dieser Veröffentlichung liegt bei den Autoren.

Die Autoren danken den smartOR-Projektpartnern des Innovation Center Computer Assisted Surgery (ICCAS) der Universität Leipzig, den Industriepartnern LOCALITE GmbH, Richard Wolf GmbH, SurgiTAIX AG und Synagon GmbH sowie dem VDE/

DGBMT für die fruchtbare Zusammenarbeit. Des Weiteren unterstützen Kliniken der Regel- und Maximalversorgung das Projekt als assoziierte Projektpartner. Unser besonderer Dank gilt der Klinik für Anästhesiologie und der Neurochirurgischen Klinik des Uniklinikums Aachen.

3.7 Literatur

[1] Schurr MO, Buess G, Weiglhofer G, Senft R, Groezinger R, Brandmaier R: The operating room system for endoscopic surgery: project OREST I. Minimally Invasive Therapy 4 (1995), 57–62.
[2] Imagawa K, Furihata H: Olympus integrated endosurgery system. Minimally Invasive Therapy & Allied Technologies 7 (1998), 443–447.
[3] Holzner A, Bulitta C: Nutzenpotentiale eines integrierten OP-Systems – eine effiziente Lösung für die Chirurgie? electromedica 1 (2002), 17–20.
[4] Kenyon TAG, Urbach DR, Speer JB, Waterman-Hukari B, Foraker GF, Hansen PD, Swanström LL: Dedicated minimally invasive surgery suites increase operating room efficiency. Surgical Endoscopy, 15 (2001), 1140–1143.
[5] Ibach B, Zimolong A, Portheine F, Niethard FU, Radermacher K: Integrated medical workstations for Computer Integrated Smart Surgery (CISS) – state of the art, bottlenecks and approaches. Int J CARS 1 (2006), 449–451.
[6] Lesh K, Weininger S, Goldman JM, Wilson B, Himes G: Medical device interoperability-assessing the environment. Proceedings of the 2007 Joint Workshop on High Confidence Medical Devices, Software, and Systems and Medical Device Plug-and-Play Interoperability, 3–12.
[7] Cleary K, Kinsella A, Mun SK: OR 2020 workshop report: operating room of the future. In: Lemke HU (ed.): CARS 2005. Elsevier Press, Amsterdam 2005, 832–838.
[8] Ibach B: Konzeption und Entwicklung einer serviceorientierten Integrationsarchitektur für die Vernetzung von Medizinprodukten im Operationssaal. Aachener Beiträge zur Medizintechnik, Band 8, Shaker Verlag, Aachen 2011.
[9] ISO/IEEE 11073-10101:2004(E): Health Informatics – Point-of-care Medical Device Communication, Part 10101: Nomenclature, 2004.
[10] IEC 80001-1:2010: Application of risk management for IT-networks incorporating medical devices, Part1: Roles responsibilities and activities, 2010.
[11] Nowatschin S: CIO – Computer Integrated Operationg Room – Neue Konzepte und Systeme für einen Computer-Integrierten Operationssaal. Dissertation, TU-München, 2009.
[12] Imagawa K, Furihata H: Olympus integrated endosurgery system. Min Invas Ther & Allied Technol 7 (1998), 443–447.
[13] Saxena AK, Hollwarth ME: Essentials of Pediatric Endoscopic Surgery. Springer Verlag, Berlin-Heidelberg 2008.
[14] Richard Wolf GmbH: CORE (Intelligente OP-Lösungen). http://www.richard-wolf.com/core/intelligente-op-loesungen.html (15.05.2012).
[15] Meyer M, Levine W, Egan M, Cohen B, Spitz G, Garcia P, Chueh H, Sandberg W: A computerized perioperative data integration and display system. Int J CARS 2 (2007), 191–202.
[16] Menge F: Service-orientierte Architektur (SOA) verglichen mit Komponentenmiddleware und Enterprise Application Integration (EAI). Hasso-Plattner-Institut für Softwaresystemtechnik, Potsdam 2006.
[17] MacKenzie CM, Laskey K, McCabe F, Brown P, Metz R: Reference model for service oriented architecture 1.0. OASIS Committee Draft, 1, 2006.

[18] Poehlsen S: Entwicklung einer Service-orientierten Architektur zur vernetzten Kommunikation zwischen medizinischen Geräten, Systemen und Applikationen. PhD thesis, Universität zu Lübeck, 2010.
[19] http://www.orthomit.de (27.06.2012).
[20] http://www.somit-fusion.de (27.06.2012).
[21] http://www.smartOR.de (27.06.2012).
[22] Zwicky ED, Cooper S, Chapman DB: Building Internet firewalls (2nd ed.). O'Reilly & Associates, Inc., Sebastopol 2000.
[23] Gokhale A, Kumar B, Sahuguet A: Reinventing the wheel? CORBA vs. Web services. In International WWW Conference, 2002.
[24] Booth D, Liu CK: Web Services Description Language (WSDL) Version 2.0 Part 0: Primer, 2007. Technical report, W3C, 2007.
[25] Christensen E, Curbera F, Meredith G, Weerawarana S: Web Services Description Language (WSDL) 1.1. Technical report, W3C, 2001.
[26] BSI. SOA-Security-Kompendium – Sicherheit in Service-orientierten Architekturen. Bundesamt für Sicherheit in der Informationstechnik, 2.0 edition, 2009.
[27] Riggert W: Rechnernetze. Fachbuchverlag, Leipzig 2005.
[28] Holmeide O, Skeie T: VoIP drives realtime ethernet. Industrial Ethernet Book (IEB) 5 (2001).
[29] Doyle P: Introduction to Real-Time Ethernet I / Circuits and Systems Research Centre. University of Limerick, Ireland. 2004.
[30] Jasperneite J, Neumann P, Theis M, Watson K: Deterministic real-time communication with switched Ethernet. In: International Workshop on Factory Communication Systems, 2002, 11–18.
[31] Loeser J, Wolter J: Scheduling support for hard real-time ethernet networking. Proceedings of the Workshop on Architectures for Cooperative Embedded Real-Time Systems (WACERTS'04), Lisbon, Portugal 2004.
[32] Haas H, Brown A: W3C-Web Services Glossary. http://www.w3.org/TR/ws-gloss/ (25.06.2012).
[33] Kossmann D, Leymann F: Web Services. Informatik-Spektrum 27 (2004), 117–128.
[34] Cerami E: Web Services Essentials. O'Reilly & Associates, Inc., Sebastopol 2002.
[35] Skulschus M, Wiederstein M: XML Schema. Gallileo Press, Bonn 2004.
[36] Mitra N, Lafon Y: SOAP Version 1.2 Part 0: Primer / W3C Recommendation 27 April 2007. http://www.w3.org/TR/2007/REC-soap12-part0-20070427/2007
[37] Kaeo M: Designing Network Security, Second Edition. Cisco Press. – ISBN 1587051176.
[38] Jaeger T: Operating System Security. Synthesis Lectures on Information Security, Privacy, and Trust. Morgan and Claypool Publishers, 2008.

T. Neumuth

4 Chirurgische Prozesse und deren Modellierung

4.1 Einführung

Die chirurgische Arbeit wird durch eine Reihe gesellschaftlicher Rahmenbedingungen beeinflusst. Steigende Patientenzahlen [1], die zunehmende Komplexität chirurgischer Eingriffe [2] und die Verpflichtung zur Begründung chirurgischer Eingriffe [3, 4] bestimmen den chirurgischen Alltag. Demgegenüber stehen abnehmende Personalbudgets [5, 6], sinkende Fallpauschalen [7], eine geringere verfügbare Zeit für jeden einzelnen Patienten [8], erhöhte Anforderungen an das Qualitätsmanagement und Einschränkungen in der Beschaffung oder dem Ersatz von chirurgischem Equipment. Gleichzeitig steigt auch die gesellschaftliche Erwartung an den Dienstleister Krankenhaus. Gewünscht wird die Erreichung besserer und schnellerer Behandlungserfolge, das Erreichen bzw. Steigern der Patientenzufriedenheit und -sicherheit bei gleichzeitiger völliger Vermeidung von medizinischen Fehlern.

Insbesondere der Operationssaal als teuerste Einheit in der Patientenbehandlung [9, 10] bietet hierfür einen Ansatzpunkt, um existierende und zukünftige Prozesse auf Verbesserungsmöglichkeiten zu untersuchen. Diese Untersuchung setzt das umfassende Verständnis der gegenwärtigen Prozesse voraus und erfordert neue Methoden der Prozessbeschreibung und -optimierung. Dazu müssen die Krankenhäuser die geeigneten Rahmenbedingungen bereitstellen und für den Chirurgen umsetzen.

Die Prozesse in der intraoperativen Phase bieten einen umfangreichen Spielraum für Verbesserungsansätze. Aufgrund bestehender Einschränkungen durch technologische, ergonomische und prozessbedingte Defizite, lässt eine strukturierte und methodische Verbesserung dieser Defizite auch eine Verbesserung des Durchsatzes und der Nutzungsraten von Operationssälen erwarten [11–13].

Die Gründe für die Existenz von Verbesserungspotenzialen sind vielschichtig. Die bestehende klinische IT-Landschaft unterstützt den tatsächlichen klinischen Arbeitsablauf nur unzureichend [14–16], Prozess- und Medienbrüche sind die Folge. Ebenso werden bereits vorliegende Informationen nicht auf höheren Abstraktionsstufen weiterverwendet, um z. B. Systeme für das OP-Management zu verbessern. Somit beschleunigt die Entwicklung neuer informationstechnischer Verfahren in der Chirurgie den Umbruch von eher handwerklich orientierten und ausführenden Tätigkeiten hin zu überwachenden und steuernden Tätigkeiten [17, 18]. Für den Chirurgen stehen immer mehr Informationen zur Verfügung, die gesichtet, interpretiert und auf die chirurgische Situation angewendet werden müssen. Hierfür sind Methoden zur konsistenten und prozessorientierten IT-Unterstützung notwendig, welche wiederum auf einer umfassenden Beschreibbarkeit der Prozesse basieren.

Technologische Neuerungen oder Änderungen werden von Anwendern jedoch nur akzeptiert, wenn sie quantitative Beiträge zur chirurgischen Effizienz leisten oder

Workflow Integration Matrix (WIM)					
	Surgical Phases:	Before Surgery	During Surgery	After Surgery	
	Time:	→			
	Surgical milestone:	1/2/3	5/6/7 …	9/10 …	
	Task Boundaries:				
Target state	Goal				
	Procedure				
	Action				Current workflow
Surgical equipment	Surgical tool				
	Information system				
Communication	Equipment				
	Surgical Team				
Patient state	Constrait				
	Critical factor				
	Feedback				
	Anatomical structure				
Surprise state	Uncertainty				
	New surgical strategy				

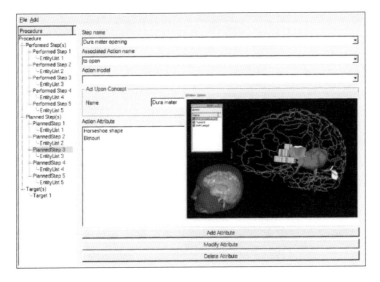

Abb. 4.1: Fragebogenausschnitt zur strukturierten Erfassung von Teilinformationen des chirurgischen Prozesses nach Jalote-Parmar [29].

zu einer erhöhten Behandlungsqualität beitragen [19, 20]. Daher ist die Messbarkeit von Verbesserungen im Behandlungsablauf als Prozess unbedingte Voraussetzung für den Erfolg neuer technischer Systeme, da Entscheidungen zur Entwicklung und zum Einsatz neuer Technologien nur evidenzbasiert getroffen werden sollten. Dem steht jedoch als Problem das Fehlen von Informationen und Wissensquellen über chirurgische Vorgehensweisen und technische Ansatzpunkte für Entwicklungen gegenüber. Dies bedingt eine zu geringe Verfügbarkeit und mangelnde Transparenz des chirurgischen Prozess-Knowhows sowie des fehlenden Einblicks in die intraoperativen Prozesse.

4.2 Modellierung chirurgischer Prozesse

Die gegenwärtige Standardmethode eines Modellierers für die Akquisition von Prozessen und die Entwicklung von Prozessmodellen beruht auf seinen eigenen Beobachtungen sowie auf den Ergebnissen von Interviews mit Domänenexperten und Kunden [21, 22]. Es herrscht das Prinzip der Verfeinerung (Top-Down-Modellierung, [23, 24]) vor, bei dem, ausgehend von einer obersten Abstraktionsebene, immer feinere Details modelliert werden.

Top-Down-Beschreibungen für chirurgische Prozesse sind aus verschiedenen Informationsquellen verfügbar. Neben der Beschreibung von Prozessen in der chirurgischen Ausbildungsliteratur stellen auch klinische Leitlinien [25, 26] eine umfangreiche Wissensquelle dar. Prozedurspezifischere Ansätze wurden in jüngerer Zeit von Jannin et al. [27, 28] und Jalote-Parmar et al. ([29], Abb. 1) entwickelt. Beide Ansätze basieren auf der Durchführung von Interviews, um strukturierte Informationen über den chirurgischen Prozess zu erheben. Diese Vorgehensweise stößt jedoch an Grenzen, da diese für verschiedene Anwendungsfälle eine ungenügende Auflösung liefern und chirurgische Prozesse im Allgemeinen durch eine hohe Variabilität gekennzeichnet sind. Die grundlegenden Nachteile sind:
- Eine Modellierung nach dem Prinzip der Verfeinerung ist zeitintensiv und teuer.
- Zur Begrenzung des Aufwandes werden nur einige wenige Prozessinstanzen betrachtet. Dadurch wird die Abbildung der Variabilität ungenügend berücksichtigt.
- Top-Down-Modelle können subjektiv verzerrt sein, da die subjektiven Vorstellungen des oft sogar fachfremden Modellierers unzureichend sein können.
- Die entstandenen Prozessmodelle sind durch ihren subjektiven Charakter unzureichend quantifizierbar. Es können keine belastbaren, empirisch belegten Aussagen über die Häufigkeit von Prozessvarianten, die Dauer von einzelnen Arbeitsschritten oder von relevanten Teilphasen der OP getroffen werden. Dies ist aber besonders für die Evaluation des Einsatzes von chirurgischen Assistenzsystemen notwendig.
- Wenn die Prozesse einer hohen Änderungsdynamik unterliegen, sind die ent-

standenen Modelle schnell veraltet und müssen wiederum zeitintensiv und teuer aktualisiert werden.
- Die Prozessmodelle werden oft vom Standpunkt der Geschäftsprozessdarstellung oder von dem der Workflowsystemmodellierung beeinflusst. Wichtige Punkte des jeweils anderen Ansatzes werden dabei ausgeklammert, wie z. B. die Teilnehmer des Prozesses, Einflussgrößen (z. B. Vorgaben von Regeln oder Gesetzen, Qualitätsaspekte), die Lokalisierung und relevante Ressourcen. Die resultierenden Prozessmodelle werden in der Regel zur Dokumentation oder in Workflowmanagementsystemen verwendet.

Zur Kompensation der Nachteile der Top-Down-Modellierung wurden in den vergangenen Jahren Ansätze entwickelt, welche auf einer unmittelbaren Messung von Operationsverläufen basieren und deutlich detailliertere Prozessmodelle zum Ergebnis haben. Neumuth et al. [30] stellten einen Ansatz zur softwareunterstützten Erfassung von OP-Verläufen mit Hilfe von Beobachtern vor (Abb. 4.2). Andere Ansätze verwendeten hierfür spezialisierte Messsysteme oder die Auswertung von Bild- und Videoinformationen [31].

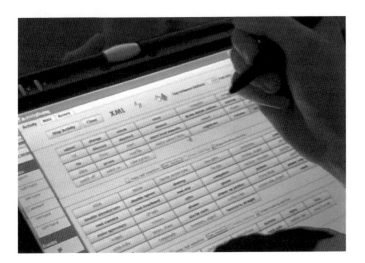

Abb. 4.2: Softwareunterstützte Live-Modellierung chirurgischer Prozesse während des operativen Eingriffs [32].

Durch die direkte Messung der Operationsverläufe ist es möglich, objektive und quantifizierbare Informationen zu erhalten, da für jeden Patienten ein spezifisches Prozessmodell erstellt wird. Verwendet man zudem in einem nachfolgenden Schritt die patientenspezifischen Prozessmodelle, um aus diesen ein statistisch gemitteltes Modell zu erstellen, so lässt sich auch die hohe Variabilität der chirurgischen Pro-

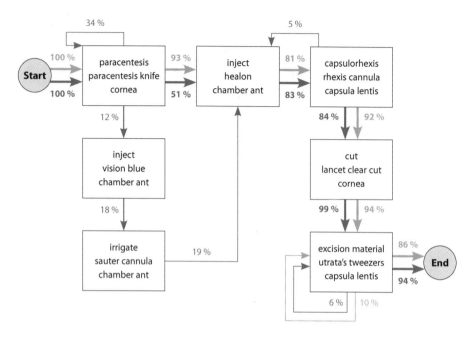

Abb. 4.3: Beispielausschnitt eines generalisierten chirurgischen Prozessmodells: Folgewahrscheinlichkeiten für chirurgische Arbeitsschritte in der OP-Phase Kapsulorhexis bei ambulanten (hellgrau) und stationären (dunkelgrau) Kataraktoperationen in der Augenchirurgie.

zesse abbilden ([32], Abb. 4.3). Nachteilig bei dieser Methodik sind jedoch das allgemeine Fehlen von Sensordaten über den Prozessverlauf und der hohe Aufwand zur automatischen Erkennung von interpretierten Prozessinformationen aus den Rohdaten der Sensorsysteme.

4.3 Fazit

Die Verfügbarkeit von informationstechnischen Methoden zur Strukturierung, Erfassung und Abstrahierung ist eine wesentliche Voraussetzung, um chirurgische Prozesse zu beschreiben und die Daten einer sowohl klinischen als auch technischen Nutzung zuführen zu können. Diese Leistungen werden durch existierende Methoden nicht erreicht, da hier entweder Beschreibungsmethoden oder Datenerfassungsstrategien zur Bereitstellung konkreter Messergebnisse fehlen, keine Methoden zur Generalisierung der Prozessmodelle vorhanden sind, oder die Möglichkeiten zur informationstechnischen Nutzung der Prozessmodelle zur Unterstützung der chirurgischen Arbeit ungeklärt sind.

Vor diesem Hintergrund bedarf es einer Entwicklung verbesserter Methoden zur Definition, Erfassung und Dokumentation chirurgischer Eingriffe, um inkrementelle

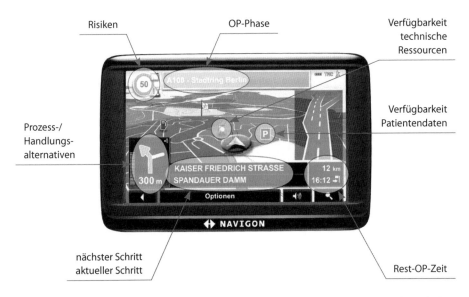

Abb. 4.4: Konzeptentwurf für ein Prozessnavigationssystem für chirurgische Prozesse mit Analogien zu Straßennavigationssystemen.

Verbesserungen der chirurgischen Arbeit – welche z. B. aus der Einführung neuer Technologien oder chirurgischer Assistenzsysteme resultieren – dokumentieren und evaluieren zu können. Ein Beispiel für derartige neue Assistenzsysteme ist die Verwendung von Prozessnavigationssystemen, welche z. B. den auszubildenden Chirurgen durch die OP begleiten (vgl. Abb. 4.4). Weiterhin ergäbe sich, durch die Verfügbarkeit derartiger Methoden, die Möglichkeit zur Identifikation spezifischer und objektiver Faktoren, welche den OP-Verlauf beeinflussen. Diese wiederum könnten neue Erkenntnisse zur Entwicklung technischer Systeme oder verbesserter chirurgischer Ausbildungsmethoden liefern.

4.4 Zusammenfassung

Die Beschreibung chirurgischer Prozesse aus technischer Sicht ist unzureichend gelöst, da mit herkömmlichen Ansätzen Operationsverläufe in ihrer Detailliertheit und ihren Varianten nur unzureichend dargestellt werden. Eine Verfügbarkeit dieser Modelle ist für Anwendungen wie chirurgisches Workflowmanagement im digitalen Operationssaal eine notwendige Voraussetzung.

Schlüsselwörter: chirurgischer Prozess, chirurgisches Prozessmodell, chirurgischer Workflow

4.5 Literatur

[1] Deutsche Krankenhaus Verlagsgesellschaft GmbH: Zahlen, Daten, Fakten 2009: Statistikmaterial zum deutschen und internationalen Krankenhauswesen. Deutsche Krankenhaus Verlagsgesellschaft GmbH 2009.
[2] Stitzenberg KB, Sheldon GF: Progressive specialization within general surgery: adding to the complexity of workforce planning. J Am Coll Surg 201 (2005), 925–932.
[3] McPherson K, Bunker JP: Costs, Risks and Benefits of Surgery: a milestone in the development of health services research. J R Soc Med 100 (2007), 387–390.
[4] Sangha O, Schneeweis S, Wildner M, Cook EF, Brennan TA, Witte J, Liang MH: Metric properties of the appropriateness evaluation protocol and predictors of inappropriate hospital use in Germany: an approach using longitudinal patient data. Int J Qual Health Care 14 (2002), 483–492.
[5] Schuhmann TM: Hospital financial performance: trends to watch: financial indicators derived from Medicare cost report data are reliable tools for assessing the effectiveness of a hospital's operations. Healthc Financ Manage 62 (2008), 59–66.
[6] Offermanns M: Krankenhaus Barometer. Deutsches Krankenhausinstitut, Düsseldorf 2002.
[7] Alberty J: Erste Erfahrungen mit dem G-DRG-Fallpauschalensystem. Laryngo-Rhino-Otol 83 (2004), 759–760.
[8] Grobe TG, Dörning H, Schwartz FW: Barmer GEK Arztreport 2010. Asgard-Verlag, St. Augustin 2010.
[9] Archer T, Macario A: The drive for operating room efficiency will increase quality of patient care. Curr Opin Anasthesiol 19 (2006), 171–176.
[10] Geldner G, Eberhart LH, Trunk S, Dahmen KG, Reissmann T, Weiler T, Bach A: Effizientes OP-Management. Vorschläge zur Optimierung von Prozessabläufen als Grundlage für die Erstellung eines OP-Statuts. Anaesthesist 51 (2002), 760–767.
[11] Friedman DM, Sokal SM, Chang Y, Berger DL: Increasing operating room efficiency through parallel processing. Ann Surg 243 (2006), 10–14.
[12] Dexter F, Abouleish AE, Epstein RH, Whitten CW, Lubarsky DA: Use of Operating Room Information System Data to Predict the Impact of Reducing Turnover Times on Staffing Costs. Anesth Analg 97 (2003), 1119–1126.
[13] Dexter F, Traub RD, Macario A: How to Release Allocated Operating Room Time to Increase Efficiency: Predicting Which Surgical Service Will Have the Most Underutilized Operating Room Time. Anesth Analg 96 (2003), 507–512.
[14] Sandberg WS, Ganous TJ, Steiner C: Setting a research agenda for perioperative systems design. Semin in Laparosc Surg 10 (2003), 57–70.
[15] Sunyaev A, Leimeister J, Schweiger A, Krcmar H: Integrationsarchitekturen für das Krankenhaus. IMC-Information Management & Consulting 21 (2006), 28–35.
[16] Mauro C, Leimeister M, Krcmar H: Serviceorientierte Integration medizinischer Geräte – ganzheitliche IT-Unterstützung klinischer Prozesse. Informatik-Spektrum 34, 276–285.
[17] Stahl J, Egan M, Goldman J, Tenney D, Wiklund RA, Sandberg WS, Gazelle S, Rattner DW: Introducing new technology into the operating room: measuring the impact on job performance and satisfaction. Surgery 137 (2005), 518–526.
[18] Baumgart A, Schüpfer G, Welker A, Bender HJ, Schleppers A: Status quo and current trends of operating room management in Germany. Current Opinion in Anaesthesiology 23 (2010), 193–200.
[19] Sackett DL, Rosenberg WM, Gray JA, Haynes RB, Richardson WS: Evidence based medicine: what it is and what it isn't. BMJ 312 (1996), 71–72.

[20] Wente MN, Seiler CM, Uhl W, Büchler MW: Perspectives of Evidence-Based Surgery. Dig Surg 20 (2003), 263–269.
[21] Scheer AW: Wirtschaftsinformatik: Referenzmodelle für industrielle Geschäftsprozesse. Heidelberg: Springer-Verlag, Heidelberg 1997.
[22] Scheer AW: ARIS – vom Geschäftsprozess zum Anwendungssystem. Springer-Verlag, Heidelberg 1999.
[23] Gadatsch A: Management von Geschäftsprozessen. Methoden und Werkzeuge für die IT-Praxis: Eine Einführung für Studenten und Praktiker. Vieweg Verlag, Wiesbaden 2002.
[24] Rosenkranz F: Geschäftsprozesse: Modell- und computergestützte Planung. Springer-Verlag, Heidelberg 2005.
[25] AHRQ-Agency for Health Care Research and Quality. National Guideline Clearinghouse. National Guideline Clearinghouse. 2010, http://www.guideline.gov/ (06.02.2012).
[26] AWMF-Arbeitsgemeinschaft der Wissenschaftlichen Medizinischen Fachgesellschaften e. V. Science-based Guidelines for Diagnostics and Therapy issued by the Scientific Medical Socities in Germany, 2010, http://www.awmf-leitlinien.de (06.02.2012).
[27] Jannin P, Raimbault M, Morandi X, Riffaud L, Gibaud B: Model of surgical procedures for multimodal image-guided neurosurgery. Comput Aided Surg 8 (2003), 98–106.
[28] Jannin P, Morandi X: Surgical models for computer-assisted neurosurgery. Neuroimage 37 (2007), 783–791.
[29] Jalote-Parmar A, Badke-Schaub P: Workflow Integration Matrix: a framework to support the development of surgical information systems. Design Studies 29 (2008), 338–368.
[30] Neumuth T, Jannin P, Strauss G, Meixensberger J, Burgert O: Validation of knowledge acquisition for surgical process models. J Am Med Inform Assoc 16 (2009), 72–80.
[31] Padoy N, Blum T, Ahmadi SA, Feussner H, Berger MO, Navab N: Statistical modeling and recognition of surgical workflow. Med Image Anal (2010), 1–10.
[32] Neumuth T, Jannin P, Schlomberg J, Meixensberger J, Wiedemann P, Burgert O: Analysis of Surgical Intervention Populations Using Generic Surgical Process Models. Int J Comput Assist Radiol Surg 6 (2011), 59–71.

A. Seitel, A. M. Franz, M. Nolden, S. Zelzer, H.-P. Meinzer,
L. Maier-Hein

5 Softwareentwicklung für computerassistierte Interventionen

5.1 Motivation

In der modernen Chirurgie spielt Computerunterstützung eine immer bedeutendere Rolle. Computerassistenzsysteme für medizinische Interventionen (CAI) sind seit nunmehr 20 Jahren im klinischen Einsatz. Ihren Ursprung hatten sie in der computerassistierten Neurochirurgie, wo nach und nach die konventionellen Hilfsmittel der Stereotaxie durch moderne computerbasierte Systeme abgelöst werden [1]. Mittlerweile wird eine Vielzahl von Operationen am Gehirn unter Verwendung eines Navigationssystems durchgeführt. In den letzten zehn Jahren wurde vermehrt erforscht, inwiefern derartige Verfahren auch an nicht-rigiden Strukturen, z. B. im Abdominalraum, eingesetzt werden können, wobei hier Organbewegungen und Organdeformationen große Herausforderungen darstellen.

Im Allgemeinen verlangt eine klinische Erprobung und eventuell Translation neuer Systeme ein hohes Maß an Robustheit und Sicherheit von den zugrunde liegenden Softwaremodulen. Eine nahtlose Integration in den Operationsworkflow sowie das Zusammenspiel mit den anderen benötigten Komponenten der klinischen Infrastruktur (z. B. Bildarchivierungssysteme (Picture Archiving and Communication System, PACS)) sind weitere Voraussetzungen für eine erfolgreiche klinische Applikation. Des Weiteren wird vermehrt gefordert, dass für neu entwickelte Methoden und Algorithmen der Quellcode öffentlich zur Verfügung gestellt wird, um somit eine transparente Ergebnis- und Qualitätsüberwachung sowie eine hohe Wiederverwendbarkeit zu ermöglichen [2]. So gab es in den letzten Jahren vermehrt Bestrebungen, Software-Tools im Bereich der medizinischen Bildverarbeitung im Allgemeinen und der computerassistierten Interventionen im Speziellen zu vereinheitlichen. Man erreicht somit eine hohe Wiederverwendbarkeit, eine schnellere Entwicklung von Forschungsprototypen sowie eine leichtere Translation von Forschungsergebnissen in die klinische Praxis.

Im Folgenden werden zunächst die Anforderungen an die Softwareentwicklung im Bereich computerassistierter Interventionen identifiziert, verbreitete Softwarelösungen vorgestellt und anschließend deren Potenzial für ihren Einsatz im „digitalen Operationssaal der Zukunft" diskutiert.

5.2 Anforderungen

Computerassistierte Interventionen folgen im Allgemeinen einem festen Ablauf (vgl. Abb. 5.1), der es ermöglicht, während eines Eingriffes Navigationsinformationen zur Therapie- und Diagnoseunterstützung zur Verfügung zu stellen. Aus diesen einzelnen Schritten lassen sich die grundlegenden Anforderungen an eine Software-Bibliothek für die Entwicklung von Applikationen für computerassistierte Interventionen herleiten. Im Folgenden werden die einzelnen Schritte detaillierter beschrieben und die daraus folgenden Anforderungen für ein Software-Toolkit definiert.

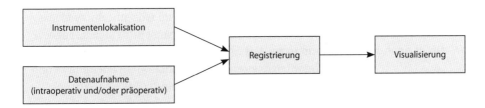

Abb. 5.1: Typischer Workflow einer computerassistierten Intervention. Instrumente werden über Tracking-Verfahren im Raum lokalisiert und deren Pose in einen räumlichen Zusammenhang mit intra- und/oder präoperativen Bilddaten gebracht. Dies erlaubt die navigierte Unterstützung der Intervention durch Visualisierung verdeckter Bereiche mit z. B. Risikostrukturen oder Organen.

Präoperative Bildaufnahme
Bei der präoperativen Bildaufnahme werden Planungsdaten akquiriert (z. B. durch Computertomographie (CT) oder Magnetresonanztomographie (MRT)), welche die Erstellung einer Operationsplanung ermöglichen. Dies ist in manchen Interventionen, bei denen intraoperative Bildgebung zur Verfügung steht, nicht unbedingt erforderlich.
Resultierende Anforderungen:
- Schnittstelle zum standardisierten Bilddatenformat Digital Imaging and Communications in Medicine (DICOM)
- Kompatibilität mit grundlegenden Datenformaten von Planungsdaten (z. B. Oberflächenformaten)

Intraoperative Bildaufnahme
Die intraoperative Bildaufnahme umfasst die kontinuierliche Erfassung von Bilddaten während der Intervention z. B. über eine Ultraschallsonde. War der kontinuierliche Einsatz von intraoperativen Bilddaten anfänglich noch eher selten, so wird er nun verstärkt in IGT-Systemen gefordert [3].

Resultierende Anforderungen:
- Schnittstelle zu intra-operativen Bildgebungsmodalitäten (vor allem Ultraschall und Endoskopie)
- Verarbeitung der Bilddaten in Echtzeit
- Kalibrierung der Bildgebungsmodalitäten

Instrumentenlokalisation
Kontinuierliche Lokalisierung von Instrumenten, oft auch als „Tracking" bezeichnet.
Resultierende Anforderungen:
- Unterstützung gängiger Tracking-Systeme (vor allem optisch und elektromagnetisch)
- Verarbeitung der Tracking-Daten in Echtzeit und mit möglichst geringer Latenz
- Synchronisation bei gleichzeitiger Verwendung mit intraoperativer Bildgebung

Registrierung
Herstellung eines räumlichen Zusammenhangs zwischen Tracking-Daten sowie prä- und/oder intraoperativen Bilddaten. Dies erfolgt meist entweder bild- oder markerbasiert. Bei Verwendung von intraoperativer Bildgebung wird die Registrierung mit dem Tracking-Koordinatensystem meist durch eine Kalibrierung der Modalität erreicht. Im Weichgewebe ist bei Verwendung präoperativer Bildgebung zusätzlich eine Kompensation von Bewegungen und/oder Deformationen erforderlich.
Resultierende Anforderungen:
- Unterstützung von Algorithmen zur Registrierung und Kalibrierung
- Graphics processing unit (GPU)-Unterstützung für Echtzeitverarbeitung

Visualisierung und Navigationsunterstützung
Aufbereitung und kontinuierliche Darstellung von Navigationsinformationen während des Eingriffs.
Resultierende Anforderungen:
- Performantes Rendering der anzuzeigenden Daten (z. B. als Augmented Reality Visualisierung)

Aufgrund der hohen Qualitätsanforderungen an Software, die im klinischen Umfeld ihren Einsatz finden soll, entstehen zusätzliche Anforderungen, die eine Integration in den klinischen Workflow ermöglichen:
- **Performanz:** Da im klinischen Umfeld die zeitlichen Bedingungen von hoher Relevanz sind, müssen die einzelnen Komponenten eines CAI-Toolkits Echtzeitverarbeitung ermöglichen.

- **Robustheit:** Die Entwicklung der einzelnen Komponenten des Toolkits sollte einem Prozess folgen, der ein hohes Maß an Qualität sicherstellt und somit eine Fertigstellung robuster Applikationen ermöglicht. Eine Abschätzung der Fehler resultierend von Tracking- und Registrierungsmethode, ist somit von großer Bedeutung.
- **Benutzbarkeit:** Die bereitgestellte Funktionalität sollte sowohl für den Entwickler als auch den Anwender von CAI-Systemen leicht wiederzuverwenden und zu bedienen sein.
- **Erweiterbarkeit:** Bestehende Funktionalität sollte auf einfache Art und Weise erweitert werden können, um somit auch neue Modalitäten und Algorithmen schnell berücksichtigen zu können.
- **Integrierbarkeit:** Im Optimalfall sollte ein solches Toolkit es erlauben, damit entwickelte Anwendungen in bereits bestehende Systeme im Operationsraum integrieren zu können.

5.3 Toolkits für computerassistierte Interventionen

Innerhalb der letzten zehn Jahre hat sich eine Reihe von Software-Tools etabliert, die versuchen, den oben beschriebenen Anforderungen Rechnung zu tragen. Die weitverbreitetsten Toolkits folgen dem Open-Source-Gedanken und sind auf Basis der grundlegenden C++-basierten Bibliotheken „The Visualization Toolkit" (VTK [4]) zur Visualisierung u. a. medizinischer Bilddaten und „Insight Segmentation and Registration Toolkit" (ITK, [5, 6]) für die algorithmische Datenverarbeitung entstanden. Im Rahmen der Entwicklung dieser Bibliotheken hat sich bei Kitware Inc. (Clifton Park, NY, USA [7]) ein Entwicklungsprozess etabliert, der nun weitestgehend von den darauf basierenden Toolkits adoptiert wurde [8]. Der grundlegende Prozess umfasst stets:

Versionsverwaltung: Verwaltung eines zentralen Quellcodeverzeichnisses, an dem mehrere Entwickler gleichzeitig arbeiten. Häufig eingesetzte Systeme sind heutzutage „Subversion" [9] oder „Git" [10].

Build-System: Plattform-unabhängige Konfiguration des Softwareprojekts, um die Bibliothek oder daraus entstehende Anwendungen unter den gängigsten Betriebssystemen (derzeit Linux, Windows und Mac) zur Verfügung stellen zu können. Meistgenutztes Werkzeug im C++-Bereich ist zu diesem Zweck „CMake" [11].

Test-Infrastruktur: Automatische Testausführung zur Sicherstellung der Code-Funktionalität. Unit-Tests sollten automatisch und auf unterschiedlichen Systemkonfigurationen regelmäßig ausgeführt werden. „CDash" [12] findet in diesem Umfeld häufig Einsatz und ermöglicht zudem das direkte Feedback des Testergebnisses an den Entwickler über eine webbasierte Oberfläche (Dashboard).

Bug-Tracking: Fehler im Quellcode sowie zukünftige Anforderungen sollten in einem zentralen Ticket-System gesammelt werden. Häufig zum Einsatz kommen hier z. B. „Bugzilla" [13] oder „Mantis" [14].

Dokumentationsverwaltung und -erstellung: Zur Dokumentation des Quellcodes sowie zur Erstellung von Benutzer- und Entwickleranleitungen bedarf es eines Tools, das die Erstellung derartiger Dokumentationsseiten automatisiert und vereinheitlicht vornimmt. „Doxygen" [15] wird bei den meisten Softwareprojekten für computerassistierte Interventionen verwendet.

Aufbauend auf diesen grundlegenden Prozess-Tools entstand über die letzten Jahre eine Reihe von Bibliotheken für die Entwicklung von Systemen für computerassistierte Interventionen, die im Folgenden kurz vorgestellt werden sollen. Es sei angemerkt, dass neben den beschriebenen Toolkits mit Sicherheit weitere Software-Tools für diesen Zweck existieren, sich dieser Artikel jedoch auf die bekanntesten und meistgenutzten Lösungen konzentriert.

IGSTK

Das „Image-Guided Surgery Toolkit" (IGSTK [16]) wurde an der Georgetown University (Washington DC, USA) initiiert und speziell für computerassistierte Interventionen entwickelt [17]. Eines der Grundparadigmen von IGSTK ist die Verwendung von Zustandsautomaten („state machines") um so die Robustheit der einzelnen Komponenten und daraus entwickelten Anwendungen sowie die damit resultierende Sicherheit für den zu behandelnden Patienten zu gewährleisten. Der Zustandsautomat stellt in diesem Fall sicher, dass die zugehörige Komponente immer in einem gültigen Zustand ist. Die Funktionalität von IGSTK umfasst u. a. die Ansteuerung der gängigsten Tracking-Systeme (u. a. von Northern Digital Inc. (NDI), Claron Technology Inc. und Axion), grundlegende Methoden zur Registrierung und Visualisierung sowie einfache Ein-/Ausgabefunktionalität für DICOM-Bilddaten. Um stets eine hohe Qualität des Quellcodes sicherzustellen, wurde der von [8] eingeführte Prozess im Sinne der agilen Softwareentwicklung für IGSTK erweitert und während der Entwicklung angewandt [18]. Erste Ansätze zur Fehlerabschätzung von Tracking- und Registrierungsfehlern sind ebenfalls bereits implementiert.

IGSTK konnte daher bereits für eine Vielzahl von Projekten und deren klinischer Erprobung eingesetzt werden, unter anderem für ein System zur navigierten endoskopischen Sinus-Chirurgie [19] oder für navigierte Nadelinsertionen [20].

MITK-IGT

Das „Medical Imaging Interaction Toolkit" (MITK [21]) war eine der ersten Open-Source-Bibliotheken, die frei zugänglich die grundlegenden Softwarekomponenten zur Erstellung von Applikationen für die medizinische Bildverarbeitung zur Verfügung stellte [22, 23]. Die grundlegende Funktionalität für das Laden von Bilddaten, Visualisierungs- sowie Registrierungs- und Segmentierungsaufgaben wird von MITK bereits in einer robusten Implementierung bereitgestellt. Das modulare Konzept erlaubte es zudem, die bestehende Funktionalität zu ergänzen. Eine in diesem Kontext interessante Erweiterung stellt das Modul „Image-guided Therapy (IGT)" zur Unterstützung der Entwicklung von Applikationen für computerassistierte Interventionen dar [24, 25]. Es ermöglicht die Echtzeit-Aufnahme und -Verarbeitung von Navigationsdaten, die mit einem Tracking-System aufgenommen werden. In Anlehnung an die von ITK propagierte Pipelinearchitektur für Bildverarbeitung [5] wird hier die Verarbeitung der Navigationsdaten auch in entsprechenden Verarbeitungsfiltern realisiert [24]. Eine schnelle und unkomplizierte Entwicklung von Navigationsanwendungen wird in MITK-IGT über die bereitgestellten GUI-Elemente ermöglicht. Eine Übersicht über die schichtbasierte Architektur von MITK-IGT ist in der Abbildung 5.2 dargestellt.

Prototypische Anwendungen wurden mit MITK-IGT z. B. für navigierte Nadelinsertionen [25, 26], die navigierte Bronchoskopie [27] oder auch die navigierte laparaskopische Prostatektomie [28, 29] entwickelt.

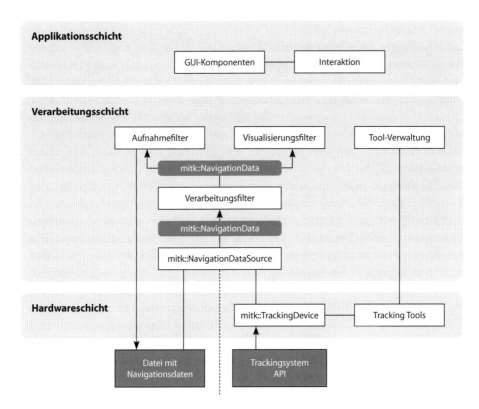

Abb. 5.2: Schichtbasierter Aufbau von MITK-IGT. Die Hardwareansteuerung geschieht in der „Hardwareschicht" und erlaubt die Akquisition von Navigationsdaten (z. B. Pose eines getrackten Instruments), die in der „Verarbeitungsschicht" flexibel in einer aus einzelnen Verarbeitungsfiltern Pipeline verarbeitet werden können. GUI-Elemente zur einfachen Applikationsentwicklung werden in der „Applikationsschicht" bereitgestellt.

Slicer-IGT

Die neben MITK am weitesten verbreitete Bibliothek zur Entwicklung medizinischer Bildverarbeitungsanwendungen ist „3D Slicer" [30]. Entwickler bekommen hier eine ausgereifte Anwendung für eine breite Palette an medizinischen Bildverarbeitungsaufgaben zur Verfügung gestellt, die durch spezifische Programmteile („Extensions") über ein Plugin-System anwendungsspezifisch erweitert werden kann. Eine dieser Erweiterungen (SlicerIGT [31]) ermöglicht somit auch die Entwicklung von Applikationen zur computergestützten Therapie. Die Abbildung 5.3 zeigt die grundlegende Architektur von SlicerIGT.

SlicerIGT wurde bereits in einigen Forschungsprojekten z. B. für MRT-navigierte [33] oder US-navigierte [34] Nadelinsertionen eingesetzt.

5.4 Interoperabilität und Integration in den klinischen Workflow

Auch wenn die grundlegende Funktionalität zur Entwicklung von Applikationen für computerassistierte Interventionen von den beschriebenen Toolkits größtenteils abgedeckt wird, bleibt eine einfache Integration dieser Anwendungen in die klinische Infrastruktur weiterhin eine Herausforderung. Erste Ansätze hierfür stellen „OpenIGTLink" [35] und das „Common Toolkit" (CTK [36]) bereit:

OpenIGTLink

Mit OpenIGTLink wurde ein Netzwerkprotokoll geschaffen, das eine Kommunikation zwischen CAI-Applikationen und anderen Geräten wie z. B. Interventionsrobotern oder intraoperativem Ultraschall im Interventionsraum ermöglicht [37]. Das Ethernet-basierte Protokoll sollte dabei eine hohe Datenübertragungsrate sowie eine niedrige Latenz erreichen, um somit die Interoperabilität zwischen den einzelnen Geräten im Interventionsraum zu verbessern und gar eine Integration von prototypischen Forschungsanwendungen in klinisch zugelassene Systeme zu ermöglichen. In seiner grundlegenden Form erlaubt das Protokoll die Übertragung von Bild-, Positions- und Transformationsdaten, ist jedoch durch seine flexible Auslegung auch um benutzerdefinierte Datentypen erweiterbar.

Mit dem *OpenIGTLink*-Protokoll wurden bereits zahlreiche sowohl technisch als auch klinisch orientierte Szenarien umgesetzt, u. a. die Integration von intraoperativem Ultraschall in ein Navigationssystem für Nadelbiopsien [38] oder die Kommunikation zwischen der Forschungsplattform „3D Slicer" mit einem kommerziellen Neuronavigationssystem, um dessen Bild- und Trackinginformationen zur Weiterverarbeitung in der Forschungssoftware zur Verfügung zu haben [37]. Sowohl *IGSTK* als auch *3D-Slicer* implementieren eine Schnittstelle zum *OpenIGTLink*-Protokoll. Für MITK-IGT ist die Integration einer derartigen Schnittstelle geplant.

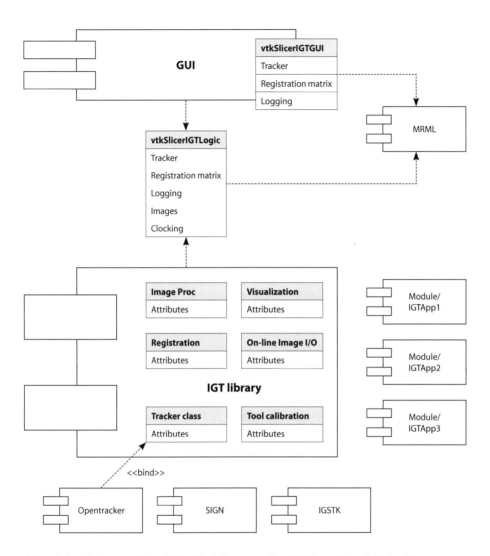

Abb. 5.3: Architektur von Slicer-IGT im Blockdiagramm. Die „IGT library" innerhalb der Slicer-Bibliothek enthält die grundlegende Funktionalität zur Entwicklung von CAI-Applikationen wie etwa Schnittstellen zur Tracking-Hardware sowie Methoden zur Patient-zu-Bild-Registrierung, Kalibrierung der getrackten Instrumente, Visualisierung basierend auf den Tracking-Informationen und zur allgemeinen Bildverarbeitung. Die anwendungsspezifische Funktionalität wird in separate Module ausgelagert [32].

Common Toolkit (CTK)

Im Rahmen einer transatlantischen Initiative führender Institutionen aus dem Forschungsumfeld der computergestützten Interventionen wurde im Jahre 2009 ein gemeinsames Toolkit (*Common Toolkit* (CTK) [39]) entwickelt, dessen Hauptziel es ist, grundlegende Softwarewerkzeuge zur Entwicklung von Plattformen und Applikationen zur medizinischen Bildverarbeitung zur Verfügung zu stellen, die bisher noch von keiner der existierenden Lösungen bereitgestellt werden. Insbesondere wurden Funktionalitäten für das Einlesen, Kommunizieren und Verwalten von DICOM-Bilddaten, ein dynamisches, C++-basiertes, serviceorientiertes Plug-In-System [23] sowie Command-Line-Schnittstellen implementiert. An einer experimentellen Implementierung des DICOM Part 19 Application Hosting Standards wird ebenfalls gearbeitet. Prototypisch wurde über CTK bereits die Interoperabilität zwischen MITK und 3D-Slicer realisiert. Ein langfristiges Ziel von CTK ist die Verbesserung des Zusammenspiels zwischen unterschiedlichen Systemen/Applikationen. Dies kann im Kontext von computerassistierten Interventionen interessant sein, um Forschungsapplikationen in bestehende klinische Softwaresysteme integrieren zu können.

5.5 Qualitätssicherung

Neben den rein technischen Aspekten einer erfolgreichen Integration von Softwarelösungen in die klinische Infrastruktur spielen Qualitätsanforderungen gerade im medizinischen Bereich eine bedeutende Rolle. Diese werden von den zuständigen staatlichen Behörden reguliert und resultieren bei erfolgreicher Prüfung im CE-Kennzeichen im europäischen Raum oder der „FDA Clearance" im US-amerikanischen Raum. Neben den lange etablierten Normen für Qualitätsmanagement und das Risikomanagement (ISO 13485 und ISO 14971), die vor allem Richtlinien auf der Management-Ebene standardisieren, existiert für die Entwicklung und Erhaltung eines sicheren Softwaresystems, das als Medizinprodukt oder als Teil eines solchen eingesetzt wird, seit 2006 ein Standard (IEC 62304 „Medical Device Software – Software Lifecycle Processes"), der die grundlegenden Anforderungen an den zugrunde liegenden Softwareentwicklungs- und -wartungsprozess beschreibt.

Die Qualitätssicherung für klinisch einsetzbare Software wird daher vor allem durch Einhaltung von Prozessen im Management und Software-Entwicklungsbereich erreicht. Die beschriebenen Toolkits für computerassistierte Interventionen liefern mit ihrem beschriebenen Entwicklungsprozess bereits eine wichtige Grundlage für eine spätere Entwicklung von konformen Softwarelösungen für den klinischen Einsatz. Die Translation von Forschungsergebnissen in die klinische Routine sollte dadurch deutlich vereinfacht sein.

5.6 Diskussion

Durch den zunehmenden Einzug von computerbasierten Systemen in den modernen Operationssaal spielen Software-Tools gerade im Bereich von computerassistierten Interventionen eine immer größere Rolle. Zahlreiche computer-gesteuerte Systeme wie z. B. zur Bildgebung (u. a. Ultraschall) oder Therapieunterstützung (u. a. Medizinroboter, Tracking-Systeme) sollten möglichst effektiv zur computergestützten Diagnose und Therapie genutzt werden können. Dies verändert die Anforderungen an die Software und deren Entwicklung. Gerade um die hohen Qualitätsanforderungen, die im medizinischen Bereich für kommerzielle Softwarelösungen aber auch für Forschungssoftware, welche in klinischen Studien genutzt werden soll, erfüllen zu können, sind die Vorteile von robusten Software-Bibliotheken als Entwicklungsbasis klar zu erkennen.

Die in diesem Beitrag vorgestellten bekanntesten Vertreter von Open-Source-Tools für die Entwicklung von Applikationen für computerassistierte Interventionen haben bereits beispielhaft deren Eignung für diesen integrativen Zweck gezeigt. Prototypische Systeme zur Therapieunterstützung konnten bereits mit allen Vertretern entwickelt werden und kamen teilweise auch in klinischen Studien zum Einsatz. Erste Ansätze, die sich mit der Interoperabilität und der klinischen Integration von CAI-Systemen beschäftigt haben, wurden mit „OpenIGTLink" und „CTK" vorgestellt.

Systeme für den Einsatz im digitalen Operationssaal der Zukunft sehen sich jedoch der großen Herausforderung gestellt, dass sie sowohl den bisherigen klinischen Workflow durch zusätzliche vom Computer bereitgestellte Informationen optimal unterstützen als auch diesen Workflow so wenig wie möglich verändern sollen. Die Integration von CAI-basierten Softwarelösungen wird somit im Mittelpunkt zukünftiger Toolkit-Entwicklungen stehen. „Application Hosting" sowie ein servicebasiertes Plug-In-Framework [40] innerhalb von CTK bieten hier sicherlich die erste Grundlage. Eine weitere Vereinheitlichung von Schnittstellen zu unterschiedlichsten Geräten im Rahmen dieses gemeinsamen Toolkits wird hier weiterhin die Integration erleichtern. Des Weiteren ist es künftig von großer Bedeutung, die komplette klinische Infrastruktur hinsichtlich besserer Integration und Vernetzung zu überdenken, wie es z. B. in Forschungsprojekten wie OR.NET [41] angegangen wird.

Auch wenn der Open-Source-Gedanke, wie er in diesem Beitrag im Vordergrund stand, auf den ersten Blick nicht essenziell für die Entwicklung klinischer Anwendungen erscheint, so bietet dieses Konzept gerade in der Erforschung neuer Möglichkeiten der Computerunterstützung viele Vorteile. Die weite Verfügbarkeit des Quellcodes ermöglicht es den einzelnen Forschern, mit ihren Arbeiten am Stand der Forschung anzusetzen, da keine unnötigen Grundlagenentwicklungen notwendig sind. Zudem wird somit das vollständige Nachvollziehen computerbasiert generierter Forschungsergebnisse überhaupt erst möglich, was auch im eingangs erwähnten Artikel [2] als äußerst bedeutend hervorgehoben wurde. Zudem kann somit der Beitrag des Entwicklers durch entsprechendes Referenzieren in darauf aufbauenden Arbeiten honoriert werden.

Gerade im Bereich der computerassistierten Interventionen spielen die Software-Entwicklung und die dafür verwendeten Tools eine bedeutende Rolle. Die existierenden Toolkits zur Entwicklung von Anwendungen zur Therapieunterstützung decken bereits einen Großteil der benötigten Funktionalität ab. Mit zunehmender Fokussierung auf die klinischen Integrationsmöglichkeiten wird es möglich sein, das Zusammenspiel der Geräte im digitalen Operationssaal der Zukunft zu verbessern und im Endeffekt eine bessere, schonendere und günstigere Behandlung des Patienten zu ermöglichen.

5.7 Zusammenfassung

Computerunterstützung spielt in der modernen Chirurgie eine immer bedeutendere Rolle. Hierbei ist die Entwicklung von Software für die Etablierung medizinischer Computerassistenzsysteme von zentraler Bedeutung, um eine nahtlose Integration in den Operationsworkflow sowie das Zusammenspiel mit anderen benötigten Komponenten der klinischen Infrastruktur zu ermöglichen. Es gab daher in den letzten Jahren vermehrt Bestrebungen, Software-Tools im Bereich der computerassistierten Interventionen zu vereinheitlichen, um somit eine hohe Wiederverwendbarkeit, eine schnellere Entwicklung von Forschungsprototypen sowie eine leichtere Translation von Forschungsergebnissen in die klinische Praxis zu ermöglichen. Dieser Beitrag analysiert zunächst die Anforderungen an derartige Software-Lösungen, stellt die weitverbreitetsten Softwarebibliotheken vor und diskutiert deren Potential für einen Einsatz im digitalen Operationssaal der Zukunft.

Schlüsselwörter: Computerassistierte Interventionen, Softwarentwicklung, Opensource, Toolkit, Interoperabilität

5.8 Literatur

[1] Cleary K, Peters TM: Image-guided interventions: Technology review and clinical applications. Annu Rev Biomed Eng 12 (2010), 119–142.
[2] Ince DC, Hatton L, Graham-Cumming J: The case for open computer programs. Nature 482-7386 (2012), 485–488.
[3] Navab N, Taylor R, Yang GZ: Guest Editorial: Special Issue on Interventional Imaging. IEEE Transactions on Medical Imaging 12 (2012), 857–859.
[4] http://www.vtk.org (10.11.2013)
[5] Ibanez L, Schroeder WJ, Ng L, Cates J: The ITK software guide: the inside segmentation and registration toolkit. Edition 1.4. New York, Kitware.
[6] http:// www.itk.org (10.11.2013)
[7] http://www. www.kitware.com (10.11.2013)
[8] Schroeder WJ, Ibanez L, Martin KM: Software Process: The Key to Developing Robust, Reusable and Maintainable Open-Source Software. Proc. of ISBI Nano To Macro 2004, 648–651.
[9] http://subversion.apache.org (10.11.2013)
[10] http://git-scm.com (10.11.2013)
[11] http://cmake.org (10.11.2013)
[12] http://cdash.org (10.11.2013)
[13] http://bugzilla.org (10.11.2013)
[14] http://www.mantisbt.org (10.11.2013)

[15] http://doxygen.org (10.11.2013)
[16] http:// www.igstk.org (10.11.2013)
[17] Enquobahrie A, Cheng P, Gary K, Ibanez L, Gobbi D, Lindseth F, Yaniv Z, Aylward S, Jomier J, Cleary K: The image-guided surgery toolkit IGSTK: an open source C++ software toolkit. J Digit Imaging 20 (2007) Suppl 1, 21–33.
[18] Gary K, Enquobahrie A, Ibanez L, Cheng P, Yaniv Z, Cleary K, Kokoori S, Muffih B, Heidenreich J: Agile methods for open source safety-critical software. Software: Practice and Experience 41 (2011), 945–962.
[19] Schwarm FP, Güler Ö, Kral F, Diakov G, Reka A, Freysinger W: Characterization of Open4Dnav, an IGSTK-based 3D-navigation system for FESS. IJCARS 1 (2008), Suppl 1, 248.
[20] Yaniv Z, Joskowicz L: Precise robot-assisted guide positioning for distal locking of intramedullary nails. IEEE Trans. on Medical Imaging 24 (2005), 624–635.
[21] http:// www.mitk.org (10.11.2013)
[22] Wolf I, Vetter M, Wegner I, Böttger T, Nolden M, Schöbinger M, Hastenteufel M, Kunert T, Meinzer HP: The Medical Imaging Interaction Toolkit. Med Image Anal 9 (2005), 594–604.
[23] Nolden M, Zelzer S, Seitel A, Wald D, Müller M, Franz AM, Maleike D, Fangerau M, Baumhauer W, Maier-Hein L, Maier-Hein KH, Meinzer HP, Wolf I: The Medical Imaging Interaction Toolkit: challenges and advances. IJCARS 8 (2013), 607–620.
[24] Neuhaus J, Wegner I, Kast J, Baumhauer M, Seitel A, Gergel I, Nolden M, Maleike D, Wolf I, Meinzer HP, Maier-Hein L: MITK-IGT: Eine Navigationskomponente für das Medical Imaging Interaction Toolkit. In: Bildverarbeitung für die Medizin 2009: Algorithmen – Systeme – Anwendungen, Proceedings des Workshops vom 22. bis 25. März 2009 in Heidelberg.
[25] Franz AM, Seitel A, Servatius M, Zöllner C, Gergel I, Wegner I, Neuhaus J, Zelzer S, Nolden M, Gaa J, Mercea P, Yung K, Sommer CM, Radeleff BA, Schlemmer HP, Kauczor HU, Meinzer HP, Maier-Hein L: Simplified development of image-guided therapy software with MITK-IGT. In: Holmes DR, Wong KH (eds.): Medical Imaging 2012: Image-Guided Procedures, Robotic Interventions, and Modeling. Proceedings of SPIE Vol. 8316 (SPIE, Bellingham, WA 2012), 83162J.
[26] Maier-Hein L, Tekbas A, Seitel A, Pianka F, Müller SA, Satzl S, Schawo S, Radeleff B, Tetzlaff R, Franz AM, Müller-Stich BP, Wolf I, Kauczor HU, Schmied BM, Meinzer HP: In Vivo Accuracy Assessment of a Needle-Based Navigation System for CT-guided radiofrequency ablation of the liver. Med. Phys. 35 (2008), 5385.
[27] Gergel I, Hering J, Tetzlaff R, Meinzer HP, Wegner I: An electromagnetic navigation system for transbronchial interventions with a novel approach to respiratory motion compensation. Medical Physics 38 (2011), 6742–6753.
[28] Baumhauer M, Neuhaus J, Meinzer HP: The MITK Image Guided Therapy Toolkit and Its Exemplary Application for Augmented Reality Guided Prostate Surgery. In: Magjarevic R, Nagel JH, Dössel O, Schlegel WC (eds.): World Congress on Medical Physics and Biomedical Engineering, September 7–12, 2009, Munich, Springer-Verlag, Berlin-Heidelberg 2009, 224–227.
[29] http://www.mitk.org/Projects (10.11.2013)
[30] http:// www.slicer.org (10.11.2013)
[31] http://slicerigt.github.io/ (10.11.2013)
[32] Slicer-IGT. Slicer-IGT for developers: http://www.slicer.org/slicerWiki/index.php/Slicer-IGT/For_Developers (10.11.2013).
[33] Fritz J, U-Thainual P, Ungi T, Flammang AJ, McCarthy EF, Fichtinger G, Iordachita II, Carrino JA: Augmented reality visualization using image overlay technology for MR-guided interventions: cadaveric bone biopsy at 1.5 T. Invest Radiol 48 (2013), 464–470.

[34] Ungi T, Abolmaesumi P, Jalal R, Welch M, Ayukawa I, Nagpal S, Lasso A, Jaeger M, Borschneck DP, Fichtinger G: Spinal Needle Navigation by Tracked Ultrasound Snapshots. IEEE Trans Biomed Eng 59 (2012), 2766–2772.
[35] http://www.openigtlink.org (10.11.2013)
[36] http://www.commontk.org (10.11.2013)
[37] Tokuda J, Fischer GS, Papademetris X, Yaniv Z, Ibanez L, Cheng P, Liu H, Blevins J, Arata J, Golby AJ, Kapur T, Pieper S, Burdette EC, Fichtinger G, Tempany CM, Hata N: OpenIGTLink: an open network protocol for image-guided therapy environment. Int J Med Robot 5 (2009), 423–434.
[38] Ordas S, Yaniv Z, Cheng P, Tokuda J, Liu H, Hata N, Cleary K: Interfacing proprietary hardware with the image-guided surgery toolkit (IGSTK): A case for the OpenIGTLink protocol. Progress in Biomedical Optics and Imaging-Proceedings of SPIE 7264 (2009), 72640F-72640F-7.
[39] http://www.commontk.org (10.11.2013)
[40] Josuttis N: Das SOA-Manifest-Kontext, Inhalt, Erläuterung. dpunkt.verlag, Heidelberg 2010.
[41] http://mis.klinikum.uni-heidelberg.de/wp_ornet/ (10.11.2013)
[42] Elhaway H, Liu H, Patel P, Norton I, Rigolo L, Papademetris X, Hata N, Golby AJ: Intraoperative real-time querying of white matter tracts during frameless stereotactic neuronavigation. Neurosurgery 68 (2011), 506–516.
[43] Arata J, Kozuka H, Kim HW, Takesue N, Vladimirov B, Sakaguchi M, Tokuda J, Hata N, Chinzei K, Fujimoto H: Open core control software for surgical robots. Int J Comput Assiast Radiol Surg 5 (2010), 211–220.
[44] Tokuda J, Fischer GS, DiMaio SP, Gobbi DG, Csoma C, Mewes PW, Fichtinger G, Tempany CM, Hata N: Integrated navigation and control software system for MRI-guided robotic prostate interventions. Comput Med Imaging Graph 34 (2010), 3–8.

C. Hansen, F. Heckel, D. Ojdanic, A. Schenk, S. Zidowitz, H. K. Hahn

6 Genauigkeit und Fehlerquellen im Operationssaal am Beispiel der Leberchirurgie

6.1 Einführung

Aktuelle Statistiken des Bundesgesundheitsministeriums gehen von 40.000 bis 170.000 medizinischen Behandlungsfehlern pro Jahr aus [1]. Die meisten dieser Fehler werden zurzeit im Bereich der Chirurgie und der Orthopädie gemeldet. Neben einem großen volkswirtschaftlichen Schaden entstehen durch diese Fehler nicht vertretbare Folgen für Patienten und Angehörige.

Eine systematische und umfassende Analyse dieser Behandlungsfehler sowie weiterer kritischer Situationen, welche ohne negative Folgen geblieben sind, birgt das Potenzial, sowohl Behandlungsabläufe als auch technologische Unterstützungssysteme zielgerichtet signifikant zu verbessern. Neben der retrospektiven Bewertung kritischer Ereignisse sollte stets der Analyse der Fehlerquellen ein besonderes Augenmerk gelten. Betrachten wir den Bereich der bildgestützten Chirurgie, wird sofort klar, dass neben möglichen menschlichen Fehlern auch in der Bildgebungskette eine Reihe technischer Fehlerquellen versteckt liegt. Dieses Kapitel beschreibt und diskutiert am Beispiel der computerassistierten Leberchirurgie, an welchen Stellen Fehlerquellen existieren und welchen Einfluss diese auf den chirurgischen Entscheidungsprozess haben.

Operationen an der Leber zählen zu den schwierigsten und riskantesten Eingriffen in der Chirurgie. Gründe hierfür sind das komplexe Gefäßsystem und die starke Perfusion der Leber mit einem Durchsatz von ca. 2.000 Liter Blut pro Tag. Die Leberchirurgie wurde in den letzten Jahrzehnten maßgeblich durch die sprunghafte Entwicklung der Computertechnologie und die bessere Verfügbarkeit neuer bildgebender Verfahren weiterentwickelt. Durch hochauflösende radiologische Bildgebung ist es heutzutage möglich, die Anatomie und Funktion der Leber vor einer Operation in einem vorher nie dagewesenen Detaillierungsgrad abzubilden. Softwaregestützte Bildverarbeitungs- und Analysewerkzeuge unterstützen Chirurgen beim Treffen zentraler Therapieentscheidungen, wie z. B. bei der Erstellung einer präoperativen Resektionsplanung. In der jüngeren Vergangenheit ist es zudem gelungen, diese präoperativen Daten mit Hilfe chirurgischer Navigationssysteme in die intraoperative Situation zu übertragen [2–4].

Obwohl die neuen Technologien einen positiven Effekt auf die Therapiemöglichkeiten von Patienten haben, entstehen durch deren Nutzung zusätzliche Fehlerquellen, die bisher nur eingeschränkt in der Literatur adressiert wurden. Die komplette Verarbeitungskette chirurgischer Bilddaten, angefangen von der Bildakquise, über die präoperative Datenanalyse, die Registrierung, die Risikoanalyse und Resektionsplanung bis hin zur intraoperativen Navigation und Visualisierung sowie ggf. der bildbasierten Nachsorge, ist komplex, wird von mehreren Personen durchgeführt und beinhaltet eine Reihe von möglichen Fehlerursachen, die im Folgenden beschrieben und diskutiert werden.

6.2 Bildakquise

Präoperative Bild- und Planungsdaten werden heute vor allem mittels der Magnetresonanztomographie (MRT) sowie der Computertomographie (CT) akquiriert. Während die Analyse der Leber mittels CT-Bildgebung am weitesten verbreitet ist, genießt die MRT-Bildgebung durch stetig verbesserte Geräte und Aufnahmemethoden eine steigende Akzeptanz und immer breitere Verfügbarkeit. Durch die Zunahme der Datenmenge pro Patient und die Detailtiefe der Bilddaten ist es für Mediziner mittlerweile sehr schwierig, alle für die Therapie relevanten Daten optimal und fehlerfrei zu interpretieren. Des Weiteren stellen die akquirierten Bilder nur einen Teil der Realität dar, was zu nicht-optimalen therapeutischen Entscheidungen führen kann. Hierauf soll im Folgenden genauer eingegangen werden.

6.2.1 Sensitivität und Spezifität

Die Sensitivität bzgl. der Detektion von Läsionen in CT-Bildern ist relativ gering. Aktuelle Studien berichten, dass ca. 28 % der Läsionen im CT nicht sichtbar sind; diese Zahl erhöht sich auf bis zu 65 % für kleine Läsionen, deren Durchmesser geringer als 1 cm ist [5]. Diese nicht-sichtbaren Läsionen können bei der Planung einer Operation nicht berücksichtigt werden. In 19–33 % der Fälle werden während der Operation zusätzliche Läsionen entdeckt [6–8]. Eine präoperative Resektionsplanung muss in diesen Fällen mental oder mit Hilfe chirurgischer Navigationssysteme [9] angepasst werden. Neben der Sensitivität führt auch die Spezifität der CT-Diagnostik zu Planungsunsicherheiten. So kommt es häufig vor, dass bei Patienten mit multiplen Läsionen nicht für alle Läsionen geklärt werden kann, ob diese bös- oder gutartig sind. Erst während der Operation wird die genaue Entität der Läsion festgestellt; eine präoperative Planung mit mehreren Schnittvarianten ist sinnvoll, um auf die intraoperative Situation geeignet reagieren zu können.

Mit der Verwendung neuer leberspezifischer Kontrastmittel ist heute eine höhere Sensitivität mit MRT-Daten als mit CT-Daten möglich. Dies geht jedoch zu Lasten der Spezifität, sodass in vielen Fällen eine zusätzliche Abklärung erfolgen muss.

6.2.2 Partialvolumeneffekte

CT- und MRT-Bilder, wie sie heute im Rahmen einer abdominellen Bildgebung akquiriert werden, haben eine begrenzte räumliche Auflösung von etwa 0,7 mm. Dies führt zu sogenannten Partialvolumenartefakten. Da Voxel im Randbereich von Objekten nicht nur das betreffende Objekt selbst, sondern zwangsläufig auch angrenzende Strukturen überdecken, ergibt sich der endgültige Grauwert eines Voxels aus einer Mischung der verschiedenen Strukturen (vgl. Abb. 6.1). Ein ähnlicher Effekt entsteht auch durch die Glättung des Bildes während des Rekonstruktionsprozesses, was im Gegenzug ein zu starkes Rauschen im Bild verhindert.

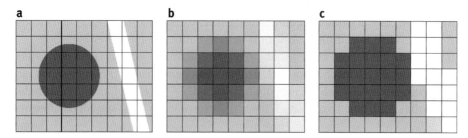

Abb. 6.1: Beispiel für den Partialvolumeneffekt: (a) zeigt einen Tumor (dunkelgrau) und ein Gefäß (weiß) sowie das Voxelgitter des Bildes; (b) zeigt das finale Bild, in dem sich der Grauwert eines Voxels am Rand eines Objekts aus der Mischung des Objekts und des Hintergrunds ergibt; (c) zeigt alle Voxel, die Tumor und Gefäßanteile enthalten.

Als Folge des Partialvolumeneffekts kann die Grenze eines Objekts, z. B. eines Tumors oder eines Gefäßes, nicht mehr eindeutig bestimmt werden. Vor allem bei kleinen Tumoren kann dies zu einer signifikanten Abweichung des ermittelten Volumens zum tatsächlichen Volumen führen [10]. Schwach kontrastierte, kleine oder dünne Objekte sind durch Partialvolumeneffekte unter Umständen im Bild nicht erkennbar und Abstände zwischen Läsionen und Gefäßen können nicht immer eindeutig beurteilt werden, was zu signifikanten Fehlern in der Planung führen kann. Dies wiegt umso schwerer, je geringer die Auflösung (oft in Form der Schichtdicke) gewählt wird. Die Bestimmung des Abstandes zwischen Gefäßwand und der Grenze der Läsion ist jedoch von zentraler Bedeutung, wenn es darum geht zu entscheiden, ob ein Lebergefäß in der Nähe einer Läsion resiziert werden soll. Ist der Abstand zu gering, so kann davon ausgegangen werden, dass das Gefäß bereits infiltriert wird.

6.2.3 Kontrastierung

Neben der Beurteilung von Partialvolumenartefakten ist die Kontrastierung der Gefäße und Tumore entscheidend, um die Abstände zwischen Gefäß und Läsion zuverlässig zu beurteilen. Ist die Kontrastierung nicht oder nur eingeschränkt in den Bilddaten ersichtlich, z. B. durch schlechtes Timing während der Kontrastmittelgabe, so sind wichtige Strukturen unter Umständen nicht sichtbar. Ferner ist die richtige Interpretation des verwendeten Kontrastmittels von Bedeutung. Während CT-Kontrastmittel in der Regel das Gefäßlumen darstellen, also die Gefäßinnenwände gut abgrenzen, reichern sich MR-spezifische Kontrastmittel in den Leberzellen an, was zu einer guten Abgrenzung der Gefäßaußenwände führt. Bei der Bestimmung von Abstandsmaßen in medizinischen Bilddaten müssen neben der Güte der Kontrastierung also auch das gewählte Kontrastmittel und die Bildmodalität berücksichtigt werden. Werden für eine Operationsplanung solche Abstandsmaße ohne oben genannte Informationen dargeboten, z. B. in einer 3D-Darstellung segmentierter Strukturen, werden mögliche Ungenauigkeiten und damit Fehlerquellen in die Datenverarbeitungskette eingeführt.

6.3 Segmentierung der Bilddaten

Die Segmentierung ist eine notwendige Voraussetzung für nahezu alle nachfolgenden Arbeits- und Analyseschritte. Segmentierung bezeichnet in der Bildverarbeitung das Einteilen eines Bildes in inhaltlich oder im medizinischen Kontext anatomisch zusammenhängende Regionen [11]; für die Operationsplanung in der Leberchirurgie ist die Segmentierung der Leber, der Läsionen und der Gefäßsysteme von zentraler Bedeutung.

Je weniger Einfluss ein Nutzer auf die Berechnungen eines Segmentierungsverfahrens nehmen kann, desto besser ist dessen Resultat reproduzierbar. Jedoch ist es in vielen Fällen, z. B. aufgrund schlechter Abgrenzbarkeit zu benachbarten Strukturen, nicht möglich, ein vollautomatisches Verfahren einzusetzen. Da mit jedem Eingriff eines Anwenders die Reproduzierbarkeit verringert, aber auch der Aufwand und die benötigte Interaktionszeit erhöht wird, werden bevorzugt automatische oder halbautomatische Algorithmen eingesetzt. Ein Korrekturschritt oder eine rein manuelle Segmentierung sind sinnvoll und manchmal auch notwendig, z. B. bei sehr schlechter Datenqualität oder bei Pathologien und Kontrastierungen in den Daten, die von den Annahmen in den eingesetzten (halb-)automatischen Verfahren stark abweichen. Bei der Auswahl eines Segmentierungsverfahrens sind daher die benötigte Genauigkeit, die Vielfalt der Daten (verschiedene Modalitäten, Scanner, Scan-Protokolle und Kontrastmittel, typische Organformen und Pathologien), die Interaktionsbereitschaft und die zur Verfügung stehende Zeit der Benutzer relevante Kriterien.

6.3.1 Lebersegmentierung

Das Ergebnis einer Lebersegmentierung soll Informationen über das Lebervolumen des Patienten liefern; eine Information, die bei der Entscheidung über die Resektabilität eines Patienten und die Resektionsstrategie herangezogen wird. Die Leber wird in der Regel aus einer venösen Phase eines CT-Datensatzes und heutzutage meist halbautomatisch oder automatisch segmentiert. Bei den halbautomatischen Verfahren kommen interaktive Verfahren wie Live-Wire zum Einsatz [12], während die automatischen Methoden meist einen modellbasierten Ansatz mit einem grauwert- oder konturbasierten Algorithmus kombinieren (z. B. [13–14]) oder mehrere abdominale Organe gleichzeitig segmentieren (z. B. [15]). Einfachere Verfahren wie schwellwert- oder regionbasierte Methoden sind bei der Lebersegmentierung fast immer zum Scheitern verurteilt, da benachbarte Organe oder Strukturen wie Zwerchfell, Herz, Pankreas und Milz in den kontrastmittelverstärkten Daten leberähnliche Dichtewerte aufweisen und innerhalb des Organs Pathologien wie Tumore und gutartige Leberläsionen die Ergebnisse von der korrekten Segmentierungsmaske abweichen lassen.

Modellbasierte Segmentierungsansätze sind bedeutend besser, führen aber in Fällen von Leberformen außerhalb der zugrundeliegenden Modelldatenbank, z. B. bei voroperierten Organen oder randständigen Läsionen, ebenfalls zu fehlerhaften Segmentierungen. Interaktive Methoden sind robuster, da das Wissen der Anwender eingeht, benötigen aber auch wesentlich mehr Benutzerzeit und Interaktionsaufwand.

Bei der Liver Segmentation Challenge (www.sliver07.org/), die im Rahmen der MICCAI 2007 ausgerichtet wurde, wurden verschiedene Verfahren präsentiert und verglichen [16]. Die Fehlerraten gegenüber einer Expertensegmentierung lagen bei den besten drei automatischen Verfahren in der Größenordnung von 7–14 % Lebervolumen. Dies entspricht bei einer durchschnittlichen Leber von 1,5 l einem Volumen von 105–210 ml, was bei einem kritischen Leberrestvolumen nach einer größeren Operation entscheidend sein kann. Bei dieser Betrachtung und bei einer Korrektur der Segmentierung spielen der Ort und die Art des Fehlers eine große Rolle. Lokale Fehler im Bereich der Restleber sind kritischer als im Resektat, und ein Auslaufen in ein Nachbarorgan lässt sich einfacher korrigieren, als über die Oberfläche verteilte zahlreiche kleine Fehler. Wird das Ergebnis einer automatischen Lebersegmentierung direkt und ohne Kontrolle und Korrektur als Basis für nachfolgende Segmentierungsschritte benutzt, sind Fehler eventuell sehr kritisch, da somit Tumoren und Gefäße in einem fehlenden Organbereich ebenfalls nicht segmentiert und bei einer Chirurgieplanung nicht berücksichtigt werden.

6.3.2 Segmentierung von Tumoren und Metastasen

Für die Segmentierung von Lebertumoren und -metastasen existieren heute verschiedenste Verfahren. Diese reichen von regionbasierten [17] über statistische [18] bis hin zu modellbasierten Verfahren [19]. Vor allem auf der Liver Tumor Segmentation Challenge [20] (MICCAI 2008 – Medical Image Computing and Computer Assisted Intervention) wurden einige vielversprechende Verfahren präsentiert. Die besten Verfahren erreichen im Mittel einen Volumenfehler von etwa 13–31 % bei einem mittleren Oberflächenabstand von 0,4–1,6 mm zur Referenzsegmentierung [17].

Dabei gilt es aber zu beachten, dass die typische Variabilität manueller Referenzsegmentierungen erfahrener und unerfahrener Experten, die sogenannte Interobserver-Variabilität, bei einem Volumenfehler von etwa 10 % sowie einem mittleren Oberflächenabstand von 0,4 mm liegt. Der typische zu erwartende maximale Oberflächenabstand (die Hausdorff-Distanz) liegt für Lebertumore sogar bei 4 mm [21]. Eine weitere ähnliche Studie, in der 10 manuelle Expertensegmentierungen auf 13 sehr unterschiedlichen Lebertumoren untersucht wurden, hat eine mittlere Volumenabweichung von sogar 17 % ergeben [22].

Eine Ursache für diese Abweichungen ist in der Unsicherheit zu suchen, die sich aus der Bildgebung selbst, z. B. in Form des Partialvolumeneffekts, ergibt, was man als statistische Unsicherheit bezeichnen kann. Aber auch unterschiedliche Interpretationen darüber, welche Bereiche des Bildes zu einer Läsion gehören und welche nicht, können zu unterschiedlichen Segmentierungsergebnissen führen. Dies kann als semantische Unsicherheit gedeutet werden [23].

Praktisch alle bestehenden Algorithmen erfordern eine Form der Nutzerinteraktion. Eine weiterreichende Automatisierung würde eine automatische Detektion aller Arten von Lebertumoren voraussetzen – ein bis heute nur unzureichend gelöstes Problem für spezielle Lebertumoren [24–25].

6.3.3 Gefäßsegmentierung

In der Leber verlaufen zwei blutzuführende Gefäßsysteme, drainierende Lebervenen sowie die Gallengänge. Zuführende Arterien und Portalvenen bilden zusammen mit den Gallengängen auf der feinsten Skala der Kapillargefäße eine Einheit, die sogenannte Glisson'sche Trias, und liegen auch im weiteren Verlauf annähernd parallel. Durch die zeitliche Abbildung der Kontrastmittelgabe in mehrere CT-Aufnahmen lassen sich im Idealfall eine arterielle, eine portalvenöse und eine venöse Kontrastmittelphase aufnehmen, in denen jeweils eine Gefäßstruktur stärker kontrastiert ist als die anderen. Häufig jedoch sind zwei Gefäßsysteme in einem Datensatz hervorgehoben und nur gleichzeitig zu segmentieren, was eine parallele oder nachgeschaltete Trennung der partiell miteinander verwobenen Gefäßbäume notwendig macht. Hierbei können Äste leicht dem falschen Gefäßsystem zugeordnet werden und so zum einen zu einer irreführenden Anatomiedarstellung, aber auch zu einer falschen Berechnung der abhängigen Ver- und Entsorgungsgebiete führen. Bei den Leberarterien können darüber hinaus Segmentierungsfehler entstehen, da sich die Gefäßdurchmesser bei den Ästen zweiter und dritter Ordnung in der gleichen Größenordnung der Datenauflösung befinden, und dann u. a. aufgrund des Partialvolumeneffektes nur unzureichend oder gar nicht mehr dargestellt und segmentiert werden können. Ein Beispiel für eine daraus entstehende fehlerhafte Topologie mit Konsequenzen für die Chirurgie ist in Abbildung 6.2 gegeben.

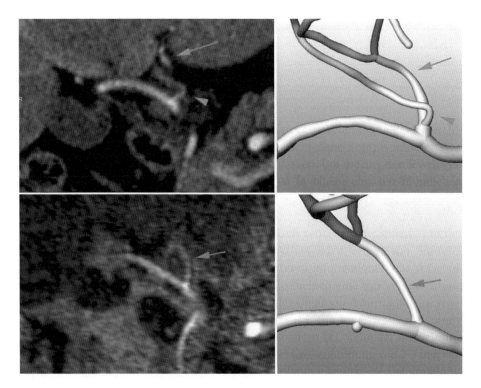

Abb. 6.2: Darstellung des Abgangs der linken Leberarterie im CT (oben) und MRT (unten) mit entsprechender 3D-Rekonstruktion (rechts). Durch die gröbere Auflösung im MRT verschmelzen die beiden Arterienäste optisch, konnten nicht einzeln segmentiert werden und erscheinen daher als ein gemeinsamer Abgang. Da nach dem Anschließen von sehr schmalen Arterien die Gefahr eines Gefäßverschlusses droht, könnte hier mit der Rekonstruktion basierend auf MRT-Daten alleine eine Resektion geplant werden, die mit dem Wissen um die beiden dünneren Arterienäste so nicht durchgeführt würde. Vgl. Kapitel 24, Farbabbildungen, S. 304.

Die Gallengänge, die ähnliche Durchmesser und Herausforderungen bei der Segmentierung wie die Arterien besitzen, müssen entweder mit einem speziellen Kontrastmittel dargestellt werden [26] oder erfordern eine separate MRT-Bildgebung (MRCP, Magnetresonanz-Cholangiopankreatikographie oder MRT, Magnetresonanztomographie mit leberspezifischem Kontrastmittel) oder werden sogar erst während der Intervention nach Kontrastmittelgabe über einen Katheter mittels ERCP (endoskopische retrograde Cholangiopankreatikografie) visualisiert. Während letztere 2D-Aufnahmen nicht mit den anderen Segmentierungen kombinierbar sind, erfordert die MRT-Bildgebung eine zusätzliche Registrierung der verschiedenen Modalitäten, was zu Fehlern in der kombinierten Darstellung führen kann.

Gefäße werden in den Daten in der Regel mit einem Regionenwachstumsverfahren segmentiert [27], wobei häufig Filter zur Kontrastanhebung, Glättung und zur Betonung von linearen Strukturen als Vorverarbeitung oder in Kombination mit dem

Segmentierungsalgorithmus eingesetzt werden [28–29]. Da bei der Lebergefäßsegmentierung häufig Portalvene und Lebervene nur gleichzeitig segmentiert werden können, müssen diese in einem Nachverarbeitungsschritt getrennt werden. Ansätze hierzu sind in der Regel graphenbasiert und berücksichtigen Durchmesser, Winkel oder suchen nach minimalen Pfaden in dem verbundenen Gefäßgraphen [27, 30].

Zur Beurteilung des klinischen Effektes eingeschränkter Gefäßsegmentierungen sind unterschiedliche Anwendungsfälle zu unterscheiden: Für die Bewertung abhängiger Ver- und Entsorgungsgebiete ist entscheidend, dass der Verlauf der Gefäßsysteme bis zu einer möglichst feinen Verzweigungsordnung homogen erfasst wird. Mit aktuellen klinischen Daten kann beispielsweise für die Pfortader eine Segmentierung der vierten Verzweigungsordnung in der Regel erreicht werden. Die daraus abgeleiteten Gefäßterritorien haben ein Genauigkeitslevel von ca. 90 % [27, 31]. Hiervon zu unterscheiden ist beispielsweise die klinische Frage des korrekten Gefäßdurchmessers: Mit den oben dargestellten Segmentierungsverfahren für CT-Daten wird der lokale Gefäßdurchmesser in der Regel unterschätzt, zudem wird bei positiver Kontrastierung der Gefäße nur das innere Gefäßlumen segmentiert und nicht die gesamte Gefäßstruktur inklusive der Gefäßwand [32]. Für die Bewertung abgeleiteter detaillierter Gefäß-Tumor-Abstände sind diese methodisch bedingten Eigenarten des genutzten Gefäßmodells einzubeziehen und kritisch zu bewerten. Fragestellungen zur Infiltration der Gefäßwände durch angrenzende Tumore sind zudem aufgrund der klinischen Bilddaten in der Regel gar nicht beantwortbar, da in den Bildern keine entsprechend histologisch auswertbare Information vorliegt.

6.3.4 Manuelle Nachkorrektur

Es gibt immer wieder Fälle, in denen (halb-)automatische Segmentierungsverfahren ein unzureichendes Ergebnis liefern; sei es zum Beispiel aufgrund eines zu geringen Kontrastes zwischen Objekt und Hintergrund oder eines zu hohen Rauschens im Bild. In solchen Fällen sind Werkzeuge zur manuellen Nachkorrektur der Segmentierungsergebnisse zielführend. Solche Werkzeuge müssen vom Nutzer effizient nutzbar sein. Das bedeutet konsequenterweise auch, dass Korrekturen eine bestehende Segmentierung in 3D anpassen sollten. Eine schichtweise Korrektur sollte nur notwendig sein, wenn dreidimensionale Ansätze fehlschlagen.

Dabei erfordern unterschiedliche Strukturen jeweils spezifische Korrekturtools. So haben sich für Tumore beispielsweise konturbasierte Verfahren als praktikabel erwiesen, bei denen manuelle Korrekturen auf einzelnen Schichten automatisch auf Nachbarschichten übertragen werden [33]. Solche Ansätze lassen sich auch für die Leber selbst einsetzen [34]. Gefäßsysteme mit ihren dünnen, weitverzweigten Strukturen benötigen hingegen andere Konzepte, wie zum Beispiel das Hinzufügen zusätzlicher Saatpunkte [35]. Trotz ihrer zentralen Bedeutung für Applikationen, die in der klinischen Routine eingesetzt werden sollen, sind dedizierte Tools zur effizienten manuellen Nachkorrektur von Segmentierungsergebnissen zurzeit nur eingeschränkt verfügbar.

6.4 Bildregistrierung

Ausgangspunkt der bildbasierten Diagnose und Operationsplanung in der Leberchirurgie sind Volumendaten (MRT oder CT), die verschiedene Kontrastmittelphasen zur Darstellung der anatomischen Strukturen umfassen. Um die aus den jeweiligen Phasen extrahierten anatomischen Informationen in einem einzigen räumlichen Patientenmodell zusammenzuführen, müssen die entsprechenden Phasenbilder einander räumlich korrekt überlagert werden.

Für die Operationsplanung sind die anatomisch geometrische Situation in der Umgebung des Tumors und die Lage der dort verlaufenden Gefäße von zentraler Bedeutung. Müssen zur Darstellung dieser Strukturen Informationen aus verschiedenen Phasen kombiniert werden, erfolgt im Allgemeinen eine rigide Ausrichtung der einzelnen Phasen. Die Weichgewebsstruktur des Organs und die damit einhergehende Deformation bedingen aber, dass im Allgemeinen eine rein rigide Ausrichtung keinen vollständigen Positionsabgleich erlaubt, sondern bei optimaler Ausrichtung ein Fehler durch die nicht-rigide Deformation in der Größenordnung von 2–3 mm verbleibt [36, 37]. In seiner Relevanz für die Eingriffsplanung kann diese Deformationsproblematik dadurch auf ein Minimum reduziert werden, dass die Ausrichtung lokal um den Tumor optimiert wird, die nicht-rigiden Abweichungen sich zunehmend also erst in Entfernung zur kritischen Operationsregion auswirken. Bei der Zusammenführung der präoperativen Daten ist eine sorgfältige rigide Datenregistrierung damit in der Regel ausreichend.

Zur automatisierten Lösung dieses Registrierungsproblems in multiphasen CT-Daten sind in der Literatur verschiedene rigide und nicht-rigide Verfahren zu finden [36–40]. Die zentrale Herausforderung automatisierter Verfahren ist es, ein Ähnlichkeitsmaß zu definieren, das den spezifischen Anforderungen des Problems gerecht wird: Neben der Organoberfläche als dominanter Bildstruktur ist für die Operationsplanung insbesondere die korrekte Ausrichtung der intrahepatischen Gefäßstrukturen von entscheidender Bedeutung, einzelne Gefäßsysteme sind dabei häufig nur in einer der verwendeten Kontrastmittelphasen deutlich vom Organgewebe hervorgehoben [40].

6.5 Risikoanalyse und Resektionsplanung

Aufbauend auf Segmentierung und Registrierung von Leber, Lebergefäßen und intrahepatischen Läsionen können zusätzliche Informationen über das Risiko eines Eingriffes mittels Softwareunterstützung ermittelt werden. Hierzu wird die räumliche Lage zwischen Läsionen und Gefäßen analysiert und ausgewertet [9]. Gefäße, die bei der Resektion durchtrennt werden müssen, werden farblich in den Bild- bzw. Planungsdaten hervorgehoben (vgl. Abb. 6.3). Es ist ferner möglich, das durch die Gefäßdurchtrennung betroffene Lebervolumen abzuschätzen; hierfür finden mathematische Wachstumsmodelle Verwendung [27].

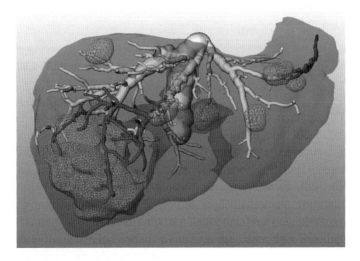

Abb. 6.3: 3D-Planungsmodell mit Hervorhebung von Ästen der Lebervene, die bei einem geplanten Sicherheitsabstand um die Läsionen durchtrennt würden. In dem entsprechenden Bereich der Leber wäre keine Drainage mehr zu gewährleisten. Vgl. Kapitel 24, Farbabbildungen, S. 305.

Gerade bei komplexen räumlichen Verhältnissen zwischen Gefäßen und Läsionen kann eine Risikoanalyse Chirurgen in der Beurteilung potenzieller Schwierigkeiten und Gefahren unterstützen, bzw. schon vor einer Operation auf kritische Strukturen und Positionen innerhalb der Leber hinweisen. Es existieren zwei Studien, die den Einfluss von Risikoanalysen auf die Therapieentscheidung in der Leberchirurgie untersucht haben. In der Studie von Lang et al. [41] stellte sich heraus, dass bei Darbietung einer Risikoanalyse die geplante Resektionsstrategie bei ca. 1/3 der Patienten modifiziert wurde. Darüber hinaus konnten Hansen et al. [42] zeigen, dass die Ergebnisse einer Risikoanalyse von chirurgischen Nutzern nicht immer einheitlich interpretiert werden; es wurde eine hohe Interobserver-Variabilität beobachtet. In zukünftigen Studien wird wichtig sein zu klären, inwieweit sich die beobachtete Variabilität in der Entscheidungsfindung bestätigt. Gerade bei komplexen räumlichen Verhältnissen zwischen Gefäßen und Läsionen kann eine Risikoanalyse Chirurgen in der Beurteilung potenzieller Schwierigkeiten und Gefahren unterstützen, bzw. schon vor einer Operation auf kritische Strukturen und Positionen innerhalb der Leber hinweisen. Es existieren zwei Studien, die den Einfluss von Risikoanalysen auf die Therapieentscheidung in der Leberchirurgie untersucht haben.

Für den chirurgischen Anwender ist primär zu beachten, dass sich Fehler und Ungenauigkeiten aus vorherigen Datenverarbeitungsschritten in die Ergebnisse der Risikoanalyse fortpflanzen. Kleinste Ungenauigkeiten in der Segmentierung oder Registrierung können hierbei große Auswirkungen auf die Ergebnisse der Risikoanalyse haben. Daher empfiehlt sich als Basis für eine Risikoanalyse eine hohe Bild-, Segmentierungs- und Registrierungsqualität, welche durch den Mediziner vor und während der Exploration der Risikoanalyse überprüft werden kann.

Eine zentrale Fragestellung, die sich bei der Planung von Leberoperationen ergibt, ist die Quantität und Qualität des verbleibenden Leberrestvolumens. Je nach Zustand des Leberparenchyms müssen mindestens 20 % des funktionalen Lebervolumens im Körper des Patienten verbleiben; 30–60 % in Fällen, in denen die Leber durch Chemotherapie, Hepatitis oder Fettlebererkrankung vorbelastet ist; 40–70 % bei Vorliegen einer Leberzirrhose [43]. Besonders bei onkologischen Grenzfällen oder bei der Leberlebendspende gewinnt eine virtuelle Resektionsplanung, die auf Basis einer Lebersegmentierung das postoperative Restvolumen schätzen kann, an Bedeutung. Zur Beurteilung der Qualität des geplanten Restvolumens werden u. a. die Ergebnisse von Leberfunktionstests herangezogen. Analog zur Risikoanalyse gilt, dass die hier dargebotenen Volumenangaben nur bei ausreichender Bild- und Lebersegmentierungsqualität für die Entscheidung in Grenzfällen herangezogen werden sollten.

6.6 Intraoperative Navigation

Eine Operationsplanung auf Basis präoperativ gewonnener Informationen sowie die Übertragung dieser Informationen in die intraoperative Situation sind wesentliche Elemente moderner Präzisionschirurgie. Unterstützung versprechen hier Navigationssysteme, die ein intraoperatives Tracking chirurgischer Instrumente (vgl. Abb. 6.4) in Relation zu präoperativ identifizierten anatomischen Risikostrukturen (vgl. Abb. 6.5) erlauben.

6.6.1 Tracking und Kalibrierung

Die Genauigkeit heute eingesetzter Trackingsysteme ist relativ hoch. Bei optischen Trackingsystemen liegt der mittlere quadratische Fehler laut Herstellerangaben unter 0,5 mm (Polaris Spectra von NDI, Ontario, Canada) und bei elektromagnetischen Systemen unter 1,4 mm (TrackStar2 von Ascension, Shelburne, USA). Allerdings müssen alle getrackten Instrumente zusätzlich mit dem Trackingsystem kalibriert werden, um Orientierung und Position der Instrumente relativ zum Trackingsystem zu ermitteln. Aufwendig und fehleranfällig ist die Kalibrierung von intraoperativem Ultraschall, welcher aufgrund seiner echtzeitfähigen Bildgebung routinemäßig in der Weichgewe-

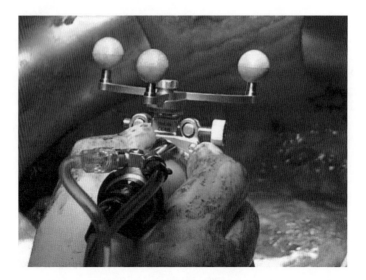

Abb. 6.4: Chirurgisches Instrument mit optischem Tracking. Navigierte Leberchirurgie, Prof. Oldhafer, Asklepios Klinik Barmbek, 2011. Vgl. Kapitel 24, Farbabbildungen, S. 305.

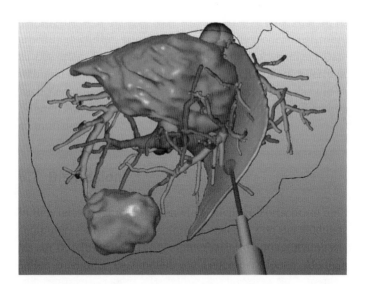

Abb. 6.5: Visualisierung eines getrackten Instrumentes in Relation zu den präoperativen 3D-Modellen der Lebervene, Portalvene, Tumoren und der geplanten Resektionsebene. Vgl. Kapitel 24, Farbabbildungen, S. 306.

bechirurgie eingesetzt wird. Die Kalibrierungsgenauigkeit variiert abhängig von der Vorgehensweise zwischen 0,5 und 1,5 mm [44]. Aufgrund der vielen Möglichkeiten ist die Auswahl des Kalibrierungsverfahrens nicht trivial. Dementsprechend muss die konkrete klinische Applikation analysiert werden, um die Kalibrierungsschritte festzulegen, wie z. B. Art des Phantoms, Ultraschallgeschwindigkeit des Phantommediums, Verwendung von automatischen oder manuellen Verfahren [45]. Eine der größten Schwierigkeiten dabei ist die mechanische Anbringung der Sensoren im OP und fehlendes Feedback für den Chirurgen, falls Fehler oder Ungenauigkeiten bei der Kalibrierung oder beim Tracking auftreten.

6.6.2 Intraoperative Registrierung

Für die Navigation auf präoperativen Planungsdaten des Patienten muss weiterhin eine intraoperative Registrierung durchgeführt werden. Hierfür wird eine mathematische Abbildung zwischen den präoperativen Bilddaten und den intraoperativ akquirierten Daten ermittelt. Im Bereich der Leberchirurgie stellt die starke Deformierbarkeit des Gewebes eine besondere Herausforderung dar. Die intraoperative Deformation des Organs bedingt, dass bei einer rigiden Übertragung der Planungsinformationen auf den Situs weitere Fehler bei der Positionsübertragung unvermeidlich sind. Für rigide Datenausrichtung werden in der Literatur zusätzliche mittlere Positionierungsfehler durch die Übertragung auf den Patientensitus von 5–10 mm bei offener Chirurgie [4, 46] und weniger als 5 mm bei subkutanen Eingriffen [47] beschrieben. Bei eröffnetem Bauchraum ist eine rigide Übertragung aufgrund des in der Regel glatten Deformationsfeldes lokal auf einer begrenzten Region, z. B. um den Tumor, sinnvoll. Auf das Gesamtorgan bezogen ergeben sich durch die Mobilisierung des Organs im Bauchraum Deformationen, die in der Größenordnung von mehreren Zentimetern von der Annahme einer rigiden Organanatomie abweichen [46, 48].

Die direkte Nutzung der Daten für die intraoperative Navigation ist aufgrund der auftretenden dynamischen Organdeformation damit nur eingeschränkt möglich. Die sich aufgrund fehlerhafter Ausrichtung ergebenden Fehler sind zudem oft nicht direkt sichtbar und für den Chirurgen schwer zu interpretieren und eine automatisierte Überwachung der Ausrichtungsgüte steht nicht zur Verfügung. Vielversprechend sind hier Ansätze unter Verwendung von Methoden der medizinischen Augmented Reality [49], mit deren Hilfe die Planungsdaten in Echtzeit von Kamerabildern der Operationssituation überlagert werden. Die visuelle Bewertung der Ausrichtungsqualität durch den Chirurgen erlaubt es, eine moderate Fehlausrichtung der Daten bei der chirurgischen Umsetzung zu berücksichtigen.

Aktuelle Navigationssysteme sind nur sehr eingeschränkt für die Leberchirurgie einsetzbar, da sie die starken Bewegungen und Deformationen von organischem Gewebe während chirurgischer Manipulation und Resektion unzureichend berücksichtigen. Gerade jedoch während der eigentlichen Resektion sind Chirurgen an einer verlässlichen Navigationsinformation interessiert, um beispielsweise den genauen Abstand zwischen der Instrumentenspitze und einer Risikostruktur zu sehen.

6.6.3 Intraoperative Visualisierung

Die Visualisierung von chirurgischen Planungsdaten, intraoperativen Bilddaten und getrackten Instrumenten stellt eine zentrale Komponente eines Navigationssystems dar (vgl. Abb. 6.5). Analog zur präoperativen Phase können intraoperativ dargebotene Visualisierungen auch eine Fehlerquelle darstellen. Zum einen finden häufig von den Originaldaten abgeleitete 3D-Modelle Verwendung. Die Modelle repräsentieren nur einen ausgewählten Teil der Originaldaten und werden oft interpoliert und geglättet dargestellt, wie z. B. 3D-Darstellungen von Gefäßsystemen. Des Weiteren wird die Visualisierung der getrackten Instrumente in Relation zu den Planungsdaten in der Regel ohne Hinweis auf mögliche Unsicherheiten in der intraoperativen Registrierung dargestellt, da der Registrierungsfehler aufgrund der dynamischen Situation nicht bekannt ist und, wenn überhaupt, nur approximiert werden kann. Eine Visualisierung am Monitor, so wie sie heutzutage üblich ist, erschwert zusätzlich die direkte Übertragung der dargestellten Navigationsinformationen auf den Situs. Auch hier könnte eine Augmented Reality-Visualisierung unterstützen; auch akustische Navigationshinweise könnten helfen, die Planungsdaten geeignet auf den Patienten zu übertragen [50].

Idealerweise würde der Chirurg spätestens im letzten Schritt der Datenverarbeitungskette in die Lage versetzt, sämtliche Fehler, die im Rahmen vorheriger Verarbeitungsschritte, wie z. B. Segmentierung oder Registrierung, entstanden sind, zu bewerten. Leider stehen ihm die dafür notwendigen Daten und Informationen während einer Operation nur sehr eingeschränkt zur Verfügung. Zurzeit existiert – nach Kenntnisstand der Autoren – kein Verfahren, das die Unsicherheit der visualisierten Navigationsinformationen in einer für die Leberchirurgie adäquaten Form quantifiziert.

6.7 Diskussion

In den letzten Jahren wurden viele wichtige Fortschritte auf allen Teilgebieten der computergestützten Leberchirurgie erzielt – von der Bildakquise über die Planung bis zur Durchführung. Die computerbasierte Unterstützung ist heute bereits in vielen Fällen integraler Bestandteil von Leberoperationen. Modellbasierte Analyse- und Planungswerkzeuge erlauben dabei, Wissen über biophysikalische Zusammenhänge und medizinische Erfahrungen mit klinischen Daten zu einem patientenindividuellen Abbild zusammenzuführen, das ein Verstehen der im Einzelfall relevanten Physiologie jenseits der direkten bildbasierten Diagnostik ermöglicht [51, 52]. Um dem klinischen Anwender belastbares Wissen an die Hand zu geben, müssen die Auswirkungen von Mess-, Rekonstruktions- und Modellierungsfehlern berücksichtigt werden.

Neuere technologische Errungenschaften sind motiviert durch die Forderung, die Genauigkeit und die Zuverlässigkeit chirurgischer Behandlungen zu steigern, tragen jedoch selbst auch zur Komplexität eines Eingriffs bei und erhöhen dementsprechend die Anzahl potenzieller Fehlerquellen. Eine der aktuellen Herausforderungen ist es, die Fehlerquellen und deren Zusammenspiel zu verstehen, zu quantifizieren und für den Arzt in geeigneter Weise darzustellen. Unsicherheiten nicht zu verbergen, sondern insbesondere die technologisch bedingte Unschärfe der Informationen seriös zu vermitteln, ohne die Komplexität der Hilfssysteme unangemessen zu erhöhen und ohne dass diese in der Anwendung als techniklastig empfunden werden, sollten künftig selbstverständliche Bestandteile werden, um dem klinischen Nutzer modernste Medizintechnik helfend an die Hand zu geben.

Trotz stetiger Bemühungen, die Fehler medizinischer Systeme zu minimieren, muss Anwendern von Medizingeräten und medizinischer Software bewusst sein, dass eine komplette Beseitigung aller Fehlerquellen nach heutigem Stand der Technik nicht möglich ist. Zum einen sind Fehler durch menschliches oder technisches Versagen niemals auszuschließen, insbesondere bei Vorliegen nicht vorhersehbarer Sonderfälle. Zum anderen impliziert die Nutzung technischer Mess- und Analysesysteme, dass Fehler eingeführt werden – jeder physikalischen Messung ist eine gewisse Messungenauigkeit zuzuordnen, welche jedoch im Einzelfall nicht immer gut abgeschätzt werden kann. Insbesondere ist festzustellen, dass die auftretenden Ungenauigkeiten sensibel und in nichtlinearer Weise von der Qualität der eingehenden Daten abhängen. Somit liegt in der Regel eine Situation vor, bei der an unterschiedlichen Positionen andere Fehlergrößen gelten und die genaue Abhängigkeit der Fehler von den Eingangsdaten für Benutzer kaum mehr nachvollziehbar ist.

Welchen Effekt auftretende Fehler schließlich auf den Therapieerfolg haben, ist von einer Reihe von Faktoren abhängig. Es ist dabei nicht ausschlaggebend, wie groß ein Fehler ist, sondern an welcher Stelle er in der Entscheidungs- und Handlungskette auftritt und welche alternativen Informationsquellen in der jeweiligen Situation zur Verfügung stehen. Selbst kleinste Fehler können eine große Auswirkung haben, z. B. wenn es um die Beurteilung von Abstandsmaßen zu Ziel- oder Risikostrukturen geht. Auf der anderen Seite haben große Fehler, z. B. intraoperative Registrierungsfehler, oftmals keinen oder einen geringen Effekt auf die Therapie des Patienten, wenn der Fehler vom behandelnden Arzt sofort erkannt wird und die dargebotene Information nur eingeschränkt für die Therapie herangezogen wird.

Die Zuständigkeiten in der chirurgischen Datenverarbeitungskette, von der präoperativen Bildakquise bis zur intraoperativen Navigation, sind stark verteilt. An zahlreichen Stellen sind Abläufe voll oder teilweise automatisiert. Eine Gefahr der Automatisierung ist das Übervertrauen von Benutzern in die Ergebnisse und die Genauigkeit des automatischen Prozesses. Es stellt sich die Frage, wie diese Unsicherheiten und mögliche Ungenauigkeiten der Ergebnisse in der komplexen Datenverarbeitungskette transportiert und den Anwendern kommuniziert werden können. Eine Herausforderung in der Zukunft wird es sein, Unsicherheiten nicht nur zu quantifizieren, sondern auch im Anwendungskontext geeignet zu visualisieren. Bei chirurgischen Navigationssystemen gilt es zu hinterfragen, welcher Grad der Automatisierung angemessen ist, um das gesunde Risiko- und Situationsbewusstsein des Operateurs nicht durch Übervertrauen in das Navigationssystem zu verringern – ein Aspekt, der in den arbeitswissenschaftlichen Studien von Manzey et al. [53] detailliert untersucht wurde.

Um die Fehlerquellen in Zukunft weiter zu minimieren, wird es notwendig sein, dass potenzielle Risiken eines Systems von Geräteherstellern jederzeit sichtbar und in der Sprache des Anwenders kommuniziert werden. Darüber hinaus wäre es förderlich, wenn möglichst alle Behandlungsfehler, die durch die Fehlinterpretation medizinischer Bilddaten oder die Fehlbedienung von Medizingeräten verursacht wurden, von medizinischen Anwendern dokumentiert und für die weitere methodische Forschung und Entwicklung offengelegt werden. Es ist allerdings zu befürchten, dass viele Behandlungsfehler nicht gemeldet werden, nicht eindeutig eingrenzbar sind, und die möglichen Ursachen auch aufgrund rechtlicher Rahmenbedingungen nicht präzise eingegrenzt werden. Eine große zukünftige Herausforderung liegt darin, die rechtlichen und organisatorischen Rahmenbedingungen in diesem Kontext zu optimieren und den offenen Umgang mit technischen und menschlichen Fehlerquellen in der Medizin als Triebkraft der Verbesserung der Behandlungsabläufe und der systematischen Reduktion von Risiken zu verstehen.

Danksagung
Die Autoren bedanken sich bei Prof. Stephan Miller und Dr. Silvio Nadalin vom Universitätsklinikum Tübingen für die Bereitstellung von medizinischen Bilddaten sowie für die zahlreichen fachlichen Diskussionen, die zu diesem Beitrag geführt haben. Vielen Dank auch an Prof. Karl Oldhafer und Dr. Gregor Stavrou von der Asklepios Klinik Barmbek in Hamburg für die langjährige Zusammenarbeit im Bereich der computergestützten Leberchirurgie und die daraus gewonnenen Erfahrungen und Erkenntnisse. Ferner danken wir Dr. Benjamin Geisler (Fraunhofer MEVIS, Bremen) und Petra Specht (Otto-von-Guericke Universität Magdeburg) für das inhaltliche Feedback zu diesem Manuskript.

6.8 Literatur

[1] Bundesministerium für Gesundheit. http://www.bmg.bund.de (20.12.2013).
[2] Beller S, Eulenstein S, Lange T, Hunerbein M, Schlag PM: Upgrade of an optical navigation system with a permanent electromagnetic position control: a first step towards „navigated control" for liver surgery. J Hepatobiliary Pancreat Surg 16 (2009), 165–170.
[3] Dumpuri P, Clements LW, Dawant BM, Miga MI: Model-updated image-guided liver surgery: preliminary results using surface characterization. Progress in Biophysics and Molecular Biology 103 (2010), 197–207.

[4] Peterhans M, vom Berg A, Dagon B, Inderbitzin D, Baur C, Candinas D, Weber S: A navigation system for open liver surgery: Design, workflow and first clinical applications. Int J Med Robot 7 (2011), 7–16.
[5] Hata S, Imamura H, Aoki T, Hashimoto T, Akahane M, Hasegawa K, Bekku Y, Sugawara Y, Makuuchi M, Kokudo N: Value of visual inspection, bimanual palpation, intraoperative ultrasonography during hepatic resection for liver metastases of colorectal carcinoma. World J Surg 5 (2011), 2779–2787.
[6] Ellsmere J, Kane R, Grinbaum R, Edwards M, Schneider B, Jones D: Intraoperative ultrasonography during planned liver resections: why are we still performing it? Surgical Endoscopy 34 (2007), 353–358.
[7] Sietses C, Meijerink MR, Meijer S, van den Tol MP: The impact of intraoperative ultrasonography on the surgical treatment of patients with colorectal liver metastases. Surg Endosc 24 (2010), 1917–1922.
[8] Shah AJ, Callaway M, Thomas MG, Finch-Jones MD: Contrast-enhanced intraoperative ultrasound improves detection of liver metastases during surgery for primary colorectal cancer. HPB (Oxford) 12 (2010), 181–187.
[9] Hansen C, Zidowitz S, Hindennach M, Schenk A, Hahn HK, Peitgen HO: Interactive determination of robust safety margins for oncologic liver surgery. Int J Comput Assist Radiol Surg, 4 (2009), 469–474.
[10] Heckel F, Meine H, Moltz JH, Kuhnigk JM, Heverhagen JT, Kießling A, Buerke B, Hahn HK: Segmentation-based partial volume correction for volume estimation of solid lesions in CT. IEEE Trans Med Imaging, 2013 (im Druck).
[11] Deserno TM: Fundamentals of biomedical image processing. In: Biomedical Image Processing, Biological and Medical Physics, Biomedical Engineering, 1–51, 2011.
[12] Schenk A, Prause G, Peitgen HO: Efficient semiautomatic segmentation of 3D objects in medical images. In Proceedings of Medical Image Computing and Computer-Assisted Intervention, 186–195, 2000.
[13] Tomoshige S, Oost E, Shimizu A, Watanabe H, Nawano S: A conditional statistical shape model with integrated error estimation of the conditions; application to liver segmentation in non-contrast CT images. Med Image Anal 18 (2014), 130–143.
[14] Wimmer A, Soza G, Hornegger J: A generic probabilistic active shape model for organ segmentation. Proceedings of Medical Image Computing and Computer-Assisted Intervention 5762 (2009), 26–33.
[15] Okada T, Linguraru MG, Hori M, Summers RM, Tomiyama N, Sato Y: Abdominal multi-organ CT segmentation using organ correlation graph and prediction-based shape and location priors. Proceedings of Medical Image Computing and Computer-Assisted Intervention 8151 (2013), 275–282.
[16] Heimann T, Meinzer HP: Statistical shape models for 3d medical image segmentation: A review. Med Image Anal 13 (2009), 543–563.
[17] Moltz JH, Bornemann L, Kuhnigk JM, Dicken V, Peitgen E, Meier S, Bolte H, Fabel M, Bauknecht HC, Hittinger M, Kießling A, Püsken M, Peitgen HO: Advanced segmentation techniques for lung nodules, liver metastases, enlarged lymph nodes in CT scans. IEEE J Sel Top Signal Process 3 (2009), 122–134.
[18] Häme Y, Pollari M: Semi-automatic liver tumor segmentation with hidden markov measure field model and non-parametric distribution estimation. Med Image Anal 16 (2012), 140–149.
[19] Smeets D, Loeckx D, Stijnen B, De Dobbelaer B, Vandermeulen D, Suetens P: Semi-automatic level set segmentation of liver tumors combining a spiral-scanning technique with supervised fuzzy pixel classification. Med Image Anal 14 (2010), 13–20.
[20] http://lts08.bigr.nl (20.12.2013)

[21] Deng X, Du G: Editorial: 3D segmentation in the clinic: A grand challenge II liver tumor segmentation, 2008.
[22] Moltz JH, Braunewell S, Rühaak J, Heckel F, Barbieri S, Tautz L, Hahn HK, Peitgen HO: Analysis of variability in manual liver tumor delineations in CT scans. In Proceedings of IEEE International Symposium on Biomedical Imaging, 1974–1977, 2011.
[23] Moltz JH, Steinberg C, Geisler B, Hahn HK: A tool for efficient creation of probabilistic expert segmentations. Proceedings of Medical Image Understanding and Analysis, 7–12, 2013.
[24] Schwier M, Moltz JH, Peitgen HO: Object-based analysis of CT images for automatic detection and segmentation of hypodense liver lesions. Int J Comput Assist Radiol Surg 6 (2011), 737–747.
[25] Chi Y, Zhou J, Venkatesh SK, Huang S, Tian Q, Hennedige T, Liu J: Computer-aided focal liver lesion detection. Int J Comput Assist Radiol Surg 8 (2013), 511–525.
[26] Ketelsen D, Heuschmid M, Schenk A, Nadalin S, Horger M: CT cholangiography-potential applications and image findings. Rofo 180 (2008), 1031–1034.
[27] Selle D, Preim B, Schenk A, Peitgen HO: Analysis of vasculature for liver surgical planning. IEEE Trans Med Imaging 21 (2002), 1344–1357.
[28] Hahn HK, Preim B, Selle D, Peitgen HO: Visualization and interaction techniques for the exploration of vascular structures. In Proceedings of IEEE Visualization, 395–402, 2001.
[29] Oeltze S, Preim B: Visualization of vasculature with convolution surfaces: method, validation and evaluation. IEEE Trans Med Imaging 24 (2005), 540–548.
[30] O'Donnell T, Kaftan JN, Schuh A, Tietjen C, Soza G, Aach T: Venous tree separation in the liver: Graph partitioning using a non-ising model. Proceedings of Information Processing in Medical Imaging 6801 (2011), 197–207.
[31] Selle D, Spindler W, Preim B, Peitgen HO: Mathematical methods in medical imaging: Analysis of vascular structures for liver surgery planning. Mathematics Unlimited, 1039–1059, 2000.
[32] Boskamp T, Hahn HK, Hindennach M, Oeltze S, Preim B, Zidowitz S, Peitgen HO: Geometrical and structural analysis of vessel systems in 3D medical image datasets. Medical Imaging Systems Technology 5 (2005), 1–60.
[33] Heckel F, Moltz JH, Tietjen C, Hahn HK: Sketch-based editing tools for tumour segmentation in 3D medical images. Computer Graphics Forum 32 (2013), 144–157.
[34] Heckel F, Moltz JH, Dicken V, Geisler B, Bauknecht HC, Fabel M, Meier S, Peitgen HO: 3D contour based local manual correction of liver segmentations in CT scans. Proceedings of Computer Assisted Radiology and Surgery 4 (2009), 45–46.
[35] Friman O, Hindennach M, Kühnel C, Peitgen HO: Multiple hypothesis template tracking of small 3D vessel structures. Med Image Anal 14 (2010), 160–171.
[36] Lange T, Wenckebach TH, Lamecker H, Seebass M, Hünerbein M, Eulenstein S, Schlag PM: Registration of portal and hepatic venous phase of MR/CT data for computer-assisted liver surgery planning. Proceedings of Computer Assisted Radiology and Surgery 1281 (2005), 768–772.
[37] Lange T, Wenckebach TH, Lamecker H, Seebass M, Hünerbein M, Eulenstein S, Gebauer B, Schlag PM: Registration of different phases of contrast-enhanced CT/MRI data for computer-assisted liver surgery planning: Evaluation of state-of-the-art methods. Int J Comput Assist Radiol Surg 1 (2005), 6–20.
[38] Rohlfing T, Maurer CR, Jr., O'Dell WG, Zhong J: Modeling liver motion and deformation during the respiratory cycle using intensity-based free-form registration of gated MR images. In Proceedings of SPIE Medical Imaging: Visualization, Display, Image-Guided Procedures 4319 (2001), 337–348.
[39] Tang S, Chen YW, Xu R, Wang Y, Morikawa S, Kurumi Y: MR-CT image registration in liver cancer treatment with an open configuration MR scanner. In Biomedical Image Registration 4057 (2006), 289–296.

[40] Heldmann S, Zidowitz S: Elastic registration of multiphase CT images of liver. In Proceedings of SPIE Medical Imaging: Image Processing, 72591H-1-12, 2009.
[41] Lang H, Radtke A, Hindennach M, Schroeder T, Frühauf NR, Malagó M, Bourquain H, Peitgen HO, Oldhafer KJ, Broelsch CE: Impact of virtual tumor resection and computer-assisted risk analysis on operation planning and intraoperative strategy in major hepatic resection. Arch Surg 140 (2005), 629–638.
[42] Hansen C, Zidowitz S, Stravrou G, Oldhafer KJ, Hahn HK: Impact of model-based risk analysis for liver surgery planning. Int J Comput Assist Radiol Surg 2014 (im Druck).
[43] Pawlik TM, Schulick RD, Choti MA: Expanding criteria for resectability of colorectal liver metastases. The Oncologist 13 (2008), 51–64.
[44] Mercier L, Langø T, Lindseth F, Collins LD: A review of calibration techniques for freehand 3-D ultrasound systems. Ultrasound Med Biol 31 (2005), 143–165.
[45] Bergmeir C, Seitel M, Frank C, De Simone R, Meinzer H, Wolf I: Comparing calibration approaches for 3D ultrasound probes. Int J Comput Assist Radiol Surg 4 (2009), 203–213.
[46] Heizmann O, Zidowitz S, Bourquain H, Potthast S, Peitgen HO, Oertli D, Kettelhack C: Assessment of intraoperative liver deformation during hepatic resection: Prospective clinical study. World Journal of Surgery 34 (2010), 1887–1893.
[47] Lee D, Nam WH, Lee JY, Ra JB: Non-rigid registration between 3D ultrasound and CT images of the liver based on intensity and gradient information. Physics in Medicine and Biology 56 (2011), 117–137.
[48] Cash DM, Miga MI, Sinha TK, Galloway RL, Chapman WC: Compensating for intraoperative soft-tissue deformations using incomplete surface data and finite elements. IEEE Trans Med Imaging 24 (2005), 1479–1491.
[49] Navab N, Blum T, Wang L, Okur A, Wendler T: First deployments of augmented reality in operating rooms. IEEE Computer 45 (2012), 48–55.
[50] Hansen C, Black D, Lange C, Rieber F, Lamadé W, Donati M, Oldhafer KJ, Hahn HK: Auditory support for resection guidance in navigated liver surgery. Int J Med Robot 9 (2013), 36–43.
[51] Peitgen HO, Hahn HK, Preusser T: Modellbildung in der bildbasierten Medizin: Radiologie jenseits des Auges. Computermodelle in der Wissenschaft 110 (2011), 259–284.
[52] Zidowitz S, Hahn HK, Peitgen HO: Risikovermeidung durch modellbasierte Computerunterstützung von Diagnose und Therapie. Endoskopie heute 24 (2011), 252–256.
[53] Manzey D, Luz M, Mueller S, Dietz A, Meixensberger J, Strauss G: Automation in surgery: the impact of navigated-control assistance on performance, workload, situation awareness, acquisition of surgical skills. Human Factors 53 (2011), 584–599.

P. Mildenberger
7 Bildgebung im OP – Radiologische Werkzeuge und Standards

7.1 Einführung

Im Vergleich zur „guten alten Zeit" ist die Erstellung von radiologischen Untersuchungen und Befunden heute deutlich unterschiedlich. Oftmals war die Radiologie eine Abteilung, die nicht im Mittelpunkt klinischer Abläufe stand und in analoger Technik Bilder und Befunde erstellte – dies vielfach mit gewisser Verzögerung in den Abläufen. Nicht selten war die Kommunikation zwischen Chirurgen und Radiologen geprägt durch die Anforderung von Untersuchungen und die Suche nach konventionellen Filmen, eine nicht unwesentliche Aufgabe für Assistenten in früheren Jahren. Die konventionellen Filme wurden in den OP-Räumen an Lichtkästen in der Wand präsentiert. Die intraoperative Bildgebung beschränkte sich auf einzelne Eingriffe der Allgemein- oder Unfallchirurgie bzw. Orthopädie. Heute ist die Radiologie oftmals ein zentraler Teil medizinischer Abläufe und intensiv in die interdisziplinäre Diskussion über Diagnostik und Therapie eingebunden; regulär ist auch die interventionelle Therapie ein Arbeitsgebiet der Radiologie, immer häufiger auch in Kooperation mit anderen Fächern. Die komplette Digitalisierung von Bildgebung, Bildspeicherung und Bildverteilung – meist in Form eines „Enterprise-PACS" – ermöglicht die unmittelbare Verfügbarkeit von Bildern und anderen Informationen unabhängig vom Standort oder von anderen Einschränkungen. Die Operationsverfahren haben sich weiterentwickelt und sind immer häufiger mit minimal-invasiven Techniken verbunden. Hierfür wird in unterschiedlicher Form moderne Bildgebung benötigt.

7.2 Bildgebung im OP

Die „üblichen" Röntgenverfahren im OP-Raum sind neben den Standard-Röntgenaufnahmen, beispielsweise für die postoperative Dokumentation nach Endoprothetik, die Fluroskopie (Durchleuchtung) für die intraoperative Kontrolle von Zugängen, von Kanälen, Schraubenlage oder Implantation von Herzschrittmachern u. a. Die intraoperative Angiographie in Form der Digitalen Subtraktionsangiographie (DSA) wird für die Gefäßchirurgie, beispielsweise für Thrombektomien oder Bypass-Anlagen, aber auch für Hybrid-Eingriffe mit Gefäßdilatation oder Stentimplantation benötigt.

Darüber hinaus werden zunehmend auch Schnittbildverfahren intraoperativ genutzt. Ein inzwischen allgemein akzeptiertes und in der Routine häufig verwendetes Verfahren ist hierbei der Ultraschall in der Leberchirurgie. Zunehmend werden aber auch der intraoperative Einsatz von Computertomographie (CT) und Magnetresonanztomographie (MRT) erprobt und diskutiert.

Unterschiedlichste Materialien, die im Bereich der interventionellen Radiologie seit Jahren verwendet werden, sind heute auch Teil intraoperativer Maßnahmen. Hierzu zählen beispielsweise Katheter, Drainagen, Ballonkatheter, aber auch Implantate (z. B. Stents, Prothesen, Coils, Verschlusssysteme) oder Medikamente (z. B. Chemoembolisation, SIRT, Vertebro-/Kyphoblastie).

7.3 Bildgebung und OP

Radiologie und Anforderungen an eine OP-Ausstattung haben heute einen engen Zusammenhang. Einerseits werden mehr und mehr Angiographie- bzw. Interventionsarbeitsplätze der Radiologie nach OP-Anforderungen errichtet, andererseits wird immer häufiger eine hochqualitative Bildgebung in konventionellen OP-Räumen erwartet. Wesentliche Antriebe für diese Entwicklung sind immer komplexere Eingriffe vor allem im Bereich der Gefäßinterventionen, z. B. Aneurysma-Therapie, oder minimal-invasiver kardiologischer bzw. kardiochirurgischer Therapieverfahren, wie beispielsweise die transapikale oder transfemorale Therapie von Klappenvitien.

Für die Radiologie bedeutet dies, sich mit den Anforderungen an eine höhere Hygieneklasse vertraut zu machen. Maßgeblich ist hierfür die DIN 1946-4, die u. a. die turbulenzarme Verdrängungsströmung („TAV") für OP-Räume der Raumklasse 1A beschreibt [1]. Wesentlich ist hierbei ein Zuluftdeckenfeld für eine turbulenzarme Verdrängungsströmung („laminar airflow") in ausreichender Größe (ca. 9 m²), das den Schutz von OP-Tisch, OP-Team und offenen Instrumententischen gewährleistet [2]. Für die Radiologie bedeutet dies insgesamt, sich bei der Konzeption neuer Angiographie-/Interventionsarbeitsplätze mit einer entsprechenden Ausstattung auch der umgebenden Räume zu befassen, dazu gehören beispielsweise die Umkleiden, die Lagerflächen, aber auch eine Patientenschleuse und Patientenüberwachung, die neben dem reinen Interventionsraum benötigt werden.

Die Anforderung an eine derartige, erhöhte Ausstattung ergibt sich aus der Art der hier erbrachten Eingriffe. Vielfach wird in Kombination mit einer Gefäßchirurgie die Therapie von Aneurysmata der thorakalen oder abdominellen Strombahn vorgenommen. Hierbei wird für das Einbringen des Stentgrafts ein größerer Zugang benötigt, der eine Arteriotomie erfordert, da ein rein perkutanes Vorgehen aufgrund der benötigten Instrumente nicht möglich ist. Diese größeren Wundgebiete ergeben Anforderungen wie in einem regulären OP.

Andererseits wird für derartige Eingriffe eine optimale Bildgebung mit Angiographiesystemen modernster Ausstattung benötigt, um sowohl eine entsprechende räumliche als auch zeitliche Auflösung für die aufwendigen Therapieverfahren erhalten zu können.

7.4 Bildgebung und OP-Umgebung

Für moderne OP-Verfahren, ob chirurgisch oder radiologisch initiiert, ist zudem die Interaktion mit verschiedenen anderen Systemen relevant, dies sind u. a.:
- die Verfügbarkeit von Vorbefunden/Bildern,
- die integrierte Darstellung im Blickfeld des Operateurs,
- die sichere und einfache Bedienbarkeit,
- der Schutz der Geräte sowie
- die Dokumentationsmöglichkeit für die intraoperative Bildgebung.

Integrierte Informationssysteme, welche Arztbriefe, Pathologiebefunde, Bilddaten, Laborbefunde, EKG und andere medizinische Informationen vorhalten, erlauben heute eine einfache und vollständige Information in den medizinischen Abläufen. Insbesondere für interventionelle oder operative Therapieverfahren ist die Verfügbarkeit derartiger Informationen, die überwiegend aus anderen Bereichen stammen, essenziell. Entsprechende Berechtigungskonzepte müssen daher den Zugriff im Bereich der Interventions- oder OP-Umgebung sicherstellen können. Immer häufiger ist dabei auch der Zugang zu extern erstellten Untersuchungen von Bedeutung. Diese müssen in die internen Informationssysteme eingebunden werden können. Moderne Standards, wie sie beispielsweise von IHE (Integrating the Healthcare Enterprise) beschrieben werden, helfen bei diesem Prozess. Die IHE-Initiative beschreibt entsprechende Profile für unterschiedliche Arbeitsschritte. Für den Import von externen Untersuchungen wird beispielsweise das Profil IRWF (Import Reconciliation Workflow) verwendet.

Aber auch im Bereich der Bildmanagementsysteme (PACS) ist eine Weiterentwicklung zur Unterstützung der Anforderungen im OP-Umfeld relevant. Hierzu zählen z. B. neue Möglichkeiten der dreidimensionalen Darstellung oder die Integration von volumetrischen Analysen. In dem DICOM-Standard sind neue therapiespezifische Supplements entwickelt worden, wie z. B. für CAD oder Implantate. Eine spezielle Anforderung stellt die Kommunikation mit OP-Systemen (z. B. OP-Robotik) dar, da hier entsprechend hohe Anforderungen durch das Medizinproduktegesetz (MPG) bestehen. Für die intraoperative Bildgebung selbst sind auch moderne Verfahren der Bildverarbeitung, wie z. B. Registrierung oder Fusion, von besonderer Bedeutung, um die intraoperative Überprüfung der erwarteten Befunde und vorgenommenen Therapiemaßnahmen bewerten zu können.

Diese vielfältigen Anforderungen der Kommunikation sind mit konventionellen Monitorsystemen innerhalb einer OP-Umgebung nur suboptimal darstellbar. Aktuell haben daher Großbildschirme mit einer integrierten, multifunktionellen Anbindung, die die Einblendung von klinischem Arbeitsplatzsystem, Vitalparametern, präoperativer Diagnostik oder intraoperativer Bildgebung möglich machen, das Umfeld im OP verändert.

Die Nutzung dieser neuartigen Arbeitsplätze stellt besondere Anforderungen an Hersteller und Nutzer dar, einerseits muss die Bedienung einfach und fehlertolerant möglich sein und andererseits ist der Schutz der Geräte vor Gasen und Flüssigkeiten sowie der Schutz der Patienten vor Infektionsquellen ganz wesentlich.

Die intraoperative Dokumentation unterscheidet sich ebenfalls von konventionellen OP-Verfahren, da durch den anderen Stellenwert der Bildgebung, diese auch unmittelbar und optimal dokumentiert werden muss. Daher sind derartige Arbeitsplätze an die Informationssysteme, insbesondere das PACS, entsprechend der Inhalte der IHE-Profile anzubinden. Maßgeblich ist hier inhaltlich das Profil Scheduled Workflow (SWF), das unter anderem die DICOM Modality Worklist, die Datenübertragung an Informationssysteme und andere Schritte beschreibt. Entsprechend können sich auch Anforderungen an die Monitorsysteme selbst ergeben, z. B. die der DIN 6868-157 hinsichtlich Bildschirmqualität. Insgesamt sind darüber hinaus sicherheitsrelevante Themen, wie sie von dem Medizinproduktegesetz oder der IEC 80001 beschrieben werden, in der Umsetzung zu beachten.

Die Entwicklungen in der Kombination von Bildgebung und Therapie nehmen auch Einfluss auf die Entwicklung der Gerätesteuerung und der OP-Tische selbst. Vielfach findet sich heute bereits eine Kooperation der entsprechenden Hersteller aus den unterschiedlichen Segmenten, die vorher keine Berührungspunkte hatten. Das Thema „Hybrid-OP" ist aktuell für unterschiedliche Fachrichtungen ein hochpriorisiertes Thema in der Diskussion mit klinischen Partnern und der Administration. Wesentliche Eingriffe, die eine entsprechende Ausstattung erfordern, sind neben den bislang bereits häufig vorgenommenen Gefäßeingriffen neu entwickelte Verfahren zur Therapie von Herzerkrankungen, Knochentumoren, Osteo-Synthesen oder Ablationsverfahren im Bereich der perivaskulären Strukturen.

7.5 Schlussfolgerungen

OP-Raum und Radiologie haben eine zunehmende, gegenseitige Interaktion. Hierbei werden klassische Fachgrenzen zunehmend durchlässig oder in Frage gestellt. Es resultieren neue Anforderungen an Kooperation und Ausstattung. Die technische Umsetzung derartiger Anforderungen gelingt zunehmend besser, die Integration mit Informationssystemen und Geräten ist aufgrund vorhandener, ständig weiter entwickelter Standards (IHE bzw. DICOM) möglich. Letztlich bleibt jedoch eine kritische Evaluation, welche Vorteile neue Methoden, Möglichkeiten und Prozesse für die medizinische Betreuung von Patienten haben, eine wichtige Aufgabe ärztlichen Handelns.

7.6 Zusammenfassung

Bildgebung und OP-Ausstattung sind zunehmend in Interaktion. Moderne Therapieverfahren erfordern eine hochqualitative Bildgebung, wie sie früher nur in Angiographiearbeitsplätzen verfügbar war und andererseits erfordern aufwendigere, interventionelle Eingriffe in der Radiologie die Berücksichtigung der Anforderungen an eine OP-Ausstattung hinsichtlich der Hygiene. Die Einbindung in Informationssysteme sowohl für den Zugriff vorhandener Informationen als auch die Speicherung neuer Daten (Bilddaten, Vitalparameter u. ä.) sind für die Planung moderner OP-Ausstattungen relevant.

Schlüsselwörter: Bildgebung, Radiologie, Hybrid-OP, DICOM, IHE

7.7 Literatur

[1] Anforderungen der Hygiene bei Operationen und anderen invasiven Eingriffen. Mitteilung der Kommission für Krankenhaushygiene und Infektionsprophylaxe am Robert Koch-Institut. Bundesgesundheitsbl – Gesundheitsforschung – Gesundheitsschutz 43 (2000), 644–648.

[2] DIN 1946-4. Beuthel Verlag, Berlin 2008.

M. Jürgens, C. Matthäus, J. Popp
8 Optische molekulare Bildgebung – Perspektiven der Anwendung im digitalen OP-Saal

8.1 Einführung

Die optische molekulare Bildgebung ermöglicht es, bereits kleinste krankhafte Veränderungen in lebendem Gewebe auf nicht-invasive Weise aufzuspüren. Als diagnostische *In-vivo*-Methode birgt sie ein großes Potenzial nicht nur für die Früherkennung, sondern kann auch schonende und gezielte chirurgische Eingriffe begleiten. Dieser Beitrag beschreibt neuartige Lösungen, welche derzeit im engen Schulterschluss von Technologie- und Methodenentwicklern mit medizinischen Anwendern entstehen.

8.2 Optische molekulare Bildgebung

Der Begriff „Molekulare Bildgebung" bezeichnet die Untersuchung und Abbildung biologischer Prozesse auf der molekularen Ebene. Sie wird in zunehmendem Maße in der biomedizinischen Forschung eingesetzt, um das Verständnis über reguläre und krankhafte Vorgänge im Körper zu verbessern [1]. Darüber hinaus besitzt sie großes Potenzial für eine verbesserte medizinische Diagnostik und Therapie. Bisher stützt sich die medizinische Bildgebung zumeist auf eher grobe Charakteristika wie die Gewebetextur oder den Wassergehalt des Gewebes. Damit werden aber oft erst größere krankhaft veränderte Gewebestrukturen sichtbar.

Auf molekularer Ebene können dagegen bereits kleinste Veränderungen in Zellen und Zellverbünden aufgespürt werden. Oft lassen sich bestimmte Vorboten der Krankheiten als sogenannte Biomarker identifizieren. So produzieren manche Krebserkrankungen schon Jahre vor Sichtbar- und Fühlbarwerden des Tumors veränderte Proteine. Auch bei der Alzheimer-Krankheit geht man von jahrelangen Latenzzeiten aus; bisher wird sie erst dann sicher erkannt, wenn das Gehirn bereits stark geschädigt ist. Hier besteht große Hoffnung, das Auge als diagnostisches Fenster zum Hirn zu nutzen und frühe krankhafte Veränderungen in der Retina durch einen Augenscan sichtbar zu machen [2].

Für die molekulare Bildgebung *in vivo* etablieren sich neben den weit verbreiteten bildgebenden Methoden Positronen-Emissionstomographie (PET) und Magnetresonanztomographie (MRT) in zunehmendem Maße auch optische Methoden. Das Licht bietet als Werkzeug den enormen Vorteil, biologische Prozesse schnell und hochempfindlich zu erfassen, ohne sie zu stören oder das Gewebe zu schädigen. Die verwendeten molekülspezifischen Verfahren haben sich typischerweise bereits in der Labordiagnostik (*in vitro*) bewährt. Wichtige Verfahren sind die Multiphotonen- und

Fluoreszenz-Mikroskopie, Raman-Spektroskopie und Fluoreszenz-Lebensdauer-Messungen sowie auch deren Kombination. Besondere Vorteile für In-vivo-Messungen bietet das optische Fenster im Nahinfrarot (NIR, 750-1300 Nanometer). Die Anpassung der Verfahren auf die Bedürfnisse der klinischen Routine erfordert jedoch noch erheblichen Forschungs- und Entwicklungsaufwand. So werden oftmals maßgeschneiderte Komponenten von der Lichtquelle bis zur Software benötigt. Für einige der genannten Verfahren müssen zudem geeignete Reagenzien („molekulare Sonden") entwickelt werden, die hochspezifisch an die jeweiligen Biomarker andocken und sie so sichtbar machen. Diese Forschungsaufgaben erfordern eine enge Zusammenarbeit der Technologieentwickler aus Akademie und Wirtschaft mit den klinischen Anwendern. Die Entwicklung optischer Technologien, aber auch der Marker und molekularen Sonden liegt oft in den Händen kleiner und mittelständischer Unternehmen, für die die Translation neuer Verfahren bis zum marktfähigen Produkt mit großem Risiko und Kapitaleinsatz verbunden ist. Die vorwettbewerbliche Forschung wird daher durch staatliche Initiativen der Forschungsförderung unterstützt. Im Folgenden möchten wir einige Lösungen vorstellen, die derzeit im Rahmen der Verbundforschung von Industrie, Akademie und Klinik entstehen und vom BMBF (Forschungsschwerpunkt Biophotonik, Technologieinitiative Molekulare Bildgebung) bzw. von der Europäischen Union (EU, FP7) gefördert werden (Tab. 8.1).

Tab. 8.1: Im Beitrag vorgestellte Verbundforschungsprojekte zur optischen molekularen Bildgebung *in vivo*.

Verbundname	Verbundpartner	Förderung/ Laufzeit	Kontakt
3D Bladder Map: Improvement in the Management of Bladder Cancer by Endoscopic Image Fusion and 3D Modeling	Klinikum der Universität München (Urologie und LIFE-Zentrum), Vrije Universiteit Brussel, ETRO (Belgien), KARL STORZ GmbH & Co. KG (Tuttlingen), TU München (MIMED)	EU (FP7) 2011–2012	Dr. Alexander Karl Dr. Herbert Stepp herbert.stepp@med.uni-muenchen.de
Neurotax: Bildgebende Stereotaxie – Optische Biopsie zur molekularen Diagnostik in der Neurochirurgie	MRC Systems GmbH (Heidelberg), KARL STORZ GmbH & Co. KG (Tuttlingen), Klinikum der Universität München (Zentrum für Neuropathologie, LIFE-Zentrum, Laser-Forschungslabor)	BMBF (Technologieinitiative Molekulare Bildgebung, MoBiTech) 2009–2012	Dr. Marcus Götz m.goetz@ mrc-systems.de

Colonview: Früherkennung und intraoperative Lokalisation des Kolonkarzinoms	KARL STORZ GmbH & Co. KG (Tuttlingen), SIGNALOMICS GmbH (Steinfurt), PARItec GmbH (Starnberg), DYOMICS GmbH (Jena), Fachhochschule Münster, Universitätsklinikum Freiburg (Klinik für Nuklearmedizin), Universitätsklinikum Jena (Institut für Diagnostische und Interventionelle Radiologie), TU München (Chirurgische Klinik, II. Medizinische Klinik und Poliklinik)	BMBF (MoBiTech) 2009–2012	Dr. Norbert Hansen norbert.hansen@karlstorz.com
Optoprobe: Optische Sonden für die medizinische Diagnostik und die zellbiologische Forschung	Forschungszentrum Borstel, Laser- & Medizin-Technologie GmbH (Berlin), Gesellschaft für Silizium-Mikrosys-teme mbH (Großerkmannsdorf), ATTO-TEC GmbH (Siegen), KARL STORZ GmbH & Co. KG (Tuttlingen), r-biopharm AG (Darmstadt)	BMBF (MoBiTech) 2009–2012	PD Dr. Andreas Frey afrey@fz-borstel.de
Flendos: Grundlagen eines Fluoreszenz-Lebensdauer-Endoskopie-Systems für die Gewebedifferenzierung im oberen Luft-Speiseweg	KARL STORZ GmbH & Co. KG (Tuttlingen), PCO AG, FISBA Photonics GmbH, Institut für Lasertechnologien in der Medizin und Meßtechnik (Ulm), Klinikum der Universität München (LIFE-Zentrum)	BMBF (Biophotonik IV) 2010–2013	Dr. Norbert Hansen norbert.hansen@karlstorz.com
MediCARS: CARS-Mikroskopietechniken für die Anwendung in der Medizin	TU Dresden, Universität Konstanz (FB Chemie), Universität Stuttgart, Ruprecht-Karls-Universität Heidelberg, IPHT Jena, Friedrich-Schiller-Universität Jena (Institut für Angewandte Physik)	BMBF (Biophotonik IV) 2010–2013	Prof. Dr. Andreas Zumbusch andreas.zumbusch@uni-konstanz.de
In Vivo Characterization of Atherosclerotic Plaque Depositions by Raman-Probe Spectroscopy	Friedrich-Schiller-Universität Jena, Universitätsklinikum Jena (Klinik für Innere Medizin, Institut für Pathologie), Katholische Klinik Koblenz (Innere Medizin und Kardiologie), European Laboratory for Non-Linear Optics Florence (Italy)	EU (FP7) 2011–2012	Prof. Dr. Jürgen Popp juergen.popp@ipht-jena.de

8.3 Fluoreszenzendoskopische Erkennung maligner Tumoren

8.3.1 Verbesserte Diagnostik von Blasenkrebs

Jährlich erkranken in Europa über 120.000 Patienten neu an bösartigen Tumoren der Harnblase. Diese finden ihren Ursprung zumeist im Bereich des Urothels und wachsen in über 80 % der Fälle im Rahmen der Erstdiagnose nicht muskelinvasiv. Jedoch werden insbesondere sehr kleine oder auch flach wachsende aggressive Tumorstadien im Rahmen der klassischen Weißlicht-Zystoskopie leicht übersehen. So bleibt auch nach einer Therapie das Rezidivrisiko mit 50 % bis 70 % für die ersten beiden Jahre nach Erstdiagnose groß [3]. Mehrere klinische Studien haben gezeigt, dass die Fluoreszenzendoskopie, auch Photodynamische Diagnostik (PDD) genannt, hier wichtige Verbesserungen ermöglicht [4, 5]. Vor Durchführung der PDD wird dem Patienten die Substanz Hexyl-Aminolävulinsäure (HAL, 5-ALA) intravesikal verabreicht, woraufhin eventuell vorhandene Tumorzellen mit einer vermehrten Bildung und Anreicherung des Fluoreszenzfarbstoffes Protoporphyrin IX (PpIX) reagieren. Bei der anschließenden endoskopischen Untersuchung erkennt der Urologe durch Verwendung von Licht im Bereich von 400 nm Wellenlänge (blaues Licht) einen Tumor an seinem besonderen Fluoreszenzverhalten, welches als rotes Leuchten sichtbar wird. Flache neoplastische Läsionen wie Dysplasien und Carcinomata in situ, aber auch kleine papilläre Tumore werden besser erkannt als unter Weißlicht. Zudem sind die Grenzen zum gesunden Gewebe deutlich schärfer als unter Weißlicht zu erkennen, was im Rahmen einer intraoperativen Diagnostik die exakte Resektion des Tumors erleichtert.

Die PDD wurde bereits im Jahr 1990 erstmals am Klinikum München-Großhadern erprobt und kommt heute in vielen Kliniken zur Erkennung und Therapie von Blasenkrebs zum Einsatz. Das Kontrastmittel ist seit dem Jahr 2005 unter dem Namen Hexvix in der EU und seit dem Jahr 2010 auch in den USA klinisch zugelassen. Trotzdem können noch Tumore übersehen werden, wenn sie sich an schwer einsehbaren Stellen der Blasenwand verstecken, die der Operateur nicht eingesehen hat.

Dieses Problem kann mit der modernen Bildverarbeitung behoben werden. So arbeitet ein Forschungsverbund aus Klinik, Akademie und Wirtschaft im Rahmen des EU-Projekts „3D Bladder Map" daran, endoskopische Aufnahmen der Harnblase in einer hochaufgelösten, dreidimensionalen „Landkarte" der inneren Blasenoberfläche zusammenzuführen (Abb. 8.1) [6].

Die Darstellung soll künftig den Operateur während der Resektion unterstützen; zudem soll sie die Archivierung sowie den Vergleich objektiver Befunddaten für die Verlaufskontrolle verbessern.

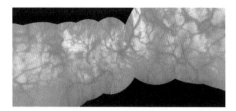

Abb. 8.1: Das dreidimensionale Panoramabild der Harnblase erleichtert den chirurgischen Eingriff (Quelle: A. Karl/H. Stepp, Klinikum Großhadern).

8.3.2 Optische Orientierung für die stereotaktische Neurochirurgie

Die Stereotaxie ist ein minimal-invasives Verfahren, das häufig in der Neurochirurgie angewendet wird. Dabei sind der Kopf des Patienten und die Führung der chirurgischen Instrumente an einem stabilen Rahmen fest zueinander fixiert, um höchste Genauigkeit zu erreichen.

Das Verfahren eignet sich unter anderem zur Probenentnahme bei malignen Gliomen. Bisher wird es allerdings nur von wenigen Spezialisten eingesetzt, da sich ein Tumor zwar von außen leicht orten lässt (beispielsweise mittels MRT), der Operateur während des Eingriffs aber keine exakte Rückmeldung bekommt, in welchem Gewebeabschnitt seine Werkzeuge gerade ansetzen. Somit läuft er Gefahr, die Biopsie nicht aus dem oft nur dünnen proliferierenden Teil des Tumors zu entnehmen oder gar Blutgefäße zu verletzen und somit Hirnblutungen zu verursachen.

Ein neues fluoreszenzgestütztes System soll künftig eine optische Orientierungshilfe schaffen und eine genaue Kontrolle ermöglichen. Es wurde im Rahmen des Verbundforschungsprojektes „Neurotax" entwickelt und könnte der Stereotaxie zum Durchbruch als Standard-Biopsieverfahren bei malignen Gliomen verhelfen. In diesem Projekt konnte ein miniaturisiertes, faseroptisches Kontakt-Endoskop entwickelt werden. Seine äußere Führungsnadel hat einen Durchmesser von nur zwei Millimeter und kann daher in das bestehende neurochirurgische Instrumentarium integriert werden.

Zur Anfärbung relevanter Strukturen kommen zwei Farbstoffe zum Einsatz: Als tumorspezifische Sonde dient wiederum durch 5-ALA (Gliolan) induziertes Protoporphyrin IX, welches durch eine Laserdiode bei 405 nm angeregt wird. Der Farbstoff reichert sich hochselektiv im Tumorgewebe und dabei insbesondere in dessem für die Diagnostik wichtigen proliferierenden Randbereich an, so dass dieser durch eine erhöhte Fluoreszenz deutlich markiert wird. Zusätzlich färbt das Infrarot-Fluorochrom Indocyaningrün (ICG) die Blutgefäße im Gehirn an und liefert durch Beleuchtung bei 785 nm sozusagen ein optisches Warnsignal: Abhängig von der gewählten Laserleistung werden Blutgefäße im Abstand von etwa zwei Millimetern vor der Berührung erkannt. Eine spezielle Navigationssoftware blendet die optischen Informationen in eine dreidimensionale anatomische Darstellung ein. Derzeit wird die klinische Prüfung des Verfahrens vorbereitet.

8.3.3 Früherkennung und intraoperative Diagnostik von Darmkrebs

Eine verbesserte Diagnostik von Darmtumoren ist das Ziel des Forschungsverbundes „Colonview". Darmkrebs gehört zu den häufigsten und tödlichsten Krebsformen in der westlichen Welt: Jährlich erkranken allein in Deutschland rund 73.000 Menschen an Darmkrebs, rund 28.000 Menschen sterben daran. Die Fluoreszenzendoskopie soll eine gezielte und sensitive Früherkennung von Kolonadenomen und -karzinomen im Rahmen der Koloskopie ermöglichen, aber auch deren operative Resektion unterstützen.

Einer Früherkennung kommt zugute, dass auch im Darm flache Läsionen, die beispielsweise als frühe Stadien eipithelialer Tumore (Carcinomata in situ) auftreten, mit der Fluoreszenzendoskopie deutlich besser erkannt werden als mit den klassischen Verfahren. Dazu hat der Verbund eine neue, mit einem Fluoreszenzfarbstoff markierte Peptidsonde (Abb. 8.2) [7] und ein passendes endoskopisches Inspektionssystem erarbeitet. Die Peptidsonde bindet selektiv an die Zielstruktur CCK2-Rezeptor. Hierbei handelt es sich um einen Zelloberflächenmarker für bestimmte Krebsarten, der sich auch in Kolonadenomen und Kolonkarzinomen findet. Die Stoffklasse der eingesetzten peptidischen Liganden gilt als besonders gut verträglich und hochspezifisch. Das an den Liganden gebundene Nahinfrarot-Fluorochrom dient als sogenannter Reporter für die Bildgebung. Die resultierende Peptidsonde wird derzeit noch am Tiermodell getestet.

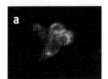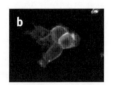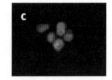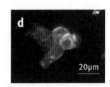

Abb. 8.2: Bindung und intrazelluläre Aufnahme einer zielgerichteten Nahinfrarotpeptidsonde nach Bindung an ihren Rezeptor, den Cholecystokinin-2-Rezeptor. Die fluoreszierende Sonde ermöglicht eine molekulare Identifikation von Tumorzellen, welche durch das Vorhandensein des Rezeptors charakterisiert sind. Nahinfrarot-peptidsonde (a), Zellmembranen (b), Zellkerne (c). (Quelle: S. Kossatz, Universitätsklinikum Jena/IDIR). Vgl. Kapitel 24, Farbabbildungen, S. 306.

Ein zweiter Aufbau soll die minimal-invasive Entfernung fortgeschrittener Tumoren unterstützen, indem er eine einfache Lokalisation über eine Bauchspiegelung (Laparoskopie) ermöglicht. Dazu wurde eine spezielle Nanopartikel-Sonde erforscht, die mithilfe eines neuartigen Mikroinjektionssystems vor der Operation als In-vivo-Diagnostikum koloskopisch appliziert werden soll. Im darauffolgenden Schritt wird der Tumor laparoskopisch über eine Transilluminations-Fluoreszenzdetektion, also von der Außenseite des Darms her, lokalisiert. Auch dieses System befindet sich noch in der Testung am Tiermodell.

8.3.4 Weitere Trends in der Fluoreszenzendoskopie

Weitere Forschungsvorhaben zielen darauf ab, die Empfindlichkeit und Spezifität der Fluoreszenzendoskopie weiter zu verbessern bzw. ihre Anwendung auf andere Organe und Krebsentitäten auszuweiten. So markiert 5-ALA häufig auch entzündliche, aber nicht bösartige Gewebeveränderungen. Dies stört in manchen Geweben kaum (z. B. Hirn, Blase), in anderen stärker (z. B. Gastrointestinaltrakt). Inzwischen sind einige Substanzen bekannt, die als tumorspezifische Biomarker dienen könnten. Jedoch ist es eine umfangreiche Aufgabe, für derartige Marker geeignete bildgebende Sonden unter Berücksichtigung des betreffenden physiologischen Umfeldes herzustellen und zu evaluieren. Schon das Aufspüren geeigneter Peptidliganden gleicht der „Suche nach der Nadel im Heuhaufen". Um hier ein effizientes Vorgehen zu ermöglichen, erarbeitet der Forschungsverbund „Optoprobe" eine vollautomatisierte Plattform, mit der Peptidliganden mit maßgeschneiderten Eigenschaften für die medizinische Diagnostik identifiziert werden können. Kernstück des Projekts ist die Entwicklung „intelligenter" Sonden mittels eines molekularen Evolutionsverfahrens. Einen weiteren Ansatz für eine aussagekräftige Gewebedifferenzierung verfolgt der Verbund „Flendos": Das verwendete Endoskopie-System soll im Gegensatz zu herkömmlichen Fluoreszenzendoskopen nicht nur die Intensität, sondern auch die Dauer der Fluoreszenz/Abklingzeit nach deren Anregung durch Laserlicht bildgebend darstellen. Auch diese Technologie soll bei der Früherkennung und zur intraoperativen Abgrenzung von krankhaft verändertem zu Normalgewebe eingesetzt werden. Dies erforscht der Verbund beispielhaft an malignen Neoplasien im oberen Luft-Speiseweg.

8.4 Perspektiven der anfärbefreien Diagnostik

8.4.1 Vorbemerkungen

Wie bereits angedeutet, ist die Erarbeitung und klinische Zulassung geeigneter Farbstoffsonden für die molekulare Diagnostik mit großem Ressourceneinsatz verbunden. Eine interessante Alternative für klinische Anwendungen stellen daher Verfahren zur anfärbefreien Diagnostik dar. Exemplarisch werden hier zwei Implementierungen für die klinische Diagnostik vorgestellt.

8.4.2 *In-vivo*-Charakterisierung von atherosklerotischen Plaques mittels Raman-Sonden-Spektroskopie

Durch Atherosklerose verursachte kardiovaskuläre Erkrankungen stellen die Haupttodesursache in der westlichen Zivilisation dar. Die Pathogenese ist komplex: Das Altern der Blutgefäße macht die inneren Membranen der Arterien porös und damit anfällig für Ablagerungen verschiedener Lipide sowie, insbesondere bei älteren Menschen, von kristallinem Calcium. Die Ablagerungen haben eine Migration von weißen Blutkörperchen zur Folge, welche durch Einlagerung von Fetten zu sogenannten Schaumzellen heranwachsen. Bei stark ausgeprägter Fetteinlagerung ist der Zellmetabolismus jedoch überfordert, was über einen längeren Zeitraum zum Anschwellen der Gefäßinnenwand und zur herdförmigen Ausbildung von atherosklerotischen Plaques führt. Stark ausgeprägte Ablagerungen beeinträchtigen die Blutversorgung und können im Extremfall die Gefäße komplett verschließen. Besonders kritisch sind instabile bzw. vulnerable Plaques zu bewerten. Brechen sie auf, so können die in die Blutbahn gelangenden Plaquereste in engen Gefäßen zu Verstopfungen führen. Wenn dies in den Herzkranzgefäßen geschieht, kann ein Herzinfarkt daraus resultieren. Eine Unterbrechung des Blutflusses der gehirnversorgenden Arterien kann einen Schlaganfall zur Folge haben. Die Stabilität von atherosklerotischen Plaques wird durch ihre biochemische Zusammensetzung bestimmt. Somit stellt diese für Kardiologen eine wichtige Information dar, welche über das weitere therapeutische Vorgehen, wie die medikamentöse Therapie oder das Einsetzen von Stents, entscheidet. Aufgrund der unterschiedlichen und sehr komplexen biochemischen Prozesse kann die Zusammensetzung der Plaques sehr stark variieren, wobei Fette, Cholesterin und Cholesterinester, aber auch Calciumphosphat und proteinreiche Komponenten der extrazellulären Matrix die Hauptbestandteile bilden können. Etablierte katheterbasierte Bildgebungsverfahren, wie der intravaskuläre Ultraschall (IVUS) oder die optische Kohärenz-Tomographie (OCT), können zwar Plaqueablagerungen visualisieren, liefern aber keine Informationen über deren biochemische Zusammensetzung.

Die Idee zur Verbesserung liegt in der Kombination der existierenden bildgebenden Verfahren mit einer Methode aus der klassischen chemischen Analytik, der Raman-Spektroskopie. Diese basiert auf inelastischer Lichtstreuung, wobei Molekülschwingungen angeregt werden. Aufgrund der typischen Schwingungsspektren lassen sich Moleküle einwandfrei klassifizieren und identifizieren. Die erhaltenen Spektren ermöglichen eine sichere Unterscheidung zwischen organischen und anorganischen Bestandteilen, aber auch quantitative Aussagen über Fett- oder Proteingehalt der Plaques. Die Anregungs- sowie die vom Gewebe rückgestreute Lichtstrahlung können mit Hilfe lichtleitender Fasern transportiert und gesammelt werden. Dies ermöglicht die Entwicklung flexibler Kathetersonden, welche in die Arterien eingeführt werden können. Erste Versuche mit solchen faseroptischen Sonden wurden an Kaninchen, welche einer cholesterinreichen Nahrung ausgesetzt waren, durchgeführt.

Die Abbildung 8.3a zeigt eine Röntgenaufnahme eines Kaninchens mit inserierter Kathetersonde im Bereich der thorakalen Aorta. Zur besseren Visualisierung der Blutgefäße ist in der Abbildung 8.3b ein Röntgenangiogramm dargestellt. Klar zu erkennen ist der vom Herzen ausgehende Aortenbogen mit abzweigenden Gefäßen. Anhand der in der Abbildung 8.3c gezeigten spektralen Information können nun direkt *in vivo* Plaqueablagerungen aufgespürt und in ihrer Zusammensetzung analysiert werden. Für die Anregung der Vibrationsmodi der Moleküle wurde eine möglichst gering inva-

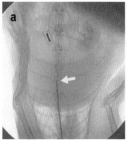 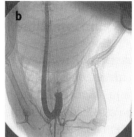 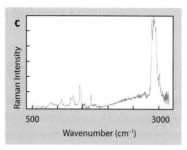

Abb. 8.3: Raman-Sonde im Tierversuch. Die Position der Sonde in den Blutgefäßen (a), mit Hilfe von Kontrastmittel dargestellt in (b). Beispiel eines Raman-Spektrums (c) an einer Stelle mit lipidreichen Plaques (Quelle: B. Brehm, Universitätsklinik Koblenz, C. Matthäus, IPHT Jena).

sive Laserstrahlung im nahinfraroten Bereich des Lichtes (785 nm) verwendet. Die Messzeiten pro Positionen variierten zwischen 3 und 10 Sekunden, was für zukünftige Humanapplikationen realistische Zeitvorgaben sind. Die Aorta konnte an mehreren Positionen auf Ablagerungen untersucht werden, wobei eine Zunahme von Plaques zum Herzen hin festgestellt wurde. Die gezeigte Technik könnte künftig eine gezielte Untersuchung von atherosklerotischen Plaques bereits während einer minimal-invasiven Intervention ermöglichen und so die Einschätzung von Risiken, die mit Plaqueablagerungen verbunden sind, erheblich verbessern. Zudem könnte sie zu individualisierten Therapiestrategien beitragen und damit Nebenwirkungen reduzieren helfen.

8.4.3 Multimodale Bildgebung für die Klinik

Ein besonderes Potenzial für die klinische Diagnostik liegt in der Kombination mehrerer bildgebender Verfahren aus dem Bereich der nichtlinearen Mikroskopie. So erarbeitet der Projektverbund „MediCARS" derzeit ein multimodales Mikroskopiesystem, welches auf berührungsfreie und nicht-invasive Weise die Morphologie von unbehandeltem Gewebe abbildet und gleichzeitig Informationen über dessen chemische Zusammensetzung gewinnt. Der rein optische Ansatz vereint Bildgebung mittels CARS (coherent anti-Stokes Raman scattering), SHG (second-harmonic generation) und Zweiphotonenfluoreszenz (TPEF, two photon excited fluorescence) in einem modularen Geräteaufbau. Die Morphologie von Gewebestrukturen kann bis in ein Millimeter Tiefe untersucht werden, also mit einer viel größeren Tiefenauflösung als mit herkömmlicher Lichtmikroskopie. Die Visualisierung der räumlichen Verteilung molekularer Markersubstanzen, wie z. B. Lipide, Kollagen und Elastin, liefert dem Mediziner wichtige Informationen über die einer Krankheit zugrunde liegenden molekularen Veränderungen.

Bislang beschränkt sich der Einsatz insbesondere der CARS-Spektroskopie trotz ihres außerordentlichen Potenzials auf die Grundlagenforschung, da die notwendigen

Mikroskope und Lasersysteme teuer, groß und nur mit hohem Aufwand zu bedienen sind. Kernstück des im Projekt entstehenden Mikroskops für den klinischen Routineeinsatz ist eine neu entwickelte Faserlichtquelle [8]. Dieser Faserlaser, die Optimierung des Systems für nahinfrarote Laserquellen sowie der konsequente Verzicht auf optische Komponenten, die für die spezifische Anwendung nicht benötigt werden, ermöglichten einen sehr kompakten Laboraufbau. Das Gerät ist transportabel und robust und besitzt eine intuitive graphische Benutzeroberfläche für den Betrieb in der klinischen Umgebung (Abb. 8.4).

Der Aufbau wurde schon am Uniklinikum der TU Dresden erprobt. Damit ist ein großer Schritt in Richtung relevanter klinischer Anwendungen getan. Beispielsweise könnte es berührungslose optische Routineuntersuchungen ermöglichen, in einen endoskopischen Aufbau integriert werden oder als bildgebendes Verfahren für die Überwachung chirurgischer Eingriffe dienen, z. B. für die Online-Erkennung von Tumorgrenzen [9–11].

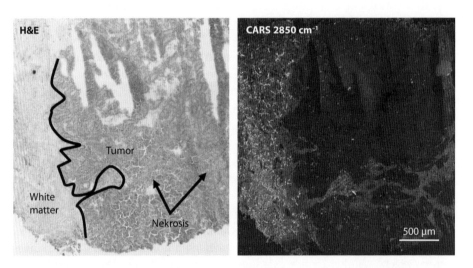

Abb. 8.4: Die multimodale Bildgebung wurde angewendet, um Proben von menschlichen Hirntumoren zu untersuchen. Für Vergleichszwecke links das mit Hämatoxylin und Eosin (HE) gefärbte Bild, rechts das CARS-Bild bei der CH-Streckschwingung bei 2.850 cm^{-1}. Selbst diese einzelne nichtlineare Technik erlaubt eine vergleichbar präzise Erfassung der Tumorgrenzen wie der Referenzstandard in der Histopathologie, die HE-Färbung (Quelle: T. Meyer, IPHT Jena). Vgl. Kapitel 24, Farbabbildungen, S. 307.

8.5 Zusammenfassung

Genauer erkennen – besser heilen: Diese Hoffnungen verknüpfen sich mit den Methoden der optischen molekularen Bildgebung. Sie ermöglichen eine aufschlussreiche Diagnostik und unterstützen so die moderne Medizin auf ihrem Weg hin zu einer frühen Erkennung sowie einer schonenden und doch hocheffizienten Behandlung von Krankheiten.

Schlüsselwörter: Molekulare Bildgebung, optische Technologien, Biophotonik, Biomarker, Fluoreszenz, Fluoreszenz-Zystoskopie, Raman-Spektroskopie, photodynamische Diagnostik

Danksagung
Wir bedanken uns bei den Partnern der genannten Forschungsverbünde für die Bereitstellung von Abbildungen und Informationen. Wir bedanken uns ebenfalls für die finanzielle Unterstützung der Projekte durch die Europäische Union sowie das Bundesministerium für Bildung und Forschung wie in Tabelle 8.1 genannt.

8.6 Literatur

[1] Weissleder R, Ntziachristos V: Shedding light onto live molecular targets. Nature Medicine 9 (2003), 123–128.
[2] Was schädigt die Synapsen bei Alzheimer? Presseerklärung des Deutschen Zentrums für Neurodegenerative Erkrankungen e. V. (DZNE) vom 29. Februar 2012.
[3] Thomas K, O'Brien T: Improving Transurethral Resection of Bladder Tumour: The Gold Standard for Diagnosis and Treatment of Bladder Tumours. Eur Urol Supplements 7 (2008), 524–528.
[4] Jocham D, Stepp H, Waidelich R: Photodynamic Diagnosis in Urology: State-of-the-Art. Eur Urol 53 (2008), 1138–1150.
[5] Hermann GG, Mogensen K, Carlsson S, Marcussen N, Duun S: Fluorescence-guided transurethral resection of bladder tumours reduces bladder tumour recurrence due to less residual tumour tissue in Ta/T1 patients: a randomized two-centre study. BJU 108 (2011), E297–E303.
[6] Shevchenko N, Fallert JA, Stepp H, Sahli H, Karl A, Lueth TC: A high resolution bladder wall map: feasibility study. 34th Annual International IEEE EMBS Conference (to be published).
[7] Kossatz S , Béhé M , Mansi R , Saur D , Czerney P , Kaiser WA, Hilger I: Multifactorial diagnostic NIR imaging of CCK2R expressing tumors with a novel fluo-rescent minigastrin and a metabolic probe. Cancer Research (submitted).
[8] Baumgartl M, Chemnitz M, Jauregui C, Meyer T, Dietzek B, Popp J, Limpert J, Tünnermann A: All-fiber laser source for CARS microscopy based on fiber optical parametric frequency conversation. Opt Express 20 (2012), 4484–4493.
[9] Meyer T, Bergner N, Bielecki C, Krafft C, Akimov D, Romeike BFM, Reichart R, Kalff R, Dietzek B, Popp J: Nonlinear microscopy, infrared, and Raman microspectroscopy for brain tumor analysis. J Biomed Opt 16 (2011), 21113.
[10] Medyukhina A, Meyer T, Schmitt M, Romeike BFM, Dietzek B, Popp J: Towards automated segmentation of cells and cell nuclei in nonlinear optical microscopy. J Biophotonics (accepted 2012).
[11] Meyer T, Bergner N, Medyukhina A, Dietzek B, Krafft C, Romeike BFM, Reichart R, Kalff R, Popp J: Interpreting CARS images of tissue within the C-H-stretching region. J Biophotonics (accepted 2012).

Teil III: **Systeme und Applikationen**

H. Feußner, S. Gillen, M. Kranzfelder, A. Fiolka, A. Schneider,
T. Lüth, D. Wilhelm

9 Klinischer Impact von computerassistierten Interventionen im OP

9.1 Einführung

Die relativ kurze Geschichte der wissenschaftlichen Chirurgie, die etwa 150 bis 170 Jahre beträgt, lässt sich im Rückblick wohl in drei Phasen gliedern: Sie nahm ihren Anfang mit der Eroberung der Anatomie, d. h., dass nach und nach alle Regionen des menschlichen Körpers für den chirurgischen Eingriff zugänglich wurden. Beginnend mit den Organen der Bauchhöhle konnten wenig später auch Eingriffe im Bereich des Thorax und sogar am Herzen durchgeführt werden. Ihren Abschluss erreichte diese Phase mit der „chirurgischen Eroberung" des Neurokraniums. Die zweite Phase kann mit den Begriffen Rekonstruktion und Substitution umschrieben werden, für die beispielhaft die Endoprothetik und die Transplantationschirurgie genannt werden können. Wir befinden uns derzeit wohl in der dritten Phase, die durch die Minimierung des Eingriffstraumas geprägt ist und die mit der Einführung der minimal-invasiven Chirurgie im letzten Jahrzehnt des vergangenen Jahrhunderts begann.

Mit der hier skizzierten Entwicklung der Chirurgie ging ein zunehmender Bedarf an medizintechnischer Unterstützung einher, der nicht linear, sondern exponentiell anstieg. Es kann fast als ein Axiom angesehen werden, dass mit der Tendenz zur Minimalisierung der Bedarf an computerbasierter Unterstützung im weitesten Sinn immer rascher wachsen wird. Computerassistierte Intervention oder Chirurgie im engeren Sinne kann definiert werden als „ein chirurgisches Konzept und eine Reihe von Methoden, bei denen Computer-Technologie zur Operationsplanung und zum Leiten oder für die Ausführung chirurgischer Eingriffe genutzt wird" [1].

In der Praxis wird unter „computerassistierter Intervention" häufig nur der Einsatz von Navigations- und Planungssystemen sowie der Einsatz der Robotik verstanden, jedoch ist die Definition wesentlich umfassender und schließt beispielsweise auch die computergestützte Optimierung der Visualisation, den Einsatz computergesteuerter Instrumente und Gerätesysteme sowie die telematische Unterstützung mit in den Prozess ein.

9.2 Aktueller Stand der computerassistierten Interventionen im allgemeinchirurgischen OP

9.2.1 Vorbemerkungen

Zu Beginn des letzten Jahrzehnts, d. h. zur Jahrtausendwende, wurden kühne Visionen zum Einsatz der Telematik und Robotik im chirurgischen OP entworfen, die heute bereits – wenn es nach den Protagonisten zum damaligen Zeitpunkt gegangen wäre – in der klinischen Realität hätten verwirklicht sein sollen. Natürlich ist auch heute schon anspruchsvolle Chirurgie nicht mehr ohne computerbasierte Unterstützung möglich, aber der Einsatz bezieht sich im Wesentlichen auf den perioperativen Bereich, während computerassistierte Interventionen im engeren Wortsinn heute zumindest in der offenen Chirurgie erst ganz am Anfang stehen.

9.2.2 Computerassistenz in der perioperativen Chirurgie

Bereits in der Diagnostik ist die Computerassistenz aus der Chirurgie nicht mehr wegzudenken („Computertomographie"). Erst recht gilt das für die Phase der Entscheidungsfindung bzw. Indikationsstellung. Insbesondere komplexere onkologische Fälle werden heute in der Regel in Therapieboards besprochen. Ohne eine umfassende Telematikunterstützung wäre die Entwicklung moderner, wissenschaftlich begründeter multimodaler Therapiekonzepte in den sogenannten interdisziplinären Tumorboards in der Kürze der zur Verfügung stehenden Zeit und der zunehmenden „Datenflut" unmöglich (Abb. 9.1).

Die Rolle der Computerassistenz in der chirurgischen Logistik wird im Allgemeinen kaum wahrgenommen bzw. erheblich unterschätzt. Die zunehmend technisierten Eingriffe mit einem hohen Anteil an Verbrauchsmaterial produzieren heute eine Warenflut, die ein anspruchsvolles Management voraussetzt, wenn unangemessen hohe Lagerbestände oder – was in der Chirurgie noch schlimmer ist – Fehlbestände vermieden werden sollen.

Neben leistungsfähigen Managementprogrammen erfordert dies auch eine verlässliche Produktidentifikation. Hierzu werden auch im OP u. a. Radiofrequenz-Identifikationssysteme (RFID) bzw. Barcodes eingesetzt. Neuerdings erfolgt sogar auch das Patientenmanagement telematikassistiert. Dazu können beispielsweise patientenindividuelle Tags verwendet werden, die nach Art einer Armbanduhr getragen werden [2]. Dadurch können unter Umständen folgenschwere Verwechslungen vermieden werden (Abb. 9.2).

9.2 Aktueller Stand der computerassistierten Interventionen im OP — 109

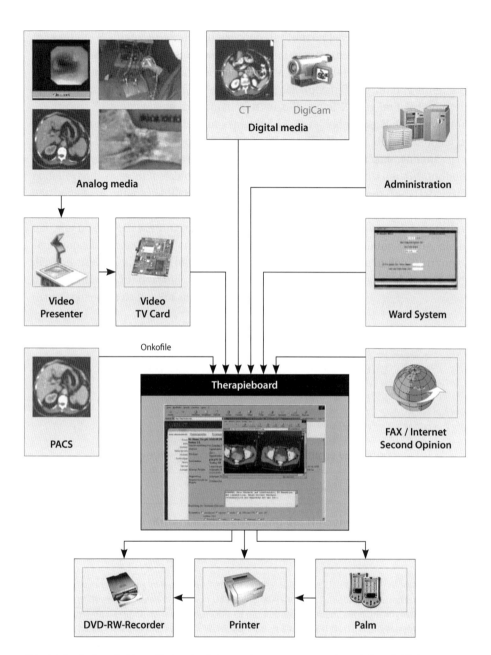

Abb. 9.1: In die Entscheidungsfindung im Rahmen eines sogenannten Therapieboards fließen Informationen aus den unterschiedlichsten Quellen ein. Sie müssen rasch und gut moderiert zur Verfügung gestellt werden. Ebenso muss das Ergebnis nach Entscheidungsfindung unmittelbar allen am Behandlungsprozess Beteiligten zugestellt werden. Ohne eine umfassende telematische Unterstützung wäre der Einsatz in der klinischen Routine undenkbar.

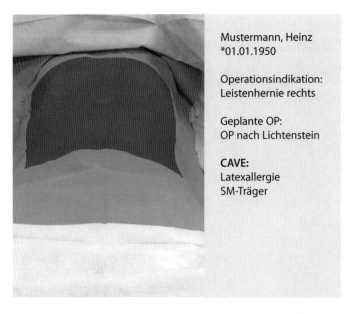

Abb. 9.2: Jedem halbwegs erfahrenen Mitglied des OP-Teams wird hier auffallen, dass die sogenannte „Abdeckung", d. h. die Exposition des OP-Gebiets für den geplanten operativen Eingriff völlig unangemessen ist. Fälschlicherweise war angenommen worden, dass bei dem Patienten die Gallenblase entfernt werden sollte. Tatsächlich aber war die Operation des Leistenbruchs vorgesehen. Durch das Tableau (rechte Bildseite) wurde die Verwechslung in letzter Minute aufgedeckt.

9.2.3 Intuitive Befunderfassung zur strategischen und taktischen Operationsplanung

Speziell bei komplexen elektiven Eingriffen wird heute in der Chirurgie angestrebt, das konkrete technische Vorgehen (Zugang, Resektionslinien und -ausmaß usw.) bereits schon vor der Operation festzulegen. Dazu stehen in der Regel dank der immer perfekteren präoperativen Bildgebung umfangreiche Informationen zur Verfügung. Allerdings verlangt es vom Chirurgen ein hohes Maß an Abstraktionsvermögen und eine überdurchschnittliche räumliche Vorstellungskraft, wenn er diese Informationsfülle nutzen will.

Durch die 3D-Darstellungsmöglichkeit der Befunde einschließlich der Segmentierung der Leitstrukturen kann „intuitiv" z. B. die Lage des Tumors in Bezug auf wichtige Blutgefäße und die erforderlichen Resektionslinien abgeschätzt werden [3–5]. Diese verbesserte Visualisation hat gerade in der Leber- und Pankreaschirurgie große Bedeutung erlangt, da die Ergebnisse deutlich verbessert werden können [6–8]. Ein ganz neuer, noch darüber hinausgehender Ansatz für die intuitive Befundvermittlung ist die Anfertigung von „echten" physikalischen Modellen des pathologischen Befundes, die der Chirurg bereits vor dem Eingriff buchstäblich in die Hand nehmen und beurteilen kann. Inwieweit dies die operativen Ergebnisse noch einmal verbessern kann, ist derzeit noch nicht belegbar, aber zumindest kann eine Erleichterung der Therapieplanung erwartet werden (Abb. 9.3).

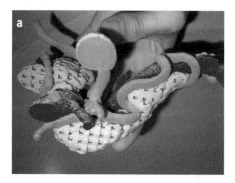 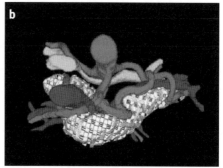

Abb. 9.3: Darstellung eines Pankreaskopftumors für die intuitive Befunderfassung: 3D-Darstellung des Volumendatensatzes (a), mit einem 3D-Plotter erzeugtes Realmodell des Pankreas mit Tumor und den angrenzenden Gefäßen (b). (Quelle: S. Gillen, T. Lüth). Vgl. Kapitel 24, Farbabbildungen, S. 307.

9.3 Computerassistierte Interventionen im allgemein- und viszeralchirurgischen OP

9.3.1 Vorbemerkungen

Die Arbeitsbedingungen während eines viszeralchirurgischen Eingriffs unterscheiden sich ganz erheblich von denen in anderen chirurgischen Disziplinen. Die anatomischen Strukturen sind weich-elastisch und wenig lagestabil. Dynamische Veränderungen (Respiration, Puls, Peristaltik usw.) führen zu ständigen Form- und Lageänderungen des Operationssitus.

Dementsprechend sind die Einsatzmöglichkeiten von Navigationssystemen und die Roboterassistenz im Gegensatz zu Disziplinen, die in einer mehr oder weniger „rigiden" Umgebung operieren (Orthopädie, Neurochirurgie, Mund-Kiefer-Gesichtschirurgie, HNO), derzeit noch eher begrenzt.

9.3.2 Intraoperative Navigation

Selbst wenn qualitativ hochwertige 3D-Datensätze für die intraoperative Navigation zur Verfügung stehen, ergibt sich während der Operation das Problem einer zuverlässigen Referenzierung bzw. des Mappings und der geeigneten Projektion auf den

Situs. Dieses Problem ist besonders in der konventionellen Chirurgie relevant, da bei der Projektion der Projektionswinkel und der Abstand sehr exakt eingehalten werden müssen, um die 3D-Information über das Organ zuverlässig darzustellen.

Inzwischen gibt es für die offene Leberchirurgie miniaturisierte, tragbare Projektionssysteme (Abb. 9.4a), die optisch getrackt werden und so die Lage des Blutgefäß- und Gallenwegsbaums und ggf. pathologische Befunde auf der Leberoberfläche darstellen (Abb. 9.4b) [4, 9]. Dies stellt einen ersten wichtigen Schritt zur Nutzung der Augmentierten Realität (AR) in der konventionellen Chirurgie dar. Dennoch sind auch künftig weitere intensive Forschungs- und Entwicklungsarbeiten erforderlich, um einen wirklich befriedigenden und verlässlichen Einsatz der AR zu garantieren. Ein Ansatz könnte z. B. der kontinuierliche Abgleich mit sonografisch identifizierbaren charakteristischen anatomischen Landmarken sein [10].

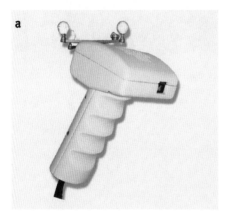
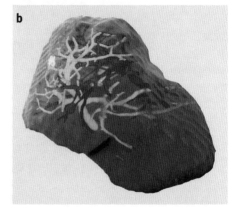

Abb. 9.4: Die intraoperative Projektion der referenzierten Leberbinnenstruktur auf das Organ: (a) Navigierter Handprojektor, (b) Projektion des Gefäß- und Gallengangssystems sowie des Tumors maßstabsgerecht und lageorientiert auf die Leber (Quelle: Prof. St. Weber, ARTORG Center for Biomedical Engineering, Universität Bern/Schweiz).

9.3.3 Mechatronische Unterstützungssysteme

Bis jetzt spielen Roboter bzw. mechatronische Unterstützungssysteme in der konventionellen (offenen) Abdominalchirurgie (noch) keine Rolle. In der laparoskopischen Allgemein- und Viszeralchirurgie wurden jedoch Kameraführungssysteme und Master-Slave-Operationsunterstützungssysteme in der Mitte des letzten Jahrzehnts evaluiert. Ein Vorteil konnte in Anbetracht des hohen Aufwands in keiner der zahlreichen Studien nachgewiesen werden. Eine detaillierte Darstellung erfolgt in einem anderen Beitrag [11].

9.3.4 Integrierte Operationssysteme

Praktisch viel relevanter im Sinne einer sogenannten „verdeckten" Computerassistenz sind die sogenannten integrierten Operationssysteme. Dahinter verbirgt sich die Vernetzung aller während eines Eingriffs erforderlichen Funktionalitäten sowie der zahlreichen Geräte und Beleuchtungssysteme, die während jedes chirurgischen Eingriffs benötigt werden, sodass eine direkte Kontrolle auch während des Eingriffs aus dem Sterilbereich möglich ist. Über die Vernetzung des technischen Umfelds hinaus bieten integrierte OP-Systeme noch ein erhebliches Entwicklungspotenzial. Neben der wünschenswerten Verbesserung der Schnittstelle zwischen Anwender und System werden Integrierte OP-Systeme sicher auch bald ein gewisses Maß an „Intelligenz" aufweisen, die z. B. eine automatisierte Dokumentation, Automatisierungen in der Logistik sowie die Übermittlung von Warnhinweisen erlauben werden. Selbst einfache prozedurale Empfehlungen (z. B. Bereitstellung des nächsten Instruments, Abruf des Folgepatienten usw.) sollten dann möglich sein [12, 13] (Abb. 9.5).

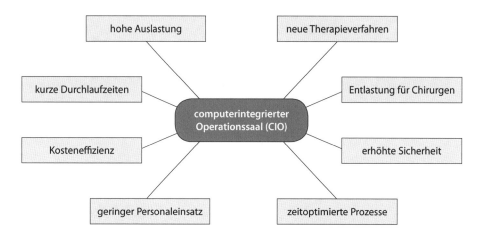

Abb. 9.5: Klinische und wirtschaftliche Anforderungen bzw. Erwartungen an einen computerintegrierten Operationssaal (CIO) [14]. Die umfassende Computerintegration soll nicht nur die Qualität der medizinischen Leistung verbessern, sondern sich gleichzeitig auch ökonomisch günstig auswirken.

9.3.5 Sonstige Beispiele der Computerassistenz während chirurgischer Eingriffe

Weniger spektakulär als die o. a. Anwendungsbereiche – aber in praxi bereits auch aus der konventionellen Chirurgie nicht mehr wegzudenken – sind die zahlreichen computerbasierten diagnostischen und therapeutischen Hilfssysteme, die heute während chirurgischer Eingriffe zunehmend mehr benutzt werden.

In der Schilddrüsenchirurgie ist heute das sogenannte Neuromonitoring bereits Standard, um Verletzungen des Nervus vagus möglichst zu vermeiden. Bei manchen bösartigen Tumoren hat sich das Prinzip der „Sentinel Lymphknotendetektion" durchgesetzt; dabei wird intraoperativ der sogenannte Wächter-Lymphknoten lokalisiert, entfernt und histopathologisch auf Tumorbefall überprüft.

Anstelle der früher gebräuchlichen C-Bögen für die intraoperative Durchleuchtung werden heute isozentrische C-Bögen eingesetzt, die intraoperative Volumendatensätze ähnlich wie ein Computertomograph liefern. Von einem Roboter werden diese Schnittbildgeneratoren in das OP-Gebiet geschwenkt und ebenso auch wieder in die Ruheposition gefahren, wobei diese Prozedur beliebig oft millimetergenau wiederholt werden kann (Abb. 9.6).

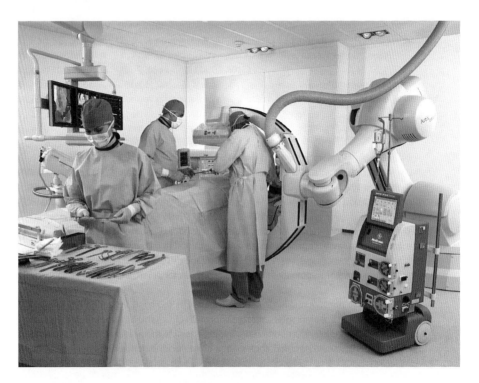

Abb. 9.6: Während des operativen Eingriffs kann der isozentrische C-Bogen beliebig wiederholbar in das OP-Feld eingeschwenkt werden und einen aktuellen Volumendatensatz gewinnen (Quelle: Siemens AG, Healthcare Sector, Erlangen).

Weniger hardwarelastig, aber mindestens genauso bedeutsam sind auch die Bildvorverarbeitungsmöglichkeiten zur Verbesserung der Visualisation – hier vor allem in der laparoskopischen Chirurgie. Beispiele hierfür sind die neuen Ansätze für die Stereoskopie mit autostereoskopischen Bildschirmen, die Nutzung der Multispektralanalyse, und auch die Kontrastverbesserung mittels der sogenannten Kantenanhebung ist sehr hilfreich.

Auch beim eigentlichen chirurgischen Instrumentarium ist die Computerassistenz bereits angekommen. Stellvertretend soll hier die Technik der impedanzgesteuerten Elektrokoagulation genannt werden. Im Gegensatz zur konventionellen Elektrokoagulation erfolgt hier die Energieabgabe gesteuert durch die Kontrolle der Gewebeimpedanz. Durch eine entsprechende Regelung wird sichergestellt, dass die lokale Gewebeerwärmung zu keinem Zeitpunkt über 80° C ansteigt, sodass eine Karbonisation des Gewebes verhindert wird, die sonst den Energiefluss unterbrechen würde. Auch größere Gefäße können auf diese Weise zuverlässig versiegelt und dann durchtrennt werden, so dass ein relevanter Blutverlust bei der Dissektion vollständig vermieden werden kann und dieser Operationsschritt erheblich beschleunigt wird.

Insgesamt ist ein klinischer Impact von computerassistierten Interventionen im chirurgischen Operationssaal heute schon deutlich, wenngleich er noch wesentlich geringer ist, als noch vor ca. 15 Jahren prognostiziert wurde. Zweifellos wird sich die Entwicklung aber fortsetzen und die Bedeutung noch weiter zunehmen.

9.4 Ausblick

Bei der Betrachtung des Status quo muss berücksichtigt werden, dass sich auch die Chirurgie in den nächsten Jahren tiefgreifend verändern wird. Die Entwicklung zur Traumaminimierung wird sich fortsetzen. Viele heute noch klassische chirurgische Operationen werden durch interventionelle endoskopische oder radiologische Verfahren abgelöst werden. In der Chirurgie werden sogenannte Monoport-Techniken (laparoskopische Eingriffe über nur noch einen einzigen Trokar) und narbenlose Operationsverfahren über natürliche Körperöffnungen (natural orifice transluminal endoscopic surgery: NOTES) zunehmend an Bedeutung gewinnen.

Beide neuen Verfahren sind derzeit aber noch mit massiven methodischen Problemen behaftet, sodass sie mit Sicherheit nur dann in den klinischen Bereich Eingang finden werden, wenn alle Möglichkeiten der Computerassistenz genutzt werden. Eine zentrale Rolle spielt hier die sogenannte Operationsplattform, die des besseren Verständnisses wegen als „Super-Endoskop" bezeichnet werden kann [15].

Nach den bisher vorliegenden Erfahrungen mit „analogen" Instrumenten ist es bereits hinreichend klar, dass rein mechanische Plattformen für diese neuen Interventionstechniken nicht ausreichen werden. Damit der Operateur die erforderlichen Manipulationen im Bauchraum über den winzigen Zugang überhaupt ausführen kann, muss er zwangsläufig miniaturisierte Telemanipulationssysteme einsetzen. Deren Funktionalität ist aber nicht auf die Ausführung der vom Operateur gegebenen Kommandos beschränkt, sondern das System muss sehr viel mehr können. Um den Operateur wirkungsvoll zu unterstützen, muss es kontextsensitiv und adaptiv sein. Besonders zeitaufwendige bzw. schwierige Manöver – wie z. B. das Knoten – müssen sogar (halb-)autonom durchgeführt werden können.

Nicht weniger wichtig ist die computergestützte Optimierung der Visualisation. Diese neue Form von kooperativen Robotersystemen muss integraler Bestandteil einer „Kognitiven Chirurgie" sein, bei der auch individuelle Patientendaten (Vorgeschichte, Alter, Body-Mass-Index, Schwere der Erkrankung usw.) und Informationen zum jeweiligen Operateur berücksichtigt werden. Wenn es gelingt, diese Ziele zu erreichen, kann ein echter Paradigmenwechsel gelingen.

Aus dieser Sicht steht die große Zeit der computerassistierten Interventionen in der Allgemein- und Viszeralchirurgie noch bevor.

9.5 Zusammenfassung

Der Einfluss und die Bedeutung computerassistierter Interventionen sind im heutigen Operationssaal in der Allgemein- und Viszeralchirurgie geringer, als dies noch vor einigen Jahren vorausgesagt wurde. Insgesamt ist es aus zahlreichen Gründen bisher noch nicht zu dem breiten Einsatz von Robotiksystemen gekommen. Im klinischen Bereich einsetzbare Navigationssysteme befinden sich derzeit erst in der klinischen Evaluation.

Dagegen hat die Computerassistenz im perioperativen Bereich in der Chirurgie schon einen unverzichtbaren Stellenwert gewonnen. Intraoperativ werden zunehmend mehr computerassistierte diagnostische und therapeutische Verfahren und „intelligente" Instrumente eingesetzt, welche die Chirurgie zunehmend sicherer und effizienter machen. Die weitere Entwicklung in der Chirurgie in Form der Monoport- und der narbenlosen Chirurgie wird ganz von der Computerassistenz abhängen.

Schlüsselwörter: Computerassistierte Chirurgie, Computerassistierte Intervention, Roboter, Navigation, Telematik

9.6 Literatur

[1] http://de.wikipedia.org/wiki/Computerassistierte_Chirurgie (06.02.2012).
[2] Stahl JE, Drew MA, Leone D, Crowley RS: Measuring process change in primary care using real-time location systems: feasibility and the results of a natural experiment. Technol Health Care 19 (2011), 415–421.
[3] Chopra SS, Eisele RM, Denecke T, Stockmann M, Lange T, Eulenstein S, Schmidt SC, Neuhaus P: Advances in image guided conventional and minimal invasive liver surgery. Minerva Chirurgica 65 (2010), 463–478.
[4] Gavaghan KA, Peterhans M, Oliveira-Santos T, Weber S: A portable image overlay projection device for computer aided open liver surgery. IEEE Trans Biomed Eng 58 (2011), 1855–1864.
[5] Lehmann KS, Ritz JP, Valdeig S, Schenk A, Holmer C, Peitgen HO, Buhr HJ, Frericks BB: Portal vein segmentation of a 3D-planning system for liver surgery – in vivo evaluation in a porcine model. Ann Surg Oncol 15 (2008), 1899–1907.

[6] Lang H, Radtke A, Hindennach M, Schroeder T, Frühauf NR, Malagó M, Bourquain H, Peitgen HO, Oldhafer KJ, Broelsch CE: Planning impact of virtual tumor resection and computer-assisted risk analysis on operation planning and intraoperative strategy in major hepatic resection. Arch Surg 140 (2005), 629–638.

[7] Oldhafer KJ, Gregor A, Stavrou A, Prause G, Peitgen HO, Lueth T, Weber S: How to operate a liver tumor you cannot see. Langenbecks Arch Surg 394 (2009), 489–494.

[8] Peterhans M, vom Berg A, Dagon B, Inderbitzin D, Baur C, Candinas D, Weber S: A navigation system for open liver surgery: design, workflow and first clinical applications. Int J Med Robot 7 (2011), 7–16.

[9] vom Berg A, Candinas D, Inderbitzin D, Peterhans M, Nolte LP, Weber S: Computer assisted surgery and navigation in complex hepatic surgery and tumor-ablation: first clinical results of 10 patients with primary or secondary liver cancer. Int J Comput Assist Surg Rad 5 (2010), 117–118.

[10] Nicolau S, Soler L, Mutter D, Marescaux J: Augmented reality in laparoscopic surgical oncology. Surg Oncol 20 (2011), 189–201.

[11] Wilhelm D, Feußner H: Robotersysteme im Operationssaal. In: Niederlag W, Lemke HU, Strauß G, Feußner H (Hrsg.): Der digitale Operationssaal. Health Academy, Band 17, Dresden 2012, 105–122.

[12] Kranzfelder M, Schneider A, Gillen S, Feußner H: New technologies for information retrieval to achieve situational awareness and higher patient safety in the surgical operating room: the MRI institutional approach and review of the literature. Surg Endosc 25 (2011), 696–705.

[13] Padoy N, Blum T, Ahmadi SA, Feußner H, Berger MO, Navab N: Statistical modeling and recognition of surgical workflow. Med Image Anal 12 (2010).

[14] Nowatschin S: CIO – Computer Integrated Operationg Room – Neue Konzepte und Systeme für einen Computer-Integrierten Operationssaal. Dissertation. München 2009, http://www.mimed.mw.tum.de/print/publications (06.02.2012).

[15] Meining A, Feußner H, Swain P, Yang GZ, Lehmann K, Zorron R, Meisner S, Ponsky J, Martiny H, Reddy N, Armengol-Miro JR, Fockens P, Fingerhut A, Costamagna G: Natural-orifice transluminal endoscopic surgery (NOTES) in Europe: summary of the working group reports of the Euro-NOTES meeting 2010. Endoscopy 43 (2011), 140–143.

D. Wilhelm, J. Gumprecht, A. Fiolka, A. Schneider, T. Lüth, H. Feußner
10 Robotersysteme im OP-Saal

10.1 Einführung

Im Gegensatz zu Industrierobotern, welche zuvor festgelegte Prozesse automatisiert, ohne Ermüdung und mit einer hohen Präzision repetitiv durchführen, sind die an Medizinroboter gestellten Anforderungen anderer Natur. Die Automatisierung von Prozessen steht bislang eher im Hintergrund, da die hochvariable Umgebung des menschlichen Körpers eine Übernahme kompletter Prozessabschnitte bislang nicht zulässt. Die derzeit genutzten Systeme sind vielmehr mechatronische Assistenzsysteme, welche eingesetzt werden, um minimal-invasive operative Eingriffe mit einer dem offenen Vorgehen vergleichbaren Qualität und Präzision zu ermöglichen, bzw. um die Qualität minimal-invasiver Eingriffe auf ein höheres Niveau zu heben. Die Robotik in der Chirurgie ist somit eng mit der Entwicklung der Laparoskopie verbunden und es erklärt sich hierdurch auch, warum Robotersysteme erst mit der Einführung der minimal-invasiven Chirurgie an Bedeutung gewonnen haben.

Bis auf wenige Ausnahmen werden die derzeit gebräuchlichen Systeme direkt vom Menschen angesteuert und repräsentieren daher sogenannte Master-Slave-Systeme, d. h. Assistenzsysteme ohne autonome Eigenschaften. Sie übertragen die am Eingabemodul getätigten Befehle meist über motorgetriebene Gelenke an die Endeffektoren, welche die entsprechenden operativen Schritte hochpräzise im Inneren des Körpers ausführen. Während auf eine derartige Assistenz bei einfachen laparoskopischen Eingriffen (z. B. Cholezystektomie) verzichtet werden kann, zielt der Einsatz primär auf komplizierte Prozeduren in der Umgebung von vulnerablen Strukturen ab, wie etwa bei Eingriffen am Herzen oder im kleinen Becken. Aufgrund der komplexen Umgebung sind Eingriffe in diesen Regionen vielfach noch eine Domäne der konventionellen Chirurgie. Durch den Einsatz der roboterassistierten Chirurgie sollen sie aber im zunehmenden Maße einem minimal-invasiven Ansatz zugänglich gemacht werden. Aber auch für einfache Teilprozesse operativer Eingriffe, wie dem Führen einer Kamera oder einer Fräse, können Robotersysteme sinnvoll eingesetzt werden.

Robotersysteme bieten zahlreiche potenzielle Vorteile, stehen aber auch in der Kritik, eine übertreuerte und übertechnisierte Patientenversorgung zu generieren, welche gerade in Zeiten des Kostendruckes im Gesundheitswesen hinterfragt werden muss. Eine kritische Überprüfung der derzeit im Einsatz befindlichen Systeme scheint daher lohnenswert und erfolgt in dieser Arbeit entsprechend für die jeweiligen Subgruppen. Da die Entwicklung von chirurgischen Robotersystemen zudem einem raschen Generationenwechsel unterliegt und gerade in jüngster Zeit zunehmend ins Interesse der Medizintechnik gerät, soll zudem eine kurze Stellungnahme bezüglich der weiteren Entwicklung angefügt werden.

10.2 Übersicht über derzeit eingesetzte Systeme

10.2.1 Vorbemerkungen

Eine Eingruppierung der derzeit genutzten Robotersysteme kann anhand verschiedener, bekannter Klassifikationen erfolgen, wobei diese meist auch industrielle Roboter mit einbeziehen (z. B. Klassifikation der Japan Robot Association (JARA) oder des VDI). Diese allgemeinen Klassifikationen sind daher für medizinische Ansprüche weniger geeignet. Im medizinischen Kontext gebräuchlicher ist hingegen die von Taylor [1] verwendete Einteilung, welche auch passive Systeme (z. B. Retraktorarme) berücksichtigt und zwischen autonomen und semiautonomen Systemen differenziert. Stellten Robotersysteme bislang nur eine Erweiterung und mögliche Verbesserung chirurgischer Interventionen dar, weswegen sie auch als optionale Ergänzung angesehen werden können, werden zukünftige Eingriffstypen nicht mehr ohne mechatronische Supportsysteme (sogenannte Plattformen) denkbar sein. Diese Tatsache trifft konkret für die Monoport-Chirurgie und die Eingriffe über natürliche Körperöffnungen (Natural Orifice Transluminal Endoscopic Surgery – NOTES) zu, weswegen diese Entwicklung hier speziell berücksichtigt wurde.

Die Euro-NOTES – eine wissenschaftliche Fachgesellschaft aller europäischen Gastroenterologen und Chirurgen, die NOTES betreiben – hat im Jahr 2010 in Rom eine Klassifikation der heute verfügbaren Plattformen definiert [2]. Die Klassifikation umfasst insgesamt drei Klassen, wobei mechanische Systeme (Klasse 1), computerassistierte Plattformen (Klasse 2) und abgekoppelte Systeme (Klasse 3) unterschieden werden. Die Plattformen der Klasse 1 stellen zwar keine robotischen Systeme im eigentlichen Sinne dar, sie sollen aber der Vollständigkeit halber hier kurz charakterisiert werden. In letzter Zeit setzt sich aber immer mehr die Einsicht durch, dass diese rein mechanischen Systeme den klinischen Anforderungen nicht gerecht werden können und sich deshalb „echte" mechatronische Ansätze durchsetzen werden. Die Klassifikation berücksichtigt auch endoskopische Systeme, welche endoluminal und transluminal im Rahmen der Traumaminimierung eingesetzt werden (Tab. 10.1).

Tab. 10.1: Limitationen laparoskopischer Eingriffe und mögliche Lösungsansätze, welche durch Operationsroboter bereitgestellt werden.

Plattformen	Modelle (exemplarische, unvollständige Aufzählung)
mechanische Systeme	z. B. Transport®, DDES®, Anubis®, Spider®, Endosamurai®
computerassistierte Systeme	z. B. Aesop®, SoloAssist®, Robodoc®, Caspar®, HVSPS®, daVinci®, Amadeus®, Zeus®, Artemis®
ungebundene Systeme	z. B. MiniRobots®, Arakness®

10.2.2 Mechanische Systeme

Beispiele für die Klasse der mechanischen Plattformen sind das Spider® Mono Port-System oder das Radius®-System, welche beide kommerziell verfügbar sind. Das Spider®-System wurde unter der Vorstellung entwickelt, die Vorteile von Laparoskopie und Endoskopie in einem Gerät zu vereinen und ist dafür gedacht, laparoskopische Operationen über nur einen einzelnen Zugangsport durchzuführen. Um die dabei zwangsweise auftretenden Instrumenteninteraktionen und erschwerte Triangulation zu kompensieren, nutzt das System zwei flexible Manipulatorarme, welche von der breiten Basis im Inneren des Körpers aus agieren, wobei die Ansteuerung in einem schmalen Schaft untergebracht wurde (Abb. 10.1). Das Spider® verfügt außerhalb der Bauchhöhle über zwei Handgriffe, welche in einem Kugelgelenk gelagert sind und deren Bewegungen über Bowdenzüge, die im Schaft geführt werden, an die flexiblen Manipulatorarme weitergeleitet werden. Die Handgriffe verfügen entsprechend einem Endoskop über Arbeitskanäle, über die verschiedene Instrumente eingeführt werden können. Zentrale Arbeitskanäle im Korpus des Systems können für eine 5 mm Optik und einen starren Retraktorarm genutzt werden. Das vergleichsweise teure Instrument wurde bereits bei unterschiedlichen Operationen der Urologie und Abdominalchirurgie eingesetzt. In einer überarbeiteten Version scheinen die anfänglichen Probleme behoben und eine Operationsplattform verfügbar, mit der Single-Port-Operationen erstmals mit akzeptabler Ergonomonie durchführbar werden [3, 4]. Das Spider® kann als minimalistische Umsetzung eines Operationsroboters auf mechanischer Basis verstanden werden, der jedoch viele bekannte Nachteile der Laparos-

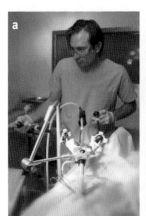
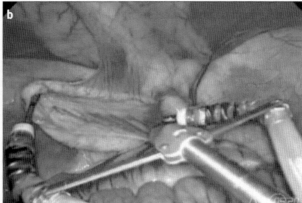

Abb. 10.1: Tierexperimenteller Einsatz des Spider® Operationssystems bei einer Single-Port-Operation. Das System wird an einen Haltearm gekoppelt über eine einzelne Inzision in der Bauchdecke ins Abdomen eingeführt (a). Zwei Manipulatorarme werden über Bowdenzüge angesteuert und ermöglichen die ergonomische Intervention unter Visualisation über ein starres 5 mm Laparoskop (b).

kopie (Visualisation, fehlende taktile Rückkopplung, unergonomische Arbeitsumgebung) unberücksichtigt lässt.

Dem Spider® prinzipiell ähnlich ist die USGI Platform®, welche speziell für die transluminale Chirurgie entwickelt wurde, für die bislang aber noch wenige klinische Erfahrungen vorliegen. Das Modell ähnelt eher einem Endoskop, als einem laparoskopischen Instrument, wobei die bei Endoskopen üblicherweise vorhandene Chipkamera zu Gunsten größerer Arbeitskanäle weichen musste. Dafür kann die Platform® in ihrer Konfiguration eingefroren werden (ShapeLock Technologie®), was die Kraftübertragung vom Endoskop auf das Zielgewebe deutlich verbessert. Dadurch, dass die Optik eigens über einen Arbeitskanal eingebracht werden muss, kommt es zu einer Trennung von optischer und manipulatorischer Achse, was in einer wesentlichen Verbesserung der Exposition resultiert. In einer ersten Analyse der Platform® während transgastrischer Cholezystektomien von Horgan gelang es allerdings trotz der verbesserten Exposition und Stabilität der Plattform nicht, ganz auf zusätzliche Trokare zu verzichten, d. h. die über die Arbeitskanäle eingeführten endoskopischen Instrumente reichten nicht aus, die Operation in adäquater Weise durchzuführen [5]. Eine weitere interessante Lösung stellt das Radius®-System von Tuebingen Scientific dar. Das Radius® entspricht prinzipiell einem laparoskopischen Instrument, welches über einen eigenen Trokar in die Bauchhöhle eingeführt wird und verfügt nur über eine Arbeitsachse. Von üblichen Instrumenten hebt es sich durch eine frei rotier- und abwinkelbare Spitze ab, welche über eine komplexe Mechanik angesteuert wird und auf welche unterschiedliche Effektoren-/Instrumentenspitzen aufgesetzt werden können. Auch das Radius® wurde für die Single-Port-Chirurgie entwickelt und soll durch die mechanische Umsetzung den geänderten Bedingungen gerecht werden. Auch wenn bislang noch keine validen klinischen Daten vorliegen, konnte das System seine Funktionalität wiederholt belegen und zeigte in nicht veröffentlichten Untersuchungen sehr gute Ergebnisse auch im Vergleich zu wesentlich aufwendigeren, computerassistierten Robotersystemen [6, 7].

Auch das Endosamurai®, eine flexible Plattform, die von der Olympus Deutschland GmbH als Interventionsendoskop entwickelt wurde, gehört zu dieser Klasse. Das Endoskop wird derzeit in ersten Studien für die endoskopische Submukosadissektion und für transluminale (NOTES-)Eingriffe eingesetzt. Es verfügt über ein Steuerungspult mit laparoskopischen Instrumenten, deren Bewegungen mechanisch auf die beiden Manipulatorarme des Endoskops übertragen werden [8]. Gegenüber herkömmlichen Endoskopen zeigt die Plattform eine deutliche Steigerung der operativen Effektivität [9], einzig die Ausleuchtung des Situs und dessen Visualisierung müssen verbessert werden. Weitere mechanische Systeme, wie etwa das Anubiscope® der Karl Storz GmbH & Co. KG befinden sich noch vor der klinischen Erprobung und werden daher nicht dezidiert aufgeführt.

10.2.3 Computerassistierte Plattformen

Die derzeit klinisch genutzten Roboter sind in ihrer Mehrheit der 2. Klasse zuzuordnen, d. h. computerassistierten Plattformen, bei denen Manipulatorarme aktiv und entsprechend den Steuerungsimpulsen des Operateurs bewegt werden. Dabei integriert die Klasse einarmige Systeme, welche für Assistenzfunktionen und für die präzise Führung eines einzelnen Instrumentes genutzt werden, von mehrarmigen Modellen, die komplette roboterassistierte Operationen zulassen. Letztere entsprechen am ehesten dem Begriff des Operationsroboters.

Einarmige computerassistierte Plattformen
Einarmige Robotersysteme werden gezielt für einen singulären Teilaspekt einer Operation eingesetzt, welchen sie für eine gesteigerte Präzision oder im Sinne der Personalreduktion übernehmen. Sie assistieren dabei dem Chirurgen, welcher weiterhin unmittelbar am Patienten operativ tätig ist. So beschreibt die erste operative Nutzung eines Robotersystems den Einsatz eines Puma 560 Industrieroboters bei neurochirurgischen Biopsieentnahmen [10]. Der Roboterarm diente hierbei der Führung einer Biopsienadel, welche auf der Basis vorhandener CT-Bilddaten in den zu untersuchenden Tumor geführt wurde. Die Weiterentwicklung des Prinzips führte zu PROBOT, einem Roboterarm für die transurethrale Prostatektomie. Auch zu dieser Gruppe gehören die in der Endoprothetik eingesetzten Plattformen ROBODOC® und Caspar®, welche allerdings eher eine traurige Berühmtheit erlangten. Zwar ermöglichten sie die erwünschte, hohe Präzision bei der Implantation von Hüftprothesen, benötigten dafür aber einen größeren operativen Zugang, welcher mit nervalen Schädigungen und Wundinfekten assoziiert war und zahlreiche Regressforderungen nach sich zog [11].

Der Misserfolg dieser auf eine höhere Präzision ausgelegten Systeme zeigt bereits die Problematik auf, die in der industriellen Fertigung genutzten Prinzipien auf humane Anwendungen übertragen zu wollen. So stellt die absolute Präzision zwar einen wichtigen Teilaspekt aktuell genutzter Robotersysteme dar, tritt jedoch zunehmend hinter anderen Eigenschaften in den Hintergrund. Weniger auf eine höhere Präzision, als auf eine verbesserte optische Stabilität und Reduktion von Personalkosten sind hierbei die Kameraführungssysteme ausgerichtet, welche in Form des AESOP®, des EndoAssist® oder des SoloAssist® verwendet werden und für welche zum Teil umfangreiche klinische Erfahrungen vorliegen. Kameraführungssysteme werden bei laparoskopischen Eingriffen am Operationstisch montiert und zur alleinigen Führung der Optik eingesetzt und ersetzen damit den ansonsten erforderlichen Kameraassistenten. Die Ansteuerung des Roboterarms erfolgt über miniaturisierte Kippschalter/Joysticks und Bewegungssensoren, über Fußschalter oder über Sprachkontrolle und wird direkt durch den Operateur durchgeführt, welcher somit die unmittelbare Kontrolle des Kamerabildes zurückerhält. Die Hersteller versprechen sich hierdurch eine verbesserte Visualisierung und vor allem erhöhte Bildstabilität (kein Handtremor, keine Ermüdung), welche sich positiv auf den Operationsablauf auswirken soll. Bei bislang durchgeführten Analysen konnten jedoch keine einschneidende Verbesserung oder Verkürzung der Operation belegt werden, allerdings empfinden manche Nutzer das stabilere robotergeführte Kamerabild als vorteilhaft [12].

Bei kolorektalen Eingriffen kann ein Roboterarm zudem die Kamera gegen die Blickrichtung von der Gegenseite des Operationstisches aus führen, was Platz auf der Seite des Operateurs schafft. Die genannten Führungssysteme sind zudem eine zwingende Voraussetzung für die sogenannte Solo-Chirurgie, bei welcher das Operationsteam auf einen einzelnen Operateur reduziert wird [13]. Dieses Vorgehen bietet sich bislang bei weniger komplexen laparoskopischen Operationen an (z. B. Cholezystektomie, Herniotomie), bei welchen der Assistent allein für die Führung der Kamera eingesetzt wird und keine zusätzlichen Funktionen übernehmen muss. Bei aufwendigeren Prozeduren, wie in der laparoskopischen Kolonchirurgie, wird dieser Vorteil aufgrund weiterer Aufgaben des Assistenten wieder zunichte gemacht. Auf geeignete Operationen beschränkt, kann der Roboterarm aber tatsächlich Personal einsparen und damit seine Investition rechtfertigen. Allerdings birgt diese im Vergleich zum „autonomen" Assistenten zum Teil trägere Lösung die Gefahr, dass ein vergleichsweise schlechtes Kamerabild akzeptiert wird und der Führungsroboter zu einem statischen Assistenten degradiert wird [13]. Daher kommt der Steuerung des Roboterarms eine entscheidende Bedeutung zu. Es wurde deshalb wiederholt versucht, intelligente Führungssysteme zu integrieren, wie z. B. über optisches Farbtracking wie bei Omote [14] oder durch Bewegungssensoren am Kopf des Operateurs, wie für den Endoassist® beschrieben [15]. Über ein derart autonomes System kann dann doch eine Reduktion der Operationszeit erreicht werden, außerdem wird die autonome Assistenz dem Kameraassistenten als überlegen eingestuft, wie von der eigenen Arbeitsgruppe an 20 Interventionen gezeigt werden konnte. Auch für das SoloAssist®-System (Abb. 10.2) wird aktuell eine derartige autonome Steuerung, welche auf der Detektion von Farbmarkierungen beruht, entwickelt. Da die Verwendung eines Kameraführungssystems den Operationsassistenten nur mechanisch ersetzt und in keiner relevanten Verbesserung der operativen Performance resultiert, konnten sie sich aufgrund der zum Teil umständlichen Verwendung bis heute nicht durchsetzen. Aufgrund der Verwendung starrer Optiken kämpfen diese Systeme weiterhin auch mit den in der Laparoskopie bekannten Limitationen, wie dem invarianten Pivotpunkt, dem Fulcrum-Effekt und den reduzierten Freiheitsgraden.

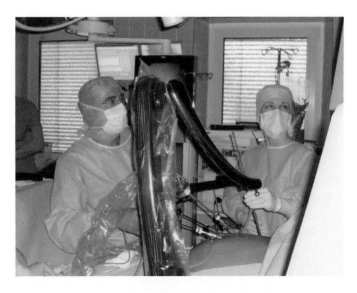

Abb. 10.2: Der SoloAssist® der AKTORmed GmbH im klinischen Einsatz bei einer laparoskopischen Cholezystektomie. Der Kameraführungsroboter wird an den Patiententisch angekoppelt und über einen am laparoskopischen Instrument zu befestigenden Joystick bewegt.

Mehrarmige computerassistierte Plattformen

Während einarmige Systeme nur einen Teilaspekt einer Intervention übernehmen, sind mehrarmige Modelle darauf ausgerichtet, die operative Tätigkeit am Menschen mehr oder weniger vollständig zu übernehmen. Sie assistieren daher nicht als ergänzendes Instrument dem menschlichen Operateur, sondern „verdrängen" ihn vielmehr von der Patientenseite. Der Hintergedanke bei der Verwendung kompletter Plattformen ist dabei, die potenziellen Vorteile von Robotersystemen vollständig auszunutzen. Dazu gehören im Vergleich zur laparoskopischen Chirurgie die verbesserte Visualisierung, eine höhere Präzision, weitere Freiheitsgrade und eine ergonomischere Arbeitsumgebung für den Operateur, der bequem neben dem Patienten Platz nehmen kann und nicht die Nachteile des Fulcrum-Effekts und der zum Teil unhandlichen Instrumente unmittelbar akzeptieren muss.

Mit dem Zeus®-System von Computer Motion® wurde im Jahr 1998 das erste derartig einsetzbare System vorgestellt. Zeus® stellt dabei eine Weiterentwicklung des Aesop®-Arms dar, welcher weiterhin für die Kameraführung genutzt wird, zusätzlich aber durch zwei Manipulatorarme ergänzt wird [15]. Der Operateur steuert das Master-Slave-System entfernt vom Patienten, wobei der Distanz zwischen Operateur und Patient hierbei prinzipiell keine Grenzen auferlegt sind. Das System ermöglicht dabei telechirurgische Eingriffe und war daher initial auch für den Einsatz in Krisengebieten und bei militärischen Eingriffen vorgesehen. Die Praktikabilität des Zeus®-

Systems konnte durch die Operation Lindbergh belegt werden, bei welcher eine transatlantische Cholezystektomie unter akzeptabler Zeitverzögerung durchgeführt worden war [17]. Dem Zeus® im Aufbau ähnlich ist das daVinci®-System, welches das derzeit einzige von der FDA zugelassene Operationssystem ist. Der Entwickler Intuitive Surgical® hatte nach anfänglichen Rechtsstreitigkeiten mit Computer Motion® im Jahr 2003 fusioniert, so dass in der Folgezeit nur noch die Entwicklung des daVinci® vorangetrieben wurde [18]. Das System stellt derzeit das wohl effektivste im klinischen Einsatz befindliche Robotersystem dar, weswegen die Vor- und Nachteile der Roboterchirurgie vorzugsweise an diesem Modell erläutert werden sollen. Es soll dabei aber nicht versäumt werden, auf in Entwicklung befindliche Systeme hinzuweisen, wie dem MiroSurge® [19] der DLR oder dem Amadeus®-System von Titan Medical®, welche neben dem daVinci® Bedeutung erlangen könnten, insbesondere, da beide Systeme über ein haptisches Feedback verfügen. Auch das Artemis-System® [20] und das wesentlich neuere Laprotek® von EndoVia® [21] müssen prinzipiell in dieser Gruppe aufgeführt werden, konnten sich bislang aber nicht klinisch im relevanten Maße etablieren.

Das daVinci® wird seit seiner Einführung im Jahre 1999 für Interventionen in der Herzchirurgie, Urologie, Gynäkologie und Viszeralchirurgie angeboten (vgl. Abb. 10.3). Wie beim Zeus® sitzt der Operateur beim daVinci®-System neben dem Patienten, wobei die Visualisierung über eine vergrößernde stereoskopische Optik in HD-Qualität erreicht wird. An seiner Konsole bedient der Operateur die Manipulatorarme, welche mit der sogenannten EndoWrist®-Funktion ausgestattet sind, die das bei laparoskopischen Instrumenten fehlende „Handgelenk des Chirurgen" ersetzen soll und zu den sieben Freiheitsgraden des daVinci®-Arms beitragen. Gegenüber der Laparoskopie sollen mit dem daVinci® Operationen in einer der offenen Intervention vergleichbaren Interaktivität durchführbar werden, wobei auf telechirurgischer Basis die in der Laparoskopie vorhandene Trennung zwischen Situs und Operateur aufgehoben werden soll. Das daVinci® kann mit bis zu vier Manipulatorarmen aufgerüstet werden, was eine Operation in mehreren Quadranten zulassen soll. Die Firma reagierte damit auf den Vorwurf, dass Robotersysteme bislang nur einen eingeschränkten Arbeitsraum bedienen können, was bei kolorektalen Eingriffen eine wiederholte Umpositionierung des gesamten Systems erforderlich machte [13]. Das System verfügt weiter über eine skalierbare Filterung des Handtremors und kompensiert durch die elektronische Ansteuerung der Endeffektoren den Fulcrum-Effekt.

Das daVinci® fokussiert auf zwei Einsatzbereiche: zum einen soll es für Operationen, die bislang nur konventionell offen-chirurgisch durchführbar waren, einen minimal-invasiven Ansatz gewährleisten, für übliche laparoskopische Eingriffe hingegen soll das System eine Verbesserung der minimal-invasiven Intervention und nochmalige Reduktion des Traumas herbeiführen. Das System adressiert hierfür die bekannten Limitationen laparoskopischer Operationen (Tab. 10.2). Nachdem das System primär in der Herzchirurgie eingesetzt wurde, wo es sich aber nicht durchsetzen konnte, wurde es in Folgezeit vor allem in der Urologie für die roboterassis-

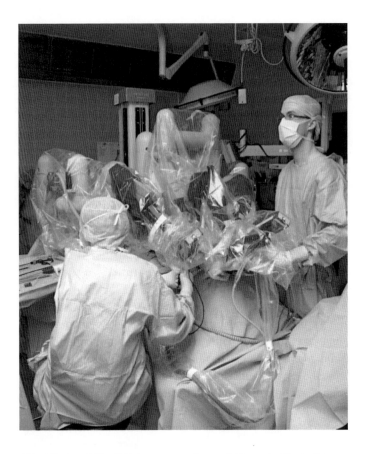

Abb. 10.3: Das daVinci®-Robotersystem kann mit bis zu vier Manipulatorarmen ausgestattet werden und wird vor allem in der Urologie und Gynäkologie eingesetzt. (freundliche Bereitstellung durch die urologische Abteilung des Klinikum rechts der Isar/München, Prof. Dr. Gschwend).

tierte Prostatektomie genutzt, da für die minutiöse Präparation im kleinen Becken in der Nähe zu nervalen Strukturen Vorteile gesehen wurden [22]. Daneben findet das System vor allem in der Gynäkologie bei der laparoskopischen Hysterektomie Verwendung [23], wobei Eingriffe in der Urologie und Gynäkologie gemeinsam etwa 70 % der Nutzungen ausmachen [18]. Eine Übersicht über die jährlichen Einsatzzahlen und die Entwicklung der Nutzung des daVinci® findet sich bei Clark [24] und Kenngott [18]. Insgesamt wurden bis dato mehr als eine halbe Million Eingriffe mit dem System durchgeführt, welche die Basis für die zahlreichen Publikationen darstellen. Da hierbei meist offene, konventionelle Operationen mit roboterassistierten Interventionen verglichen werden, findet sich bei den meisten Studien eine Traumareduktion bei Verwendung des Robotersystems, die sich in kürzeren Hospitalisationszeiten, einem geringeren Blutverlust und weniger Schmerzen ausdrückt

[25]. Im Vergleich zum laparoskopischen Vorgehen werden derartige Vorteile hingegen nicht manifest, so dass bislang keine relevanten Vorteile der roboterassistierten Chirurgie gesehen wurden, insbesondere nicht im Rahmen prospektiv randomisierter Studien. Dem gegenüber stehen die deutlich höheren Kosten, welche nicht nur für die initiale Anschaffung, sondern auch für die regelmäßige Systemwartung anfallen [26]. Letztendlich bleibt das daVinci®-System ein Prestigeobjekt, welches nur durch ein geschicktes Marketing die Bedeutung erlangen konnte, welche es heute besitzt [16]. Allerdings werden hierdurch Erwartungen in eine neue Technik geweckt, die bislang nicht in diesem Maße erfüllt werden konnten [27]. Immerhin wird mit dem daVinci® ein Robotersystem angeboten, welches für zahlreiche komplexe Interventionen erstmals einen laparoskopischen Ansatz ermöglichte. Da auch die Lernkurven bei derartigen Operationen im Vergleich zu anderen Techniken deutlich kürzer ausfallen, stellen potente Robotersysteme potenziell ein Werkzeug für die flächendeckende, minimal-invasive Versorgung dar, welche auch den steigenden kosmetischen Anforderungen und der zunehmend komplexen Ausbildung junger Chirurgen Rechnung trägt.

Tab. 10.2: Limitationen laparoskopischer Eingriffe und mögliche Lösungsansätze, welche durch Operationsroboter bereitgestellt werden.

Limitationen der Laparoskopie	Lösungsansätze durch Robotersysteme
fehlende Haptik	haptische Rückkopplung
schlechte Visualisation	stabilisierte, autonome 3D-Optik
reduzierte Freiheitsgrade	zusätzliche Gelenke
Fulcrum-Effekt	elektronische Inversion der Bewegung
Tremor und Ermüdung	Bewegungsfilterung- und stabilisierung
Pivotpunkt	elektronische Elimination des Pivotpunktes
eingeschränkte Feinmanipulation	skalierte Bewegungen

10.2.4 Abgekoppelte Plattformen

Wie bei laparoskopischen Eingriffen benutzen die derzeit klinisch eingesetzten Robotersysteme Inzisionen in der Bauchdecke, um ihre Instrumente bzw. Manipulatoren über Trokare in die Bauchhöhle einzubringen. Das Instrument wird am Durchtrittspunkt (Pivotpunkt) fixiert und die Instrumentenbewegungen über diesen invarianten Punkt umgelenkt. Auch wenn dieses Problem durch zusätzliche Gelenke teilweise ausgeglichen werden kann, führt dies immer zu einer Reduktion des prinzipiell nutzbaren Arbeitsraumes. Zudem führt die Führung durch die Bauchdecke zu einer Inversion (Fulcrum-Effekt) und Skalierung der Bewegung, die je nach eingeführter Instrumentenlänge unterschiedlich stark ausfällt (Hebeleffekt) und zu einer unlinearen Kinematik führt. Diese Probleme treten bei flexiblen mechanischen Plattformen, wie dem Endosamurai® von Olympus [9] oder bei Manipulatoren mit multiplen Segmenten (z. B. Hyperfinger® [28], VeSPA® Instrumentenset für daVinci® [29]) nicht auf, da der flexible Schaft eine weitgehende Entkopplung zwischen den Manipulatoren und dem Korpus/Trägersystem erreicht; allerdings geht dies zu Lasten der Instrumentenstabilität und verlangt nach einer aufwendigen Ansteuerung. Die außerhalb des Körpers geführten Instrumente benötigen auch einen vergleichsweise großen Ansteuerungsraum, welcher die Integration der Systeme in den Operationssaal erschwert. Computerassistierte Robotersysteme wie das daVinci® werden deswegen wiederholt wegen ihrer Größe kritisiert, welche vor allem bei Notfall-Konversionen ein Risiko für den Patienten darstellt.

Eine alternative Methode stellen abgekoppelte Systeme dar, bei welchen keine mechanische Verbindung nach außen besteht und bei denen der Manipulator frei innerhalb der Bauchhöhle agiert. Derartige abgekoppelte Systeme können entweder ohne eigenen Antrieb sein, was eine statische Fixierung an der Bauchdecke (z. B. durch Clips) oder eine Führung über externe Magneten verlangt, oder über einen Motorantrieb verfügen, womit sie innerhalb der Bauchhöhle bewegt werden können. Derzeit beschäftigen sich vor allem zwei Arbeitsgruppen mit derartigen abgekoppelten Minirobotern: zum einen die Nebraska Surgical Solutions, welche unter der Führung von Oleynikov, Rentschler und Lehman bereits mehrere abgekoppelte Modelle entwickelt und tierexperimentell evaluiert hat (sogenannte Minirobots). Die Gruppe beschäftigt sich sowohl mit Miniatursystemen, welche nur eine einzelne Funktion erfüllen (z. B. Kamera, Lichtquelle, Biopsieroboter) und daher mit anderen Systemen kooperieren müssen, um eine vollständige Operation durchführen zu können; sie arbeiten aber auch an „Komplettlösungen", welche mehrere Funktionalitäten integrieren. Die Arbeitsgruppe ist bereits in der Lage, mit ihren Robotern Cholezystektomien und Darmresektionen im Tiermodell vorzunehmen. Dabei wird das System in gestreckter Konfiguration über eine Gastrotomie in die Bauchhöhle eingeführt, damit nach Anwinkeln der Manipulatorarme der Eingriff durchgeführt werden kann [30]. Auch wenn die Arbeitsgruppe noch mit grundlegenden Problemen kämpft (Reinigung der Linse, Stromversorgung, Geschwindigkeit), sind die bisherigen Ergebnisse beachtenswert. Die zweite Arbeitsgruppe forscht derzeit im Rahmen des europäischen Verbundprojektes Araknes® an der Entwicklung von Miniaturrobotern, welche als „Schwarm" in der Bauchhöhle freigesetzt werden und gemeinsam agieren sollen (Schwarmroboter). Von der letzteren Arbeitsgruppe liegen derzeit nur vorläufige Ergebnisse, u. a. eine magnetisch geführte, abwinkelbare Optik, vor. Daneben finden sich vereinzelte Projekte, die unterstützende, abgekoppelte Systeme für die Bereiche NOTES und Monoport-Chirurgie entwickeln. Hierbei sind vor allem frei positionierbare Kamerasysteme von Interesse, wie etwa von Swain vorgestellt [31].

Der Vorteil abgekoppelter Systeme liegt in der weiter reduzierten Invasivität, da sie theoretisch keine eigene Inzision in der Bauchdecke oder an einer anderen, beliebigen Stelle benötigen. Auch die parallele Verwendung mehrerer Systeme ist ohne ein relevantes Zugangstrauma umsetzbar. Sie benötigen zudem keinen Raum in der direkten Umgebung des Patienten, was die Integration in laufende Operationsszenarien erleichtert. Zuletzt erfahren ungebundene Systeme keine Restriktion durch Kopplung an einen invarianten Punkt, was jederzeit eine optimale Systempositionierung ermöglicht [28]. Instrumenteninteraktionen, wie sie gelegentlich bei multiplen laparoskopischen Instrumenten auftreten können, werden vermieden. Allerdings stellt die Stromversorgung abgekoppelter Systeme ein Problem dar, weswegen sie derzeit noch eine Kabelzuführung benötigen [32]. Darüber hinaus ist die Bergung/Entfernung abgekoppelter Systeme zeitaufwendig, was bei Fehlfunktionen oder bei der Reinigung von Optiken und Antrieben berücksichtigt werden muss.

Bislang gibt es in diesem Bereich keine klinischen Erfahrungen, erste Untersuchungen mit ungebundenen Kamerasystemen und Manipulatoren sind trotz der technischen Limitationen aber erfolgversprechend [32, 33]. Ein unterstützender Einsatz, beispielsweise in Form einer weiteren Kamera oder einer zusätzlichen Lichtquelle, könnte bei laparoskopischen Eingriffen den ersten Schritt in Richtung einer neuen Operationsform darstellen [31]. Von manchen Autoren werden intrakorporale, eigenständig agierende Systeme sogar als Auslöser der nächsten chirurgischen Revolution bezeichnet [28].

10.3 Zukünftiges Potenzial

Obwohl derzeit mehrere Robotersysteme verfügbar sind und für einige dieser Systeme gewisse Vorteile gezeigt werden konnten, ist die Penetranz bislang eher gering, was wohl nicht nur durch die zum Teil erheblichen Kosten erklärbar ist. Kann hieraus das Versagen der roboterassistierten Chirurgie abgeleitet werden? Solange neu entwickelte Systeme darauf ausgerichtet sind, den Chirurgen bei bekannten Operationen zu ersetzen und die Intervention nur qualitativ zu verbessern, werden Robotersysteme in naher Zukunft wohl keine relevante Bedeutung erreichen können. Das eigentliche Potenzial liegt aber an anderer Stelle, nämlich in der Umsetzung neuartiger Operationsmethoden, welche ansonsten überhaupt nicht möglich sind. Diese Option wird derzeit für die transluminale Chirurgie, dem Operieren über natürliche Körperöffnungen, gesehen, für die angenommen wird, dass sie nur durch die Verwendung von geeigneten mechatronischen Instrumenten realisiert werden kann [2, 34]. Durch den vollständigen Verzicht auf abdominelle Inzisionen besteht das Potenzial einer deutlichen Reduktion des Operationstraumas. Erste Ansätze hierfür sind z. B. das Endosamurai® der Olympus Deutschland GmbH oder das Anubiscope® der Karl Storz GmbH & Co. KG, welche als flexible Plattformen für die transluminale Chirurgie tierexperimentell und auch zum Teil bereits am Menschen verwendet werden [35]. Die Erfahrungen mit diesen mechanischen Plattformen zeigen aber immer klarer, dass die sehr umfassende Funktionalität derartiger Plattformen nur noch durch mechatronische Ansätze gelöst werden kann. Nur auf diese Weise kann die Schnittstellenproblematik (gleichzeitige Ausführung zahlreicher unterschiedlicher Aktionen nur durch einen Bediener) überhaupt beherrscht werden. Genau diese Problematik wird derzeit am HVSPS (Highly Versatile Single Port System) der eigenen Arbeitsgruppe untersucht [36] (Abb. 10.4).

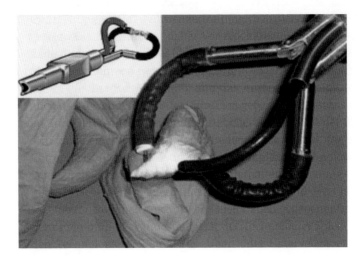

Abb. 10.4: Das Highly Versatile Single Port System (HVSPS) der eigenen Arbeitsgruppe stellt einen computerassistierten Operationsroboter dar, welcher speziell für die Viszeralchirurgie entwickelt wurde und der den Anspruch besitzt, den Operateur in miniaturisierter Form in die Bauchhöhle zu projizieren. Hierfür verfügt der HVSPS über ein weiteres „Ellenbogengelenk" an der Basis der Manipulatoren. Eine unabhängige Optik ermöglicht die optimierte Visualisierung des OP-Situs. Im Rahmen einer DFG-Forschergruppe wird das Konzept aktuell umfassend überarbeitet.

Ein besonderes Entwicklungspotenzial besteht in der Automatisierung von Teilprozessen, wie etwa dem Durchführen von Nähten. Betrachtet man die bei laparoskopischen Eingriffen üblichen Bipolar- und Ultraschalldissektoren, kann man darin im gewissen Sinne bereits miniaturisierte Robotersysteme sehen, welche die am Master-Controler (Handgriff) getätigten Befehle mechanisch unterstützt an den Endeffektor weiterleiten (Gewebedissektion/-versiegelung). Der entscheidende Vorteil liegt hierbei in der intuitiven und situativen Anwendung derartiger Instrumente, welche aufgrund der geringeren Größe der Systeme fließend in den Operationsablauf integriert werden kann. Der übertragene Arbeitsschritt wird hierbei autonom durchgeführt, weswegen der Operateur effektiv entlastet wird. Ein weiteres Beispiel stellt der von der eigenen Arbeitsgruppe umgesetzte, automatisierte Endostitch® dar, welcher eine Kopplung zwischen Operateur und Endeffektor über einen integrierten Motorantrieb realisiert [37]. Weitere Assistenzsysteme sind für zahlreiche Teilbereiche der Chirurgie denkbar und es ist nun unsere Aufgabe, die Schwächen und zeitaufwendigen Teilbereiche innerhalb eines Eingriffs zu identifizieren, um entsprechende Lösungsansätze definieren zu können.

Einen weiteren, entscheidenden Schritt stellt die Integration von Robotersystemen in den operativen Workflow dar, insofern, dass autonome Systeme realisiert werden. Hierdurch ergeben sich vor allem für das Problem der Mensch-Maschine-Schnittstelle, welche zur Ansteuerung derartiger Instrumente notwendig ist, wesentlich neue Lösungsansätze. Da der Mensch, wie bereits erwähnt, eine hochvariable Umgebung für eine derartige Integration darstellt, werden wir in Zukunft intelligente Computernetzwerke benötigen, welche über eine umfassende Sensorik die aktuelle Operation erfassen und nach Interpretation der Daten Steuerungsbefehle an den Operationsroboter weitergeben.

10.4 Schlussfolgerungen

Auch wenn sie noch nicht in das Bewusstsein aller involvierten Ärzte vorgedrungen sind, erobern Robotersysteme zunehmend einen Platz in der operativen Medizin. Das Spektrum reicht hierbei von einfachen „mechatronischen" Instrumenten bis zu hochkomplexen Roboter-Suiten. Neue Interventionsformen ermöglichen eine geschicktere Nutzung von Robotersystemen und lösen die erzwungene Integration in vorhandene OP-Szenarien ab. Damit Robotersysteme in Zukunft sinnvoll und flexibel eingesetzt werden können, muss in der Miniaturisierung der verfügbaren Modelle ein Schwerpunkt der weiteren Entwicklung gesehen werden.

Der Mensch als Operateur weist relevante Schwächen auf, die durch den Einsatz von Robotersystemen zumindest teilweise kompensiert werden können. Die derzeit verfügbaren und klinisch genutzten Systeme sind hierfür nur bedingt geeignet. Zahlreiche Arbeitsgruppen weltweit arbeiten aber bereits heute an Lösungen, welche diesem Anspruch in naher Zukunft gerecht werden könnten.

10.5 Zusammenfassung

Obwohl Robotersysteme prinzipielle Vorteile für die Chirurgie aufweisen, werden sie bislang nur im geringen Maße klinisch eingesetzt. Dies ist sicherlich durch die hohen Kosten mechatronischer Systeme zu erklären, möglicherweise aber auch durch technische Unzulänglichkeiten begründet. In diesem Beitrag wurden daher die Vor- und Nachteile der verschiedenen im Einsatz befindlichen Systeme erläutert und Stellung dazu genommen, wie die Zukunft der roboterassistierten Chirurgie aussehen könnte. Hierbei wurden aktuelle Forschungsarbeiten berücksichtigt.

Schlüsselwörter: Chirurgie, Robotik, roboterassistierte Chirurgie, Plattform, Mechatronik, autonom

10.6 Literatur

[1] Taylor RH, Stoianovici D: Medical robotics in computer-integrated surgery. Robotics and Automation. IEEE Trans Rob Autom 19 (2003), 765–781.
[2] Meining A, Feussner H, Swain P, Yang GZ, Lehmann K, Zorron R, Meisner S, Ponsky J, Martiny H, Reddy N, Armengol-Miro JR, Fockens P, Fingerhut A, Costamagna G: Natural-orifice transluminal endoscopic surgery (NOTES) in Europe. Summary of the working group reports of the Euro-NOTES meeting 2010. Endoscopy 43 (2011), 140–143.
[3] Pryor AD, Tushar JR, DiBernardo LR: Single-port cholecystectomy with the TransEnterix SPIDER: simple and safe. Surg Endosc 24 (2010), 917–923.
[4] Villamizar N, Pryor AD: SPIDER and Flexible Laparoscopy: The Next Frontier in Abdominal Surgery. Surg Technol Int 20 (2010), 53–58.
[5] Horgan S, Thompson K, Talamini M, Ferreres A, Jacobsen G, Spaun G, Cullen J, Swanstrom L: Clinical experience with a multifunctional, flexible surgery sys-tem for endolumenal, single-port, and NOTES procedures. Surg Endosc 25 (2011), 586–592.
[6] Hirano Y, Ishikawa N, Watanabe G: Suture damage after grasping with EndoWrist of the da Vinci Surgical System. Minim Invasive Ther Allied Technol 19 (2010), 203–206.
[7] Torres Bermudez JR, Buess G, Waseda M, Gacek I, Becerra Garcia F, Manukyan GA, Inaki N: Laparoscopic intracorporal colorectal sutured anastomosis using the Radius Surgical System in a phantom model. Surg Endosc 23 (2009), 1624–1632.
[8] Ikeda K, Sumiyama K, Tajiri H, Yasuda K, Kitano S: Evaluation of a new multi-tasking platform for endoscopic full-thickness resection. Gastrointest Endosc 73 (2011), 117–122.
[9] Spaun GO, Zheng B, Swanstrom LL: A multitasking platform for natural orifice translumenal endoscopic surgery (NOTES): a benchtop comparison of a new device for flexible endoscopic surgery and a standard dual-channel endoscope. Surg Endosc 23 (2009), 2720–2727.
[10] Kwoh YS, Hou J, Jonckheere EA, Hayati S: A robot with improved absolute positioning accuracy for CT guided stereotactic brain surgery. IEEE Trans Biomed Eng 35 (1988), 153–160.
[11] Mantwill F, Schulz AP, Faber A, Hollstein D, Kammal M, Fay A, Jurgens C: Robotic systems in total hip arthroplasty – is the time ripe for a new approach? Int J Med Robot 1 (2005), 8–19.
[12] Aiono S, Gilbert JM, Soin B, Finlay PA, Gordan A: Controlled trial of the introduction of a robotic camera assistant (EndoAssist) for laparoscopic cholecystectomy. Surg Endosc 16 (2002), 1267–1270.
[13] Ballantyne GH: Robotic surgery, telerobotic surgery, telepresence, and telementoring. Review of early clinical results. Surg Endosc 16 (2002), 1389–1402.
[14] Omote K, Feussner H, Ungeheuer A, Arbter K, Wei GQ, Siewert JR, Hirzinger G: Self-guided robotic camera control for laparoscopic surgery compared with human camera control. Am J Surg 177 (1999), 321–324.
[15] Arezzo A, Testa T, Ulmer F, Schurr MO, Degregori M, Buess GF: Positioning systems for endoscopic solo surgery. Minerva chirurgica 55 (2000), 635–641.
[16] Lanfranco AR, Castellanos AE, Desai JP, Meyers WC: Robotic surgery: a current perspective. Ann Surg 239 (2004), 14–21.
[17] Marescaux J, Leroy J, Rubino F, Smith M, Vix M, Simone M, Mutter D: Transcontinental robot-assisted remote telesurgery: feasibility and potential applications. Ann Surg 235 (2002), 487–492.
[18] Kenngott HG, Fischer L, Nickel F, Rom J, Rassweiler J, Müller-Stich BP: Status of robotic assistance-a less traumatic and more accurate minimally invasive surgery? Langenbecks Arch Surg 397 (2012), 333–341.
[19] Hagn U, Konietschke R, Tobergte A, Nickl M, Jörg S, Kübler B, Passig G, Gröger M, Fröhlich F, Seibold U, Le-Tien L, Albu-Schäffer A, Nothhelfer A, Hacker F, Grebenstein M, Hirzinger G: DLR

MiroSurge: a versatile system for research in endoscopic telesurgery. Int J Comput Assist Radiol Surg 5 (2010), 183–193.
[20] Schurr MO, Buess G, Neisius B, Voges U: Robotics and telemanipulation technologies for endoscopic surgery. A review of the ARTEMIS project. Advanced Robotic Telemanipulator for Minimally Invasive Surgery. Surg Endosc 14 (2000), 375–381.
[21] Franzino RJ: The Laprotek surgical system and the next generation of robotics. Surg Clin of North Am 83 (2003), 1317–1320.
[22] Coelho RF, Rocco B, Patel MB, Orvieto MA, Chauhan S, Ficarra V, Melegari S, Palmer KJ, Patel VR: Retropubic, laparoscopic, and robot-assisted radical prostatectomy: a critical review of outcomes reported by high-volume centers. J Endourol 24 (2010), 2003–2015.
[23] Weinberg L, Rao S, Escobar PF: Robotic surgery in gynecology: an updated systematic review. Obstet Gynecol Int 2011, 852061. Epub 2011 Nov 28.
[24] Clark J, Sodergren MH, Purkayastha S, Mayer EK, James D, Athanasiou T, Yang GZ, Darzi A: The role of robotic assisted laparoscopy for oesophagogastric oncological resection; an appraisal of the literature. Dis Esophagus 24 (2011), 240–250.
[25] Rocco B, Matei DV, Melegari S, Ospina JC, Mazzoleni F, Errico G, Mastropasqua M, Santoro L, Detti S, de Cobelli O: Robotic vs open prostatectomy in a laparoscopically naive centre: a matched-pair analysis. BJU international 104 (2009), 991–995.
[26] Turchetti G, Palla I, Pierotti F, Cuschieri A: Economic evaluation of da Vinci-assisted robotic surgery: a systematic review. Surg Endosc 26 (2012), 598–606.
[27] Schroeck FR, Krupski TL, Sun L, Albala DM, Price MM, Polascik TJ, Robertson CN, Tewari AK, Moul JW: Satisfaction and regret after open retropubic or robot-assisted laparoscopic radical prostatectomy. Eur Urol 54 (2008), 785–793.
[28] Taylor GW, Jayne DG: Robotic applications in abdominal surgery: their limitations and future developments. Int J Med Robot 3 (2007), 3–9.
[29] Haber GP, White MA, Autorino R, Escobar PF, Kroh MD, Chalikonda S, Khanna R, Forest S, Yang B, Altunrende F, Stein RJ, Kaouk JH: Novel robotic daVinci instruments for laparoendoscopic single-site surgery. Urology 76 (2010), 1279–1282.
[30] Lehman AC, Dumpert J, Wood NA, Redden L, Visty AQ, Farritor S, Varnell B, Oleynikov D: Natural orifice cholecystectomy using a miniature robot. Surg Endosc 23 (2009), 260–266.
[31] Swain P, Austin R, Bally K, Trusty R: Development and testing of a tethered, independent camera for NOTES and single-site laparoscopic procedures. Surg Endosc 24 (2010), 2013–2021.
[32] Tiwari MM, Reynoso JF, Lehman AC, Tsang AW, Farritor SM, Oleynikov D: In vivo miniature robots for natural orifice surgery: State of the art and future perspectives. World J Gastrointest Surg 2 (2010), 217–223.
[33] Lehman AC, Rentschler ME, Farritor SM, Oleynikov D: Endoluminal minirobots for transgastric peritoneoscopy. Minim Invasive Ther Allied Technol 15 (2006), 384–388.
[34] Kähler G, Bulian D, Collet P, Eickhoff A, Feussner H, Fritscher-Ravens A, Fuchs K, Hochberger J, Kratt T, Meier PN, Meining A, Schäfer H, Wilhelm D: Endoscopic surgery through natural orifices (NOTES) in Germany: Status Report 2010. Z Gastroenterol 49 (2011), 543–549.
[35] Shaikh SN, Thompson CC: Natural orifice translumenal surgery: Flexible platform review. World J Gastrointest Surg 2 (2010), 210–216.
[36] Can S, Fiolka A, Mayer H, Knoll A, Schneider A, Wilhelm D, Meining A, Feussner H: The mechatronic support system „HVSPS" and the way to NOTES. Minim Invasive Ther Allied Technol 17 (2008), 341–345.
[37] Gopel T, Hartl F, Schneider A, Buss M, Feussner H: Automation of a suturing device for minimally invasive surgery. Surg Endosc 25 (2011), 2100–2104.

J. Schipper
11 Invidualized, Minimized Surgery by Wire (INMISUWI) – Mechatronische Assistenz für den miniaturisierten Operationsraum der Zukunft

11.1 Einführung

Der Patientenwunsch nach mehr gewebeschonenden Operationsprozeduren mit geringerer Morbidität, kürzerer Liegedauer im Krankenhaus, der Wunsch der Krankenkassen nach geringen Behandlungskosten und auch die neuen Erkenntnisse aus den Bereichen der Mikro- und Nanotechnologie führen zu einer immer weiter voranschreitenden Miniaturisierung von chirurgischen Manipulatoren.

Die gewebeschonenden Operationen erfolgen heute – endoskopisch geführt – durch natürliche Öffnungen oder kleinste Durchtrittskanäle an der Körperoberfläche [1]. Hierdurch verringert sich auch der zur Verfügung stehende operative Manipulationsraum am Zielort sowohl in der Single-Port- als auch in der Multi-Port-Technik. Teilweise müssen unkooperative nicht ausweichende Strukturen wie Knochen oder auch vitale Kollisionsstrukturen wie Nerven oder Gefäße umgangen werden. Das erfordert zukünftig auch nichtlineare minimal-invasive Operationskorridore. Hieraus ergeben sich völlig neue, bisher nicht dagewesene Anforderungen für die Operationsplanung und -durchführung sowie für den Instrumentenbau.

11.2 Möglichkeiten zur Miniaturisierung des Operationsraumes

11.2.1 Vorbemerkungen

Sowohl die zukünftig fehlende Linearität der Operationskorridore als auch die Miniaturisierung der Ports als minimal-invasive Eintrittsschleuse durch die Körperoberfläche als Schutzhülle gegenüber der Außenwelt limitiert die bisherigen konventionellen freihandgeführten mechanischen Operationsinstrumente. Der Durchmesser der Instrumentenschafte wird unter anderem begrenzt durch den Instrumentenkörper als Gegenlager für die anzuwendende Kraft für das Schneiden, Greifen oder Ziehen und durch die Instrumentenmechanik zur Übertragung der Bewegung am „Tool Center Point" (TCP).

Der Instrumentenkörper lässt sich nur begrenzt durch die Wahl härterer Materialien als Multi-Use-Instrument miniaturisieren. Multi-Use-Instrumente müssen anders als Single-Use-Instrumente die vielfachen CE-Auflagen für die Sterilisation erfüllen und dürfen dadurch auch nicht infolge von Abnutzung in ihrer Anwendungsfunktion beeinträchtigt werden [2].

Die Instrumentenmechanik lässt sich dagegen erheblich einfacher miniaturisieren durch den Wegfall der Kraftübertragungsmechanik zugunsten eines elektrisch gesteuerten, kabelgeführten Aktuators. Solche Aktuatoren können aus Piezoelementen bestehen zur Ausführung von kleinsten Bewegungen oder auch alternativ als Stoßwellen-Effektor für eine gewebsspezifische Gewebeablation eingesetzt werden. Die kabelgeführten Technologien werden bereits seit Jahren in Makrosystemen wie im Automobilbau als „x-by-wire"- oder in der Luftfahrt als „fly-by-wire"-Systeme erfolgreich eingesetzt [3].

11.2.2 Sicherheitssysteme („fail-safe"-Prinzip)

In besonders für den Menschen unfallgefährdeten Bereichen müssen solche Systeme durch eine sogenannte zweite Rückfallebene nach dem „fail-safe"-Prinzip abgesichert werden, wie z. B. die Lenkung beim Automobil durch eine zusätzliche mechanische Übertragungsmöglichkeit oder ein zweites komplett autonom arbeitendes System mit einer systemunabhängigen Energieversorgung. Durch den Einsatz miniaturisierter Aktuatoren an der Instrumentenspitze ergeben sich zusätzliche Freiheitsgrade für translatorische und rotatorische Gelenke, die durch mechanisch geführte Systeme so vorher nicht möglich waren, um auf engstem Manipulationsraum eine chirurgische Intervention zu realisieren.

Die Sicherheitssysteme haben in den für Menschen hochsensiblen und damit unfallgefährdeten Bereichen einen sehr hohen Stellenwert. Die Implikation einer solchen völlig autark arbeitenden zweiten Ebene machen derartige Systeme nicht nur viel komplexer, sondern auch in Hinblick auf Instrumentengröße und -gewicht wieder viel behäbiger. Die Entwicklung und Implikation einer solchen zweiten Ebene bzw. sogenannten Rückfallebene als redundantes System wird daher im chirurgischen Instrumentenbau in den nächsten Jahren einen besonderen Entwicklungsschwerpunkt darstellen.

11.2.3 Miniroboter – Smart Instruments

Alternativ dazu wären auch zukünftig „autonome mechatronische Instrumente" in Form von sogenannten Minirobotern denkbar. Anstatt über einen Instrumentenschaft den Aktuator entlang des Operationskorridors zum „point of interest" vorzuschieben, könnten diese Aktuatoren auch in Form von kabelgeführten Minirobotern sich selbstständig entlang des zuvor freigelegten Operationskanals vorarbeiten, um den „point of interest" zu erreichen.

Durch die beengten räumlichen Verhältnisse in der gewebeschonenden Chirurgie bedarf es neben der miniaturisierten mechatronischen Instrumentation auch neuer miniaturisierter Visualisierungssysteme. Ähnlich wie die zukünftigen Instrumente für die gewebeschonende Chirurgie sollten diese nicht mehr durch optische Leiter geführt, sondern ausschließlich kabelgeführt („see-by-wire") werden. Die Chipkameras sollten dabei an der Instrumentenspitze angebracht werden („Chip on the tip") damit der „point of interest" möglichst in Panoramaperspektive oder in 3D oder in Winkeln von 0° bis 90° optisch aus allen Perspektiven inspiziert werden kann. Spezielle Beleuchtungssysteme wie beispielsweise Mikro-LEDs die das Licht innerhalb und außerhalb des sichtbaren Lichts in unterschiedlichen Frequenzbereichen senden können, um beispielsweise bestimmte anatomische Strukturen besser zu fokussieren wie kleine Blutgefäße mit grünem Licht usw. oder aber auch, um in „real-time" analog zu einer histopathologischen Gewebeuntersuchung biometrische Gewebsanalysen („molecular imaging") über die Gewebeentität („Raman-Spektroskopie") vorzunehmen, eventuell mit Triggersubstanzen als „gelabelte Biometrie" (ICG = Indocyanin, Fluoreszenz), sollten ebenso möglichst nah an das Kamerasystem angebracht werden.

Werden diese mechatronischen Mikroinstrumente noch durch weitere Sensoren wie Temperaturmessfühler, haptische Sensoren usw. ergänzt, spricht man von sogenannten „smart instruments". Im Gegensatz zu autonomen Robotersystemen werden diese „smart instruments" in Form mechatronischer Mikroinstrumente den Operateur bei seiner Arbeit lediglich assistieren [4]. Somit bleibt im Gegensatz zu anderen populärwissenschaftlichen Veröffentlichungen der Operateur verantwortlich für den chirurgischen Eingriff und nicht, wie noch vor Jahren diskutiert, ein einsam am Patienten arbeitender Roboter in einem sonst menschenleeren Operationssaal.

11.2.4 Freihandgesteuerte versus konsolengesteuerte Instrumente

Die miniaturisierten Assistenzsysteme können dabei als Freihand-Instrumente oder konsolengesteuert eingesetzt werden. Für die konsolengesteuerten Instrumente bedarf es zusätzlicher Stative, die in einem zuvor verifizierten Koordinatensystem zum Patienten eingesetzt werden können. Bei den freihandgetragenen und den konsolengestützten Instrumenten sind bereits einige Probleme der Schnittstelle Mensch-Maschine gelöst. Anders ist jedoch die Situation bei mechatronischen Assistenzsystemen für Halte- und Führungsbewegungen, beispielsweise zum Halten und Führen des Endoskops oder eines Manipulators. Zum einen konkurrieren diese Systeme mit den zwei Händen des führenden Operateurs auf engstem Raum, zum anderen muss das Assistenzsystem immer situationsangepasst die richtige Bewegung ausführen, wie es vom Operateur gewünscht wird. Da er aber dann beide Hände bereits für die chirurgische Manipulation belegt hat, kann er nur noch über andere Kommunikationskanäle (z. B. Sprache, Fußsteuerung oder Kopfbewegungen) das System steuern. Der Operateur kommt damit aber an die Grenzen der menschlichen Konzentrationsfähigkeit, wenn er gleichzeitig bimanuell chirurgisch agiert und dann parallel dazu das mechatronische Assistenzsystem befehligen soll. Gerade in der Luftfahrt hat sich gezeigt, dass für ein ergonomisches Cockpit ab einem bestimmten Punkt sich eine Überfrachtung mit Anzeige- und Steuerungsinstrumenten aufgrund der menschlich begrenzten Aufnahme- und Verarbeitungsfähigkeit ergibt [5].

Der Operateur der Zukunft arbeitet dabei nur noch über eine Videokette und kann so ohne Änderung seiner eigenen Körperposition, insbesondere der eigenen Kopfposition oder Akkommodation mit den eigenen Augen das „field of interest" vergrößern, verkleinern oder in unterschiedlichen Winkeln und Panoramabildern betrachten. Zusätzlich können mit Hilfe der digitalen Visualisierung weitere Daten mit biometrischen Informationen über die Gewebsmorphologie, anatomische Landmarken oder auch geometrische Abstände innerhalb des „field of interest" integriert werden.

11.2.5 Minimierter chirurgischer Reinraum

Da die angeborene Unversehrtheit des Körpers mit der zukünftigen modernen gewebeschonenden Chirurgie unter Einsatz spezieller Port-Systeme nur durch kleinste Zugangskanäle unterbrochen wird, kann möglicherweise in der Zukunft in jeder unsterilen Umgebung ein solcher Eingriff durchgeführt werden: Durch einen kleinen auf das Port-System aufgestülpten minimierten Reinraum („minimal steril spaced") mit einem permanenten Vakuum und einer Instrumentenschleuse auf der Gegenseite, wären alle sterilen Kautelen der modernen chirurgischen Hygiene erfüllt (Abb. 11.1).

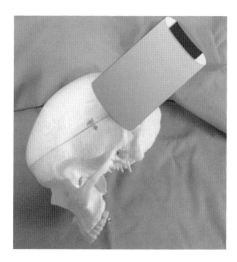

Abb. 11.1: Schematische Darstellung – hier beispielhaft eines an einem Kunststoffschädel des Menschen angebrachten minimierten chirurgischen Reinraumes mit einem Schleusenaufsatz für die zukünftige gewebeschonende Chirurgie.

Die sterilen Instrumente werden heute bereits zweifach in flexiblen Hüllen verpackt. Die erste äußere Hülle wird dann zukünftig einen Schleusenaufsatz tragen als Kontrapunkt zur Schleuse auf dem Reinraumgehäuse, sodass die Instrumente dann nach

Ankoppeln an die Schleuse mit Durchstechen der ersten Hülle geschützt durch die zweite Hülle in das Reinraumgehäuse eingeführt werden können. Durch das permanente Vakuum ist zum einen die Einhaltung steriler Kautelen während der chirurgischen Manipulation gewährleistet und zum anderen wird dadurch die Anheftung an die Patientenkörperoberfläche gefördert.

Das minimierte Reinraumgehäuse wird dann später noch ergänzt durch eine zweite Schleuse zum Wechsel der Aktuatoren oder zur Reinigung des Kamerachipkopfes, ohne dass die Führungsinstrumente aus dem Reinraumgehäuse einschließlich der daran angeschlossenen sterilen Verpackungshülle herausgezogen werden müssen. Somit bleibt auch bei solchen Maßnahmen, wie ein Wechsel des Aktuators oder Reinigung des Instrumentes, die Sterilität des Instrumentariums gesichert. Um den Wechsel sicher durchzuführen, sollte der Reinraum zum einen durchsichtig sein und zum anderen mit einem Kamerasystem versehen werden, um die Position und die Funktion des Ports sowie mögliche Aktuatorenwechsel während der OP immer sicher kontrollieren zu können.

Das Gehäuse des minimierten Reinraums ist dann gleichzeitig mit speziellen MRT- und CT-Markern versehen, sodass der Reinraum, vergleichbar mit einer Basisplatte, auch gleichzeitig für die automatische hochpräzise Patientenreferenzierung dient. Damit können dann auch sämtliche Eingriffe navigiert kontrolliert durchgeführt werden. Nach Anbringen des minimierten Reinraums als Basisplatte erfolgt zukünftig eine „proxioperative" Bildgebung für die Operationsdurchführung als Ergänzung zum digitalisierten Bilddatensatz für die Diagnosefindung und Operationsplanung zur Verbesserung der Genauigkeit und zur perioperativen Reevaluierung der Bilddaten als Qualtitätssicherungsmaßnahme. Ein Teil dieser Vorarbeiten sind bereits Gegenstand der DFG-Forschergruppe FOR 1585 „MUKNO" [6] sowie eines DFG-Einzelantragsverfahrens „SACAS" (Sonographic Aided Computer Assisted Surgery) im Halsbereich [7]. Der minimierte sterile Reinraum wird nach den üblichen chirurgischen Desinfektionsmaßnahmen mit einem Dauervakuum auf die Patientenoberfläche aufgebracht. Der übrige Bereich kann unsteril bzw. keimarm bleiben. Eine teure und baulich aufwendige OP-Raumtechnik beispielsweise mit einer LaminarFlow-Klimatisierung kann dann entfallen, was wiederum die Prozesskosten solcher zukünftigen Eingriffe erheblich senken dürfte.

11.2.6 Individualisierte Instrumente

Mit Hilfe der neusten Generation von 3D-Druckern können mit der „Selective Laser Melting" (SLM)-Technik in kürzester Zeit für den jeweiligen Eingriff und für die jeweilige chirurgische Aufgabe individualisierte Instrumente („personalized surgery") angefertigt werden. Diese Instrumente werden zukünftig wenige Tage vor der geplanten Operation als „single-use"-System hergestellt und an den Aktuator gekoppelt sowie auf dessen Führungsplatte aufgesetzt oder umgekehrt als Führungsplattform gefertigt, auf den später der Aktuator, die LED-Lichtquelle mit dem Kamerasystem oder weitere mögliche Sensoren implementiert werden [8].

Die hier skizzierten neu zu entwickelnden chirurgischen Prozeduren und Instrumente sind Gegenstand eines zukünftigen DFG-Transregios, mit dem Ziel, diese Form von modernen gewebeschonenden Operationsverfahren in absehbarer Zeit auch tatsächlich in die Praxis umzusetzen. Dabei bedarf es einer engen Zusammenarbeit der Medizintechnik, der Bildgebung und der Informatik sowie der chirurgischen Medizin.

11.3 Zusammenfassung

In einer Vision werden neue, in der nahen Zukunft realisierbare Operationsverfahren vorgestellt und erörtert. Sowohl der Wunsch des Patienten nach kurzen Krankenhausaufenthalten ohne wesentlich belastende Eingriffe in die körperliche Unversehrtheit des Menschen, der zunehmende Kostendruck im Gesundheitswesen und die neuen technischen Möglichkeiten aus den Bereichen der Mikro- und Nanotechnologie ermöglichen dabei die Entwicklung neuer chirurgischer Prozeduren. Durch die weiter voranschreitende Miniaturisierung in der Instrumententechnik bekommt die mechatronische Assistenz bei den handgehaltenen Operationsinstrumenten als neue Form chirurgischer Miniroboter eine neue Bedeutung.

Schlüsselwörter: Aktuatoren, Sensorik, Smart Instruments, histometrische Gewebsanalyse

11.4 Literatur

[1] Feußner H: The operating room of the future: A view from Europe. Semin Laparosc Surg 10 (2003), 149–156.
[2] Fischer M, Richter C, Stopp S, Irlinger F, Lueth TC: A new method for manu-facturing movable actuator prototypes by using a 3D-printer. Actuator 2008, Bremen, Deutschland, 9.–11. Juni 2008, 149–152.
[3] Strauss G, Aries F, Abri O, Dietz A, Meixensberger J, Lüth T: Conception, realization and analysis of a modern operating theatre workplace for ENT surgery HNO 58 (2010), 1074–1084.
[4] Kim S, Hong D, Hwang JH, Kim B, Choi SW: Development of an integrated torque sensor-motor module for haptic feedback in teleoperated robot-assisted surgery, Technologies for Practical Robot Applications TePRA, IEEE International Conference 2009, 10–15.
[5] Grimbergen CA, Jaspers JEN: Robotics in minimally invasive surgery, Systems, Man and Cybernetics, 2004 IEEE International Conference 3, 2486–2491.
[6] http://www.mukno.de (31.07.2012)
[7] http://www.hno-duesseldorf.eu/index.php?id=98 (31.07.2012).
[8] Buess GF, Waseda M: Innovative Instruments in Endoscopic Surgery. In: Emerging Technologies in Surgery, Teil 4. Springer Verlag, Berlin-Heidelberg 2007, 99–106.

S. Arnold, G. Grunst, D. Blondin, R. Kubitz

12 Informationsintegration im OP – Ein Assistenzsystem für die ultraschallgestützte transkutane Radiofrequenzablation

12.1 Einführung

Primäre Lebertumore und Lebermetastasen sind von hoher klinischer Relevanz. Sie sind die fünfthäufigste Art maligner Tumore und stellen die dritthäufigste Todesursache in dieser Gruppe dar. Ultraschallbasierte transkutane Radiofrequenzablation (RFA) ist eine schonende und kostengünstige Therapieform, die aber im Vergleich zur chirurgischen Resektion mit einer höheren Wahrscheinlichkeit eines Residualtumors einhergehen [1, 2]. Der Erfolg der ultraschallgestützten RFA von Lebertumoren wird im Wesentlichen durch zwei große Problemfelder beeinflusst. Zum Einen existieren eine Reihe von Schwierigkeiten, die durch den komplexen Vorgang der Ablation bestimmt werden, wie z. B. Wärmeabfuhr durch große Gefäße, Beeinflussung der elektromagnetischen Felder durch Veränderungen der physiologischen Parameter usw. Diese Probleme sind einigermaßen gut verstanden, und es existieren Lösungsansätze, die sich auf die Planung und Simulation einer optimalen Applikatorposition beziehen [3–5]. Zum Anderen hängt das Ergebnis des Eingriffes wesentlich von der Möglichkeit ab, vorhandene komplexe Informationen aus Radiologie, Diagnostik und Planung während der Intervention nutzen zu können. Dies betrifft sowohl die Verfügbarkeit dieser Informationen als auch die Fähigkeit, diese auf den Patienten abbilden zu können. Das letztere Themengebiet soll im Folgenden näher beleuchtet und ein Lösungsansatz durch ein integrierendes Assistenzsystem besprochen werden.

12.2 Informationen sind verfügbar, aber nicht nutzbar

12.2.1 Vorbemerkungen

Es besteht gar nicht grundsätzlich das Problem, dass Informationen (wie z. B. Anamnese, Identifikation, Lokalisation und Ausdehnung der Läsionen, Therapievorschläge) nicht erhoben würden oder verfügbar wären. Vielmehr liegt die Schwierigkeit in der Kombination, Filterung und Verdichtung derselben sowie der Übertragung auf die konkrete Behandlungssituation. Erst wenn sie auf eine sinnvolle und anwendungsspezifische Weise integriert und präsentiert werden, werden aus verfügbaren Informationen auch nutzbare Informationen.

12.2.2 Kommunikation

Ein oft unterschätzter Faktor im Therapieverlauf ist die Kommunikation und deren Dokumentation. So wird z. B. eine radiologische Diagnostik anhand von Bilddaten durchgeführt und besprochen, die Dokumentation erfolgt aber anhand von schriftlichen Notizen, die nicht intrinsisch mit der Bildgebung verknüpft sind. Ebenso ist eine Ultraschalldiagnostik zwar ggf. mit Bildern dokumentiert, diese sind während des Eingriffs jedoch nicht mehr mit der Patientenposition verknüpft und liegen separat vor. In diesem Sinne stehen beim Eingriff abstrakte Informationen zur Verfügung, die aus dem Gedächtnis vervollständigt und auf die konkrete Patientensituation abgebildet werden müssen.

12.2.3 Planung und Orientierung

Eine präinterventionelle Planung umfasst neben der Entscheidung, welche Tumorherde in welcher Reihenfolge zu auferieren sind, auch eine Auswahl der Applikatoren, die Bestimmung idealer Positionen (inklusive Stichkanal) und die jeweiligen Ablationsparameter. Eine solche Planung ist möglich, aber nur schwer auf den Patienten zu übertragen. Hier besteht die Schwierigkeit, dass Positions- und Richtungsinformationen im Bezugsystem der radiologischen Daten vorliegen, welche sich nicht ohne Weiteres auf die konkrete Patientensituation während des Eingriffes abbilden lassen. Da die radiologischen Bilddaten üblicherweise in Form von axialen Schichtbildern präsentiert werden, ist diese Transferleistung erschwert: Erfahrene Ultraschallanwender sind es gewohnt, sich anhand selbst gewählter Bildebenen des Freihandultraschalls zu orientieren. Die ausgebildete Fähigkeit des Anwenders, aus selbst „eingefächelten" B-Mode-Ultraschallbildern ein dreidimensionales Gesamtbild des Patienten zu erlangen („3D im Kopf"), ist durch nichts zu ersetzen und benötigt auch keine weitere Unterstützung. Die Orientierung innerhalb dieses Gedankenmodells und der Überblick über den Behandlungsverlauf wird jedoch durch die sich während des Eingriffes drastisch verschlechternde Bildqualität des Ultraschalls erschwert – insbesondere in komplexen Situationen mit multiplen Läsionen.

12.2.4 Umsetzung

Der RFA-Applikator wird üblicherweise unter Zuhilfenahme eines Biopsieschallkopfes verwendet, der die Positionierung des Applikators innerhalb der Schallebene unterstützt – aber auch einschränkt. Eine solche Konstruktion ermöglicht eine relativ gute Führung des Applikators und unterstützt dessen Auffinden im Ultraschallbild. Andererseits verbietet sie die Entkopplung von Schallebene und Applikatorebene. Dies kann aber durchaus opportun sein, da ein optimaler Zugangsweg sich nicht immer mit einer guten Schallbarkeit vereinbaren lässt (Vermeidung von Stichkanälen in Richtung kritischer Areale, Beeinflussung des Schalls durch Rippen oder Lunge usw.).

Höchstens rudimentär wird die initiale Ausrichtung des Applikators unterstützt: Die Trajektorie des Applikators wird auf den ersten Millimetern des Stichkanals bestimmt. Trifft sie nicht die gewünschte Zielposition, muss der Applikator unter Umständen zurückgezogen und neu positioniert werden.

Selbst wenn also eine ideale Zielposition für den Applikator bekannt ist, ist sie nur schwer umzusetzen, da sie im „falschen" Bezugssystem (nämlich dem der radiologischen Bilddaten) vorliegt und ihr Erreichen nicht optimal unterstützt wird. Unmittelbar nach der Ablation ist die einzige Kontrolle der erreichten Nekrose lediglich eine indirekte durch das Beurteilen einer „weißen Gaswolke" in den Ultraschallbildern.

12.2.5 Dokumentation

Eine Dokumentation von Diagnose und Therapieverlauf erfolgt anhand von Ultraschallbildern und radiologischen Bilddaten, die getrennt erhoben und händisch abgeglichen werden müssen. Mitunter ist der Abgleich dieser Informationen nicht trivial, da die Zuordnung des einzelnen 2D-Ultraschallbildes zu dem erwähnten „3D im Kopf" verloren geht und sich die Lagerung des Patienten im Computertomographen (CT) von derjenigen während der Ultraschallbildgebung unterscheidet. Eine optimale Therapiedokumentation läge in 2D oder 3D vor und sollte die Kontrolle der erfolgten Therapieareale durch Vergleich mit den geplanten Arealen ermöglichen.

12.3 Ein Assistenzsystem unterstützt die Informationsintegration

12.3.1 Vorbemerkungen

Die beschriebenen Probleme wurden im Rahmen des BMBF-Projektes FUSION [6] analysiert und es wurden verschiedene Lösungsansätze erarbeitet und umgesetzt. Die tragfähigsten dieser Konzepte sind in die Entwicklung eines Assistenzsystemes (LOCALITE SonoNavigator Liver) [7] eingeflossen (Abb. 12.1). Dieses Assistenzsystem hat die Kernaufgabe, die verfügbaren Informationen zu verdichten und auf eine solche Weise zu präsentieren, dass der gesamte Therapieverlauf durchgängig optimal unterstützt wird – die Informationen sollen nutzbar werden. Eine weitere Aufgabe ist die Verbesserung der Dokumentation dahingehend, dass der Bezug der Informationen untereinander erhalten bleibt und die Dokumentation bei Bedarf wieder auf den Patienten rückabgebildet werden kann. Im Idealfall kann so die Behandlung sogar nachgestellt werden.

Das System basiert auf einer existierenden Navigationsplattform (LOCALITE Navigator Plattform) und ist mit einem beliebigen konventionellen 2D-Ultraschallgerät kombinierbar (Abb. 12.2). Zum Tracking der Instrumente (Patientenreferenz, Pointer, Ultraschallsonde, Applikator) kommt ein optisches Trackingsystem zum Einsatz, die Bedienung erfolgt über sterile Bedienelemente sowie einen Fußschalter.

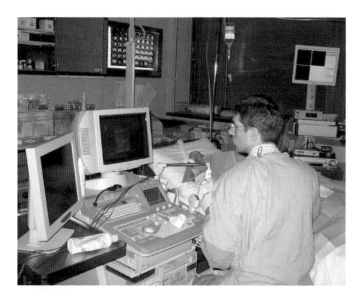

Abb. 12.1: Das Assistenzsystem im Einsatz: Ultraschall und Navigation auf der linken Seite. Im Hintergrund sind die Ausdrucke des CT zu erkennen.

12.3.2 Diagnostik und Planung

Es wurde ein einfaches Planungswerkzeug entwickelt, das es erlaubt, präinterventionelle Bilddaten (MRT/CT) zu annotieren, um z. B. bereits behandelte Läsionen, Tumore, kritische Areale oder anatomische Landmarken zu markieren und zu beschreiben. Auch die Zielpositionen und Trajektorien der Applikatoren können hier dokumentiert werden. Über eine offene Schnittstelle besteht zudem die Möglichkeit, externe Planungswerkzeuge Dritter einzubinden. Neben der reinen Planung bietet dieses Werkzeug so auch die Möglichkeit, Kommunikation zu dokumentieren und direkt dreidimensional mit den entsprechenden Bilddaten zu verknüpfen.

12.3.3 Übertragung auf den Interventionskontext

Den vermutlich größten Mehrwert stellt die Übertragung der Daten aus dem radiologischen Bezugssystem auf den Patienten dar. Diese Registrierung erfolgt über eine

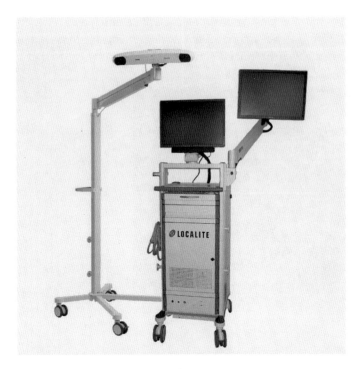

Abb. 12.2: Der LOCALITE SonoNavigator Rollwagen. Kamera- und Monitorrollwagen sind getrennt positionierbar.

starre Transformation, die am jeweils interessanten Ort feinjustiert werden kann und so lokal eine relativ hohe Genauigkeit aufweist.

Die Herstellung der Registrierung erfolgt in zwei Schritten: Zunächst wird über die Zuordnung von anatomischen Landmarken eine schnelle, aber grobe Vorregistrierung erreicht. Sobald diese erfolgt ist, besteht die Möglichkeit, durch Bewegung des Schallkopfes virtuelle Schichtbilder aus dem CT zu erzeugen, die der Schallebene der Ultraschallsonde entsprechen.

Durch sukzessives Aufheben und Verknüpfen der Verbindung von Schallkopf und CT-Schichtbildern kann eine Feinjustierung in der jeweiligen Region of Interest (ROI) vorgenommen werden. Verlagert sich der Ort des Interesses, kann dieser Schritt beliebig oft und zügig wiederholt werden.

12.3.4 Orientierung in multiplen Modalitäten

Sind die relevanten Informationen auf den Patienten registriert, besteht die Herausforderung, diese so zu präsentieren, dass eine Orientierung in den multiplen Modalitäten ermöglicht und eine Konfusion vermieden wird.

Zu diesem Zweck wurde das sogenannte „Compare View Panel" implementiert. Es ermöglicht die simultane Gegenüberstellung diverser Modalitäten und dient der Orientierung und Rückversicherung (Abb. 12.3). In Bezug auf die aktuelle Ausrichtung des getrackten Schallkopfes werden korrespondierende Schichten aus den CT- oder den MRT-Daten nebeneinander mit dem tatsächlichen (und aktuellen) Ultraschallbild dargestellt. Sollte es gewünscht sein, 3D-Ultraschall-Volumina zu akquirieren, ist dies ebenfalls jederzeit möglich und gleichermaßen darstellbar.

Verschiedene zuschaltbare Hilfslinien ermöglichen die mentale Zuordnung von relevanten Informationen. Die wegen der starren Registrierung unvermeidlichen Abweichungen können so kompensiert werden. Gleichzeitig bietet die Visualisierung des realen Ultraschallbildes eine Qualitätskontrolle über die aktuelle Registrierung und damit Sicherheit. Sobald die Registrierungsungenauigkeit zu groß wird, um eine sichere mentale Übertragung zu gewährleisten (sei es durch Patientenbewegung oder Verlagerung der ROI), wird die Feinregistrierung wiederholt.

12.3.5 Applikatorplatzierung

Die Unterstützung der eigentlichen Applikatorplatzierung gliedert sich in zwei Phasen, die sich im Grad der Abstraktion unterscheiden:

Initiale Ausrichtung des Applikators
Da die initiale Ausrichtung von entscheidender Bedeutung ist, wird eine virtuelle 3D-Szene eingesetzt, die vorhandene Positions- und Zielinformationen nutzt und optimal unterstützt (Abb. 12.3). Konkret wird zu einer geplanten Zielposition ein Einstichpunkt definiert, der – nachdem eine Inzision erfolgt ist und der Applikator die Haut durchstochen hat – nochmals aktualisiert wird. Das Visualisierungsszenario unterstützt nun im zweiten Schritt durch eine stark abstrahierte rein virtuelle Szene die optimale Ausrichtung des Applikators – entkoppelt von der reinen Positionierung. Sobald die optimale Ausrichtung erreicht ist, wird mit dem Vorschub begonnen.

Vorschub und Platzierung des Applikators
Im Gegensatz zu der Unterstützung durch virtuelle Realität in der ersten Phase wird der eigentliche Vorschub des Applikators durch eine augmentierte Realität unterstützt (Abb. 12.4): In das vom Ultraschallgerät gelieferte Schallbild wird die Applikatorposition, die geplante Trajektorie sowie die Zielposition überlagert. So kann der Vorschub des Applikators jederzeit kontrolliert und korrigiert werden. Nebenbei ist die feste Kopplung von Sonde und Applikator aufgehoben, so dass beide Instrumente – quasi wie Messer und Gabel – separat und unabhängig voneinander geführt werden können.

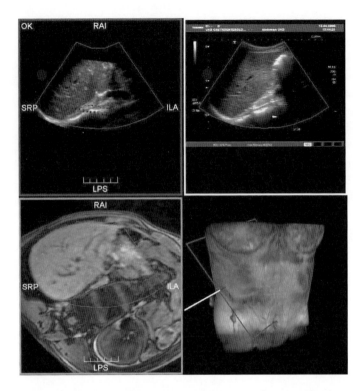

Abb. 12.3: „Compare View": Simultane Darstellung von korrespondierenden Anschnitten aus 3D-Ultraschall (oben links) und radiologischen Daten (hier MRT, unten links), 2D-Ultraschall (Echtzeit, oben rechts) sowie einem Übersichtsbild in 3D. Vgl. Kapitel 24, Farbabbildungen, S. 308.

Bemerkenswert ist, dass sich die Gewichtung von virtueller (Ausrichtung), augmentierter (Einblendung, Projektion) und realer Welt (Ultraschallbild, Reflektion der Applikatorspitze darin) kontinuierlich verschiebt: Je mehr sich die tatsächliche Applikatorposition dem avisierten Ziel nähert, desto relevanter ist die reale Bildgebung. Vergleichbar ist dies durchaus mit einer Fahrzeugnavigation, bei der das Einbiegen in die Zielstraße unter Berücksichtigung der Hinweispfeile erfolgt, das Einparken aber hauptsächlich auf Sicht.

12.3.6 Dokumentation

Um eine durchgängige Dokumentation des Behandlungsverlaufes zu leisten, wurde besondere Aufmerksamkeit auf Dokumentationsmöglichkeiten gelegt. So ist es nicht nur möglich, prä- und postinterventionell Annotationen in den Bilddaten zu verankern. Insbesondere kann zu jedem Zeitpunkt während des Eingriffes eine vollständige

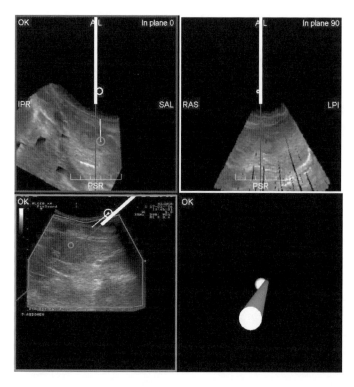

Abb. 12.4: Navigationsszene für die Applikatorpositionierung: Virtuelle Realität zur initialen Ausrichtung (unten rechts) sowie augmentierte Realität zur Kontrolle des Applikatorvorschubes (restliche Quadranten). Vgl. Kapitel 24, Farbabbildungen, S. 309.

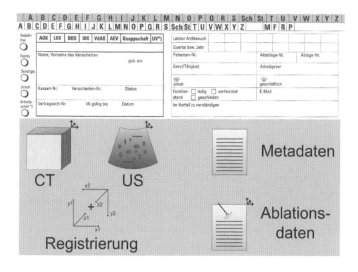

Abb. 12.5: Symbolische Darstellung der erfassten Dokumentation als „virtuelle Karteikarte".

Dokumentation der aktuellen Situation erfolgen. Dies umfasst neben Screenshots der jeweiligen Positionierung der getrackten Instrumente auch die Registrierungsinformationen der verschiedenen Bildmodalitäten (Abb. 12.5).

Auf diese Weise wird eine umfassende Verlaufsdokumentation erstellt, die auch retrospektiv zur Verfügung steht und die Behandlung nachvollziehen lässt. Auf Grund der besonderen Bedeutung dieses Werkzeuges ist es sowohl integriert im Interventionsassistenten realisiert als auch separat als eigenes Dokumentationstool.

12.4 Bewertung

Das System wurde bisher in mehr als 20 Eingriffen begleitend bewertet. Basierend auf diesen formativen Evaluationen wurden kontinuierlich Verbesserungen vorgenommen. Dabei sind wichtige analysierte Aspekte:
- die Nutzbarkeit präinterventioneller Metainformationen,
- die Qualität der intrainterventionellen Bilddaten (3D und 2D) sowohl bezüglich der Sichtbarkeit relevanter Strukturen als auch der Genauigkeit Ihrer Darstellung,
- die Registrierungsgenauigkeit der präinterventionellen Daten,
- der gesamte Einfluss der präsentierten Informationen auf die Orientierung des Anwenders sowie
- die Nachvollziehbarkeit der Dokumentation.

In Fällen, in denen sich der Zugangsweg des Applikators vom optimalen Schallfenster unterscheidet, stellt die Entkopplung von Schallkopf und Applikator eine wesentliche Erleichterung für den Arzt dar. Es wird ihm sogar ermöglicht, Tumore zu behandeln, die mit einem konventionellen Punktionsinstrument (mit gekoppeltem Schallkopf und Applikator) nicht erreichbar sind. Gleichermaßen verhält es sich in Fällen, in denen die Läsion im CT gut sichtbar, aber im Ultraschallbild nur schwer zu identifizieren ist: Die gewählte Präsentation korrespondierender Informationen aus CT und Ultraschall vereinfacht die Interpretation der Ultraschalldaten und verbessert die Orientierung.

Die Kombination aus landmarkenbasierter Vorregistrierung und schichtbasierter Feinregistrierung hat sich als äußerst pragmatisch und gut umsetzbar erwiesen. Zwar ist die Registrierung nur für eine begrenzte ROI valide, und auch innerhalb dieser ROI sind kleinere Gewebeverschiebungen eher die Regel als die Ausnahme. Andererseits ist die Methode so schnell durchzuführen, dass eine erneute Nachregistrierung gut möglich ist. Verbleibende Unstimmigkeiten werden durch die simultane Darstellung der verschiedenen Modalitäten gut kompensiert.

Die Möglichkeit, den Stichkanal zu planen und assistiert umzusetzen, unterstützt sowohl die initiale Ausrichtung als auch den Vorschub des Applikators in einer Qualität, die wenig Raum für Verbesserungen lässt.

Insgesamt scheinen durch das Assistenzsystem sowohl die Zahl der erfolgreichen auferierten Herde erhöht als auch die Zahl der Nachkorrekturen nicht ideal ausgerichteter Applikatoren verringert werden zu können. Bisher separat kommunizierte Metainformationen konnten mit den Bilddaten verknüpft und während der Intervention abgerufen werden. Die durchgängige Nutzung des Dokumentationswerkzeuges führte so zu einer deutlich verbesserten Nachvollziehbarkeit des Therapieverlaufs.

12.5 Ausblick

Die bisherigen Ergebnisse legen nahe, dass ultraschallbasierte Navigation in Verbindung mit einer intelligenten Darstellung von präinterventionellen Bilddaten die Orientierung des Arztes wesentlich verbessert und eine erfolgreiche Positionierung des Applikators gut unterstützt.

Langzeitergebnisse sind zwar noch nicht verfügbar, es ist aber eine klinische Studie in Arbeit (ProNaviC), die an mehreren Zentren durchgeführt werden wird und eine summative Evaluation leisten soll.

Zukünftige Entwicklungen werden sich auf die Integration von Ablationsgeräten verschiedener Hersteller und die Einbindung externer Simulationen konzentrieren. Ebenso wird – aufgrund der Sichtbarkeitsproblematik optischer Trackingsysteme – elektromagnetisches Tracking für diese Anwendung evaluiert werden.

Die beschriebene Methode macht sich zwar technologische Weiterentwicklungen der verwendeten medizintechnischen Geräte (z. B. CT, Ultraschall, Ablationsgerät) zu Nutze, der eigentliche Fortschritt wird aber erst durch die geschickte Integration dieser Geräte und sorgfältig ausgewählte Visualisierungskonzepte erreicht. In diesem Sinne ist der LOCALITE SonoNavigator ein Beispiel für eine (proprietäre) Vernetzung im digitalen Operationssaal und verdeutlicht die Notwendigkeit, nicht nur einzelne Geräte weiterzuentwickeln, sondern auch einen Blick auf die Schnittstellen zur Integration medizintechnischer Geräte zu werfen. Dabei sind für eine einfache und effektive herstellerübergreifende Vernetzung offene Standards nötig.

12.6 Zusammenfassung

Primäre Lebertumore und Lebermetastasen sind von hoher klinischer Relevanz. Obwohl die transkutane ultraschallbasierte Radiofrequenzablation als schonende und kostengünstige Therapieform akzeptiert ist, leidet sie im Vergleich mit der chirurgischen Resektion unter einer höheren Rate von Residualtumoren. Die Ursachen dafür sind mannigfaltig und teilweise in der fehlenden Integration und Nutzbarkeit vorhandener Informationen zu suchen. Insbesondere können präinterventionelle radiologische Informationen nicht auf den Patienten abgebildet werden. Auch ist die exakte Positionierung des Ablators schwierig, auch wenn die Ultraschallbildgebung ausreicht, um eine ideale Zielposition zu visualisieren.

Im Rahmen des vom BMBF geförderten Projektes „FUSION" wurde ein ultraschallbasiertes Navigationssystem entwickelt, das zum Ziel hat, die Tumortherapie mittels transkutaner, ultraschallgestützter Radiofrequenzablation zu verbessern. Das System leistet Unterstützung durch die Abbildung radiologischer Daten (sowohl Bilddaten als auch Annotationen) auf den Patienten. Ultraschallsonde und Applikatornadel werden kontinuierlich und unabhängig voneinander navigiert. Das System wird diskutiert, und es wird gezeigt, wie eine intelligente Integration verschiedener Technologien und Informationsquellen genutzt werden kann, um den diagnostischen und therapeutischen Verlauf zu verbessern. Diese Verbesserungen führen zu einer Optimierung von Orientierung und Dokumentation während des gesamten Prozesses und dadurch schließlich zu besseren Ergebnissen für den Patienten.

Schlüsselwörter: 3D-Ultraschall, Navigation, Lebertumoren, RFA, Ablation

Danksagung
Diese Arbeit basiert auf Ergebnissen des Projektes FUSION (Future Environment for Gentle Liver Surgery), welches vom Bundesministerium für Bildung und Forschung (BMBF) gefördert wurde. Neben LOCALITE sind beteiligte Partner das Fraunhofer-Institut für Angewandte Informationstechnik FIT sowie das Universitätsklinikum Düsseldorf mit der Klinik für Gastroenterologie, Hepatologie und Infektionologie sowie dem Institut für Diagnostische und Interventionelle Radiologie.

12.7 Literatur

[1] Mulier S, Ni Y, Ruers T, Marchal G, Michel L: Local Recurrence After Hepatic Radiofrequency Coagulation. Ann Surg 242 (2005), 158–171.
[2] Curley SA, Izzo F, Delrio P, Ellis LM, Granchi J, Vallone P, Fiore F, Pignata S, Daniele B, Cremona F: Radiofrequency ablation of unresectable primary and metastatic hepatic malignancies: results in 123 patients. Ann Surg 230 (1999), 1–8.
[3] Jiao LR, Hansen PD, Havlik R, Mitry RR, Pignatelli M, Habib N: Clinical short-term results of radiofrequency ablation in primary and secondary liver tumours, Ann J Surg 177 (1999), 303–306.
[4] Schumann C, Rieder C, Bieberstein J, Weihusen A, Zidowitz S, Moltz JH, Preusser T: State of the Art in Computer-Assisted Planning, Intervention and Assessment of Liver Tumor Ablation. Crit Rev Biomed Eng 38 (2010), 31–52.
[5] Kröger T, Pannier S, Kaliske M, Altrogge I, Graf W, Preusser T: Optimal applicator placement in hepatic radiofrequency ablation on the basis of rare data. Comput Methods Biomech Biomed Engin 13 (2010), 431–440.
[6] http://www.somit-fusion.de (12.02.2012).
[7] http://www.localite.de (12.02.2012).

T. Wittenberg, J. Stallkamp, C. Schlötelburg
13 Closed-Loop-Systeme – Eine essenzielle Komponente für den digitalen OP-Saal

13.1 Einführung und Definitionen

Das Kunstwort „Theranostik" (auch „Theragnostik") kombiniert die beiden Begriffe „Therapie" und „Diagnostik" und bezeichnet die enge, insbesondere zeitnahe Verzahnung dieser beiden Prozesse. Neben der Symbiose von Therapie und Diagnostik bei der Entwicklung und dem Einsatz individualisierter (bzw. personalisierter) Medikamente („Companion Diagnostics") werden darunter auch die Applikation von Partikeln unter Kontrolle bildgebender Verfahren sowie Systeme für eine kombinierte Diagnose und (chirurgischer und strahlentherapeutischer) Intervention verstanden [1]. Trotz der vielfältigen Auslegungen dieses Begriffs handelt es sich bei der Vereinigung diagnostischer und therapeutischer Prozesse um Vorgehensweisen, die im weiteren Sinne als geschlossene Kreisläufe (engl. „Closed-Loop") betrachtet werden können. Der Begriff des „Closed-Loops" stammt ursprünglich aus der Regelungstechnik und beschreibt ein grundlegendes Prinzip für die Kontrolle von Systemen, bei denen sich die Eingangsparameter des Systems ändern können [2] und durch am System selbst gemessene Größen in geeigneter Weise korrigiert werden. Die praktische Anwendung solcher theranostischer „Closed-Loop"-Prozesse im Operationssaal (OP) beschreibt somit die Übertragung dieses Konzeptes auf komplexe interventionelle Eingriffe unter Nutzung technischer Hilfsmittel.

Ähnlich wie für den eingangs eingeführten Begriff der „Theranostik" existiert bis heute noch keine einheitliche Definition für das Konzept eines „Closed-Loops" bei Anwendungen in der Medizin [3]. In der Medizin wird dieser Begriff daher nicht nur für technische Systemlösungen verwendet, sondern bezeichnet in der Literatur auch Regelkreise aus langfristig wiederkehrenden Prozeduren. In [3] wird daher eine Unterteilung des Begriffs „Closed-Loop" auf mehreren unterschiedlichen Ebenen und verschiedenen Zeitskalen durchgeführt (Abb. 13.1):
- Der sogenannte „Diagnostische Closed-Loop" (DCL) beschreibt Abfolgen mit langen, organisatorischen Zykluszeiten, z. B. die Regelung einer Behandlung durch eine Abfolge von unterschiedlichen diagnostischen und interventionellen Prozessen über einen längeren Zeitraum (Tage bis Wochen) [4].
- Der sogenannte „Therapeutische Closed-Loop" (TCL) bezeichnet gezielte therapeutische Abfolgen, unterbrochen durch regelmäßige diagnostische Messungen am Patienten mit Zeiträumen in der Größenordnung von einigen Stunden, wohingegen
- der sogenannte „Control Closed-Loop" (CCL) Mess- und Reaktionszeiten (Zykluszeiten) in Quasi-Echtzeit (Sekunden bis Minuten) beinhaltet.

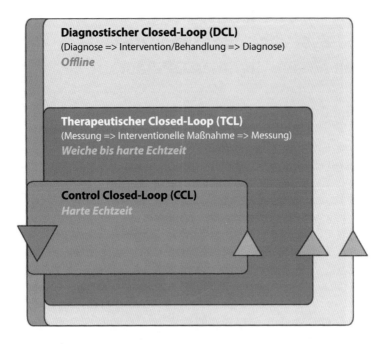

Abb. 13.1: Kreisläufe in der interventionellen Medizin [3]. Von außen nach innen: Diagnostischer Closed-Loop (DCL) ohne zeitliche Randbedingungen, Therapeutischer Closed-Loop (TCL) mit Randbedingungen im Stundenbereich und Control Closed-Loop (CCL) mit Echtzeitanforderungen.

Durch das Konzept der Theranostik nähern sich speziell der diagnostische (DCL) und der therapeutische Closed-Loop (TCL) immer stärker aneinander an [3] und eröffnen durch technische Systeme neue und verbesserte Möglichkeiten der individuellen Behandlung von Patienten. Im Kontext therapeutischer, und hier speziell chirurgischer Assistenzsysteme wird mit der Konzeption und Etablierung von theranostischen Systemen die Absicht verfolgt, interventionelle Eingriffe durch eine stärkere Adaption an die individuellen anatomischen, physiologischen und genetischen Gegebenheiten der Patienten zu verbessern und damit diese Eingriffe zu „personalisieren". Dabei können folgende technische Hilfsmittel den Chirurgen eine unmittelbare Unterstützung während der Intervention anbieten:
- prä- und intraoperative Bildgebungsmodalitäten (z. B. MRT, CT, 3D-Ultraschall, Spektroskopie, Endoskopie oder Konfokales Laser-Scanning Endomikroskopie),
- Telepathologie und Teleendoskopie oder
- Computer-assistierte Diagnose (CAD)-Systeme oder perspektivisch auch
- in-vitro-diagnostische Technologien.

Die Nutzung telemedizinischer Verfahren erlaubt zudem die Einbeziehung von Kollegen in anderen Einrichtungen, beispielsweise um während einer OP zu entscheiden, ob eine Läsion vollständig entfernt wurde oder ob möglicherweise noch Ränder oder Rezidive von Tumoren abzutragen sind. Diese Informationen können in der Folge den verwendeten technischen Assistenzsystemen wie Telemanipulatoren oder Chirurgie-Robotern zur Steuerung der nächsten Aktion zugeführt werden.

Eine weitere Motivation für eine engere Verzahnung von diagnostischen Prozessen mit interventionellen Maßnahmen basiert auf der Feststellung, dass sowohl das Wissen über die physiologischen Zusammenhänge und Vorgänge im menschlichen Körper als auch der Umfang der während einer Intervention erfassten Vitaldaten und bildhaften Informationen durch immer neue technische Möglichkeiten stark zunehmen. Dem gegenüber steht das limitierte Potenzial der kognitiven Fähigkeiten der Chirurgen, Endoskopiker und interventionellen Radiologen zur Verarbeitung und Nutzung all dieser medizinischen Informationen während einer Operation, das physiologisch bedingt an seine Grenzen stößt.

Eine technische Möglichkeit zur Kompensation dieses Missverhältnisses – und damit eine Möglichkeit zur Steigerung der Qualität des „Outcomes" von Interventionen – liegt in der Etablierung und Nutzung technischer Assistenzsysteme für die Intervention. Diese erlauben nicht nur eine geeignete Erfassung der physiologischen Signale und Bilddaten, sondern zudem deren zeitnahe (d. h. in Quasi-Echtzeit) rechnergestützte Zusammenführung, Selektion, Analyse, Informationsextraktion sowie eine geeignete Aufbereitung und Präsentation der aggregierten Messdaten für den Chirurgen, mit dem Ziel – im Sinne des „Closed-Loop"-Ansatzes –, diese anzuzeigen, daraus Maßnahmen für die Therapie abzuleiten und diese gegebenenfalls direkt zu initiieren und zu steuern. Dies führt jedoch zu einer zunehmenden Belastung des Chirurgen als sogenanntem „Human-in-the-Loop" [5]. Vor diesem Hintergrund sowie auch in Anbetracht des sich abzeichnenden Fachkräftemangels in operativ-klinischen Einrichtungen ist eine engere und automatisiertere Verzahnung von sensorisch erfassten Daten und diagnostischen Erkenntnissen mit den daraus abgeleiteten therapeutischen Maßnahmen und Prozessen nicht nur wünschenswert, sondern in absehbarer Zeit sogar unumgänglich.

13.2 Ein Anwendungsbeispiel

In ersten Ansätzen wird das Closed-Loop-Konzept bereits heute für chirurgische Szenarien wie zum Beispiel bei der bildgeführten oder der minimal-invasiven, robotergestützten Intervention [6–9] entwickelt, untersucht und prototypisch zur Anwendung gebracht.

Ein aktuelles Beispiel eines solchen interventionellen Closed-Loop-Systems ist das sogenannte „Whole'O'Hand"-System (WoH, ein „holistisches und interaktives Interventionssystem"), das im Rahmen eines interdisziplinären Forschungsprojek-

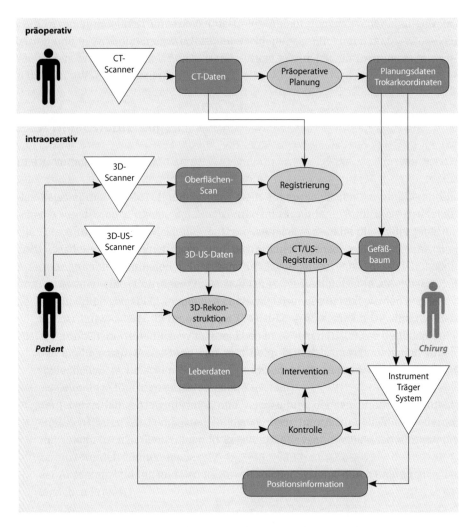

Abb. 13.2: Workflow des Whole'O'Hand-Systems und Interaktion der wichtigsten Komponenten untereinander [11].

tes des Fraunhofer-Instituts für Graphische Datenverarbeitung IGD, dem Fraunhofer-Institut für Integrierte Schaltungen IIS sowie dem Fraunhofer-Institut für Produktionstechnik und Automatisierung IPA in den vergangenen drei Jahren entwickelt und prototypisch realisiert wurde [3, 10, 11]. Aus technischer Sicht bildet das WoH-System eine Experimentalplattform, mit deren Hilfe die technischen Grenzen und Limitationen von TCL-Konzepten evaluiert und ermittelt werden können. Als Anwendungsbeispiel für das WoH-System wurde die minimal-invasive Tumorresektion an der Leber ausgewählt. Die Abbildung 13.2 zeigt den schematischen Ablauf des WoH-Systems.

Der Einsatz des WoH-Systems wird durch eine Resektionsplanung der Leber auf präoperativ erfassten CT-Volumendaten vorbereitet, indem die Schnittbahnen bzw. Schnittebenen in den CT-Datensatz eingetragen und abgespeichert werden [3]. Die extrahierten Planungsdaten werden anschließend zu einer zentralen Navigations- und Kontrolleinheit („Surgical Cockpit") geschickt. Um die Weltkoordinaten des Patienten auf dem OP-Tisch mit dem internen Bezugskoordinatensystem des Kontrollsystems zur registrieren, wird ein 3D-Streiflichtprojektor verwendet, wobei die damit erfasste Oberfläche des Patienten mit den zugehörigen Oberflächendaten aus den CT-Daten registriert werden [12]. Basierend auf dieser Registrierung können die präoperativen Planungsdaten, wie z. B. Positionen und Orientierungen der Trokare auf dem Patienten markiert und gesetzt werden. Das interne Koordinatensystem steht anschließend allen damit verbundenen Teilkomponenten zur Verfügung. Diese bestehen im WoH-Kontext aus zwei Telemanipulatoren, einem (roboterbasierten) Instrumenten-Trägersystem (ITS), einem Instrumentenwechselsystem (IWS), einem 3D-Doppler-Ultraschallsystem (3D-US) sowie den präoperativ erfassten CT-Daten. Auf diese Weise erfolgt eine optimale Positionierung der Telemanipulatoren für den gesamten Verlauf der Intervention und ein aufwendiges Umsetzen der Robotersysteme wird vermieden. Der 3D-Ultraschallkopf ist an einem der beiden Telemanipulatoren befestigt, mit dem kontinuierlich 3D-Ultraschallscans der Leber als Zielorgan durchgeführt werden.

Zu Beginn der Intervention wird mit dem 3D-Ultraschallkopf ein vollständiger Volumenscan der Leber durchgeführt [13]. Mittels Registrierung des segmentierten Gefäßbaums der Leber aus den 3D-US-Daten mit dem gleichermaßen segmentierten Gefäßbaum aus CT-Daten können die präoperativen Planungsdaten auf den Patienten übertragen und korreliert werden [14, 15]. Während der interventionellen Maßnahmen können die Deformationen und Lageveränderungen der Leber, die durch die Manipulation sowie durch Atmung und Herzschlag erzeugt werden, kontinuierlich mit dem 3D-US-System erfasst und mit den CT-Daten abgeglichen werden. Auf diese Weise lassen sich Verformungen und affine Bewegungen des Zielorgans in vitro erfassen und beschreiben und in regelmäßigen Zeitabständen mit den Planungsdaten aus dem CT-Datensatz abgleichen.

Durch die Etablierung eines einheitlichen Bezugskoordinatensystems zu Beginn der Intervention können die präoperativ definierten Planungsdaten in Form von Bahn- und Hüllkurven gleichermaßen für die Steuerung der Telemanipulatoren genutzt werden. Die Spitze des Manipulators mit den daran befindlichen Instrumenten wird hierbei vom Chirurgen manuell geführt. Vom Roboter künstlich generierte Widerstände („Active Constraints") bei der Bewegung der Instrumente zeigen ein Verlassen der geplanten Schnittebene an. Der Chirurg ist allerdings jederzeit in der Lage, die ursprünglich geplanten Bewegungen des Resektors auf der Schnittbahn zu ignorieren („Manual Override") und gemäß seiner eigenen Wahrnehmung vorzugehen. Ein automatisches Abfahren der Schnittlinien durch den Roboter ist zum aktuellen Zeitpunkt noch nicht vorgesehen.

Um einen möglichst unterbrechungsfreien Ablauf der Intervention zu gewährleisten und in Zukunft einen Wechsel unterschiedlicher Effektoren und Sensoren zu vermeiden, wurde für das Whole'O'Hand-System zusätzlich ein Instrumentenwechselsystem (IWS) entwickelt [16].

13.3 Herausforderungen

13.3.1 Vorbemerkungen

Das Beispiel des Whole'O'Hand-Systems stellt einen möglichen Ansatz theranostischer „Closed-Loop"-Systeme dar. Stellvertretend für andere, ähnlich geartete aktuelle Forschungs- und Entwicklungskonzepte lassen sich anhand dieses Beispiels die noch existierenden Limitierungen und technischen Grenzen solcher technischen Assistenzsysteme identifizieren. Insgesamt ist davon auszugehen, dass viele kognitive Fähigkeiten eines Chirurgen, Endoskopikers oder Radiologen in absehbarer Zeit noch nicht durch geeignete adäquate technische Lösungen ersetzt werden können.

Bei der Entwicklung theranostischer Closed-Loop-Systeme im OP sind die Herausforderungen im Wesentlichen auf drei Ebenen zu sehen [17]. Diese bestehen in:
- der intelligenten Vernetzung von und beim Datenaustausch zwischen unterschiedlichen technischen Systemen (gegebenenfalls verschiedener Hersteller) als Grundlage für einen geschlossenen Kreislauf,
- der (echtzeitfähigen) Aggregation und Verarbeitung der sensorisch und bildhaft erfassten Daten zu kompakten, höherwertigen Informationen, die wiederum zur automatischen Steuerung und Regelung interventioneller Assistenzsysteme genutzt werden können sowie
- der Akzeptanzbildung und Benutzbarkeit solcher Systeme durch Chirurgen in der täglichen Praxis.

13.3.2 Vernetzung und Datenaustausch

Die Möglichkeiten zum Informationsaustausch und zur Vernetzung unterschiedlicher medizintechnischer Geräte für die
- präoperative Planung von Eingriffen,
- prä- und intraoperative Bildgebung (z. B. CT, MRT, PET, 3D-Ultraschall, Endoskopie, Mikroskopie),
- echtzeitfähige Erfassung und Verarbeitung von Vitalparametern (SpO2, Blutdruck, Blutzucker, EKG, EMG, EEG, ...),
- Analyse, Zusammenführung und Visualisierung der Daten,
- intraoperative Navigation sowie

– die Steuerung der Assistenzsysteme zur Durchführung von Eingriffen (Manipulatoren, Ablatoren, Laser, Koagulatoren, Schlingen, Saugern, Insufflatoren usw.)

bilden die technologische Grundlage zur Erstellung und Konfiguration von theranostischen Closed-Loop-Systemen.

Das Ziel der Vernetzung der verschiedenen medizintechnischen Geräte besteht in der Etablierung einer Kommunikation zwischen allen Komponenten des Gesamtsystems auf der Basis allgemeingültiger und von den Herstellern akzeptierten Standards nach vorgegebenen Regeln und etablierten Sicherheitskonzepten miteinander sowie mit anderen Informationssystemen (RIS, KIS, LIS usw.). Durch Standardisierung und Akzeptanz klinischer Dateiformate, wie z. B. HL7, VITAL und DICOM, ist es heute bis auf wenige Ausnahmen möglich, Daten von medizintechnischen Systemen verschiedenster Hersteller untereinander auszutauschen und zu verarbeiten. Allerdings fehlt es immer noch an geeigneten IT-Strukturen und technischen Ansätzen, mit deren Hilfe eine strukturelle, syntaktische, semantische und organisatorische Interoperabilität nach dem sogenannten „Plug-and-Play"-Prinzip zwischen den unterschiedlichen Systemen erreicht und gewährleistet werden kann. Am Beispiel des oben skizzierten Whole'O'Hand-Systems bedeutet dies, dass die Verbindungen und der Datenaustausch zwischen den verwendeten Geräten wie den Robotern, dem 3D-Ultraschallgerät oder dem präoperativen Planungssystem überwiegend „händisch" (in diesem Fall unter Nutzung von CORBA) implementiert werden mussten.

Ein möglicher technologischer Ansatz für die semantische Vernetzung von Informationssystemen und medizintechnischen Geräten für Closed-Loop-Szenarien im OP könnten „Service-orientierte Architekturen" auf der Basis von „Web Services" darstellen [18]. Diese setzen auf schon bekannten und etablierten Standards des Internets auf und können entsprechend weiterentwickelt werden. Die Ergänzung, Verbreitung und Nutzung solcher bekannten und in einigen Forschungsprojekten partiell schon evaluierten Standards für die Vernetzung und Kommunikation medizintechnischer Geräte untereinander könnte auch das aktuell bestehende Problem lösen, dass viele dieser Geräte nur herstellerinterne, proprietäre Protokolle zum Datenaustausch unterstützen und damit in nur eingeschränkter Weise in theranostische Closed-Loop-Systeme integriert werden können.

13.3.3 Echtzeitfähige Aggregation und Verarbeitung von Daten

Die verfügbaren Verfahren der Informatik und der Informationstechnik erlauben es derzeit, die durch unterschiedliche Bildmodalitäten prä- und intraoperativ erfassten Bilder und Bildsequenzen direkt aus dem Körper in Quasi-Echtzeit durch lokale Rechnernetze und das Internet an jeden beliebigen Ort dieser Erde zu übertragen. Das prominenteste Beispiel zur Demonstration dieser Möglichkeiten war die sogenannte „Lindbergh Operation", bei der im Jahre 2001 Chirurgen in New York einen Patienten in Straßburg mittels Teleendoskopie und Telemanipulatoren behandelten [19]. Neben der reinen Übertragung von Datenströmen von den Sensoren (am oder im Patienten) zu einem oder mehreren Monitoren, können diese Bilddaten gleichermaßen durch Computer automatisch und robust gesammelt (aggregiert), inhaltlich analysiert und mit anderen Datenquellen fusioniert werden.

Obwohl viele dieser Lösungsansätze wie Assistenzsysteme zur Datenfusion, Datenauswertung und Interpretation multi-modaler Bild- und Vitaldaten seit längerer Zeit prototypisch zur Verfügung stehen und zudem in vorklinischen Studien an größeren Referenzdatenbanken, Phantomen und Tiermodellen mit positiven Ergebnissen evaluiert wurden, fehlt bisher deren klinische Umsetzung sowie deren Integration und Einbettung in theranostische Closed-Loop-Systeme. Speziell diese informationsverarbeitenden Methoden erscheinen geeignet, um die kognitiven Fähigkeiten des Chirurgen zu unterstützen und zu ergänzen und somit den Arzt als „Human-in-the-Loop" [5] durch eine „Technische-Assistenz-in-the Loop" zu erweitern. Eine der zentralen Herausforderungen besteht in diesem Kontext für die Informationsverarbeitung darin, die notwendigen Verfahren zur multimodalen Datenanalyse so robust zu gestalten, dass diese herstellerunabhängig Daten mit hoher Präzision, Sensitivität und Spezifität und möglichst in Echtzeit verarbeiten und interpretieren können. Aus der Literatur der letzten Jahrzehnte sind vielfältige Verfahren zur Vitalsignal- und Bilddatenauswertung für die unterschiedlichsten prä- und intraoperativen Anwendungen bekannt. Wird allerdings die damit verbundene Datenlage betrachtet, so ist ersichtlich, dass die überwiegende Anzahl der vorgestellten, evaluierten und publizierten Verfahren für die Aggregation, Analyse und Fusion von Bild- und Vitaldaten überwiegend auf Daten aus nur einer oder wenigen Datenquellen basieren. Gleichermaßen ist bekannt, dass die Übertragung oder Adaption von Signal- und Bildanalyseverfahren von einem Datensatz (Daten aus einem Gerät des Herstellers A) auf einen anderen Datensatz (Daten aus einem Gerät des Herstellers B oder einem Nachfolger von Gerät A) einen umfangreichen Entwicklungsaufwand nach sich zieht, da die Daten zwar semantisch für den Arzt den gleichen Inhalt aufweisen, aber strukturell anders geartet sind.

Eine Möglichkeit, Verfahren der Datenanalyse robust und herstellerunabhängig zu gestalten, könnte beispielsweise darin bestehen, zusammen mit den Kliniken und den Herstellern von medizintechnischen Geräten offene und frei zugängliche Referenzdatensätze zu definieren und zu sammeln, die es ermöglichen, neue Verfahren schneller und robuster zu entwickeln und zu evaluieren, bzw. bestehende Verfahren schneller auf neue Modalitäten zu adaptieren. Beispiele für diese Vorgehensweise wurden am National Institute of Health der USA (NIH) mittlerweile evaluiert und etabliert [20, 21].

13.3.4 Akzeptanzbildung und Benutzbarkeit

Bei der Entwicklung von Closed-Loop-Systemen ist die Nutzerakzeptanz seitens der interventionell praktizierenden Ärzte ein zentraler Erfolgsfaktor. Die Akzeptanz von technischen Assistenzsystemen im OP hängt maßgeblich davon ab, ob ein eindeutiger Mehrwert für den klinischen Anwender erkennbar ist. Dieser Mehrwert kann sich sowohl in einem medizinischen Nutzen (z. B. sichere, schonendere Intervention, kürzere Rekonvaleszenz, Vermeidung und Reduktion von Trauma) für den Patienten als auch in einer Effizienzsteigerung (z. B. kürzere, personal-, material- oder kostenreduzierte Intervention) des Prozesses ausdrücken. Ein weiterer Erfolgsfaktor für die Akzeptanz von theranostischen Closed-Loop-Systemen ist deren Bedienbarkeit („Usability") im Sinne einer Mensch-Maschine-Interaktion [22]. Nur mit adäquaten Mensch-Maschine-Schnittstellen für die Interaktion des klinischen Personals mit dem technischen Assistenzsystem werden sich komplexe Systemtechnologien nahtlos in die klinische Routine integrieren und von den Anwendern akzeptiert werden.

Es kann zudem davon ausgegangen werden, dass sich die Sicherheit der Patienten im Rahmen von chirurgischen Interventionen durch geeignete Assistenzsysteme erhöhen lässt. Ein aktuelles Beispiel für solche Assistenzsysteme, die zur Sicherheit der Patienten beitragen können, ist die vermehrte Nutzung von RFID-Technologien, um chirurgische Instrumente und Verbrauchsmaterialien während einer Intervention vollständig zu überwachen, und sicherzustellen, dass z. B. keine Tupfer im Körper des Patienten verbleiben [23].

Auf der klinischen Seite ist insgesamt eine steigende Affinität gegenüber neuen, komplexen technischen Systemen im OP zu beobachten. Durch die starke Verknüpfung aus Medizintechnik auf der einen und Informationstechnik auf der anderen Seite wirkt sich der allgemeine Trend zur „Computerisierung", gerade auch mit Blick auf moderne und möglichst intuitive Bedienphilosophien, wie z. B. bei Tablet-Computern, unterstützend aus. Als Beispiel kann das daVinci®-System der Fa. Intuitive Surgical gelten [24, 25]. Dieses stellt aus technologischer Sicht den ausgereiftesten Stand der Technik dar, der aktuell im OP verfügbar ist und klinisch für unterschiedliche chirurgische Interventionen eingesetzt wird. In der Konsole des daVinci®-Systems führt der Chirurg die Intervention mittels manueller Steuerung der Instrumente teletherapeutisch aus. Hierbei werden die makroskopischen Bewegungen der Hände mit Hilfe von Rechnern auf tremorfreie mikroskopische Bewegungen der Instrumente für die eigentliche Intervention übertragen und skaliert, die unter Nutzung eines Stereoendoskops visuell kontrolliert werden. Der eingangs erwähnte Begriff des „Humans-in-the-Loop" [5] wird an diesem Beispiel besonders deutlich. Ein Rechner überträgt die durch den Chirurgen gesteuerten Bewegungen der Instrumente in den Situs und skaliert und korrigiert diese gegebenenfalls. Darüber hinaus werden die aufgenommenen stereo-endoskopischen Bilder elektronisch erfasst, in das Cockpit übertragen, aufbereitet und verbessert. Trotz dieses hohen Automatisierungsgrads verbleiben aber letztendlich alle Entscheidungen beim „menschlichen" Operateur als essenziellem Element im Regelkreis.

13.4 Bedarf und Handlungsoptionen

Basierend auf den genannten Herausforderungen ergeben sich für die Zukunft mehrere Bedarfe und Handlungsoptionen. Zum einen müssen die beschriebenen technischen Herausforderungen bewältigt werden. Im Falle der semantischen Vernetzung medizintechnischer Geräte stellen die erwähnten Service-orientierten Architekturen auf Basis von Web-Services einen vielversprechenden Ansatz dar [18]. Mit der im Jahr 2011 europaweit gültig gewordenen Norm IEC 80001-1 wurde dafür ein geeigneter, übergeordneter Rahmen für die Einbindung von Medizinprodukten in die IT-Netzwerke von Krankenhäusern, Arztpraxen etc. gegeben. Diese Norm schreibt vor, dass Krankenhausbetreiber künftig den reibungslosen Betrieb und die Interoperabilität zwischen medizinischen und IT-Netzen gewährleisten. Hier ist jedoch noch ein erhebliches Maß an Weiterentwicklung in Bezug auf die spezifischen klinischen Anwendungsfälle erforderlich.

In Bezug auf die Verarbeitung der sensorisch bzw. bildhaft erfassten Daten stellt die Verbesserung der notwendigen Algorithmen in Bezug auf ihre Robustheit und Echtzeitfähigkeit eine Herausforderung dar. Während sich die Echtzeitfähigkeit von hochkomplexen Berechnungen z. B. durch die Nutzung von Grafikprozessoren aus der Spielindustrie seit einigen Jahren mit Erfolg verbessert hat und sich in naher Zukunft ein Transfer in die Praxis abzeichnet, sind für die Entwicklung und Validierung von robusten Verfahren der multimodalen Datenverarbeitung geeignete, großangelegte Referenzdatensätze notwendig.

Das amerikanische NIH hat hier schon vor einigen Jahren begonnen, im Rahmen mehrerer großangelegter Initiativen die Sammlung und Verfügbarkeit solcher Bilddatensätze für wichtige diagnostische und therapeutische Fragestellungen zu fördern, um damit den Prozess der Algorithmenentwicklung und anschließender Zulassung zu unterstützen und zu beschleunigen [20, 21]. Ähnliche Programme sind in Europa und Deutschland noch unbekannt, könnten aber diese Prozesse erheblich unterstützen [26, 27]. Insbesondere bedarf es hier noch logistischer und rechtlicher Möglichkeiten, um größere klinische Bild- und Falldatensammlungen multizentrisch aufzubauen und für derartige Projekte zur Verfügung zu stellen.

Zum anderen bedarf es einer Translation von Closed-Loop-Konzepten und entsprechender Forschungs- und Entwicklungsergebnisse in geeignete klinische Anwendungen im OP. Insgesamt befindet sich das Gebiet der interventionellen Closed-Loop-Assistenzsysteme noch am Anfang seiner Entwicklung und sollte angesichts der existierenden hohen technischen Risiken in geeigneten interdisziplinären Förderprogrammen Berücksichtigung finden. Um die Akzeptanz solcher Closed-Loop-Systeme beim klinischen Anwender zu erhöhen, bieten sich flankierende Förderinstrumente wie etwa Begleitforschung oder innovationsbegleitende Maßnahmen an. Auf diese Weise kann auch nichttechnischen Innovationshürden begegnet werden, denn auch im Falle der „Theranostik im OP" als ein Weg der Personalisierung der Medizintechnik stellen sich eine Reihe übergeordneter Fragen. Diese betreffen vor allem den klinischen Nutzennachweis, die Erstattung im geregelten Markt sowie die Organisation der erforderlichen Zusammenarbeit zwischen Disziplinen und Berufsgruppen im technisch-klinischen Umfeld.

13.5 Zusammenfassung

Das Wort „Theranostik" kombiniert die Begriffe „Therapie" und „Diagnostik" und bezeichnet deren enge Verzahnung. Eine solche Verzahnung kann u. a. in chirurgischen Szenarien durch eine Verbindung von Diagnose und Intervention gesehen werden. Damit handelt es sich bei dieser Vereinigung um Prozesse, die als geschlossene Kreisläufe (engl. „Closed-Loop") betrachtet werden können. Im Rahmen dieses Beitrags werden diese Begriffe im Kontext von Closed-Loop-Szenarien im OP näher erläutert, und am Beispiel des Projekts „Whole'O'Hand" illustriert. Abschließend werden die aktuellen Herausforderungen diskutiert, die es zu lösen gilt, um Closed-Loop Systeme im OP zu etablieren.

Schlüsselwörter: geschlossene Kreisläufe, Theranostik, digitaler OP

13.6 Literatur

[1] Weidmann C: Theranostics – Ethical, Legal and Social Aspects, Konferenz-bericht 3rd Horizon Scanning Workshop 2007, Schloss Wilkinghege Münster http://files.nanobio-raise.org/Downloads/hsw3min.pdf (22.06.2012).
[2] Lutz H, Wendt H: Taschenbuch der Regelungstechnik. 6. erweiterte Auflage, Verlag Harri Deutsch, Frankfurt am Main 2005.
[3] Stallkamp, J: Wer kontrolliert wen? „Closed-Loop"-Systeme im OP. Endoskopie Heute 24 (2011), 248–251.
[4] Sakas G, Bockholt U: Simulators and closed interaction loops. IEEE Comp Graph & Applic 11/12 (2006), 22–23.
[5] Bauckhage C, Hanheide M, Wrede S, Käster T, Pfeiffer M, Sagerer G: Vision systems with the human in the loop. EURASIP J Appl Signal Process, 14 (2005), 2375–2390.
[6] Taylor RH, Menciassi A, Fichtinger G, Dario P: Medical robotics and systems. Handbook on Robotics, Springer-Verlag, Heidelberg 2008, 1199–1222.
[7] Taylor RH, Kazanzides P: Medical robotics and computer-integrated interventional medicine. Advances in Computers 73 (2008), 217–258.
[8] Peters T, Cleary K (eds): Image-guided Interventions: technology and applications. Springer-Verlag, Heidelberg 2008.
[9] Wittenberg T, Drechsler K, Kaltenbacher D, Friedl S, Rotinat-Libersa C, Reis C, Di Betta M, Sakas G, Perrot Y, Stallkamp J, Kondruweit M: MISS Heart: Assisting systems for minimal

invasive smart suturing in cardiac surgery – a conceptually Closed-Loop approach. In: Dössel O, Schlegel WC (eds.): Proc's. World Congress on Medical Physics and Biomedical Engineering 2009. Springer-Verlag, Berlin-Heidelberg 2009, 445–448.

[10] Stallkamp J, Drechsler K, Bergen T, Kaltenbacher D, Burisch M, Kage A, Münzenmayer C, Sakas G, Werner N, Wechsler A, Winter C, Wittenberg T: Ein neues Konzept eines Integrierten Assistenzsystems für die navigierte Weichteilchirurgie. Endoskopie Heute 24 (2011), 62.

[11] Stallkamp J, Drechsler K, Bergen T, Kaltenbacher D, Burisch M, Kage A, Münzenmayer C, Sakas G, Werner N, Wechsler A, Winter C, Wittenberg T: Whole'O'Hand – A holistic intervention and interaction system: A novel concept for Closed-Loop liver surgery. Biomed. Tech 55 (2010), Suppl. 1, 27–31.

[12] Tausch R, Burisch M, Drechsler K: Registration of structured-light 3D scan data with CT skin information for patient positioning. Biomed Tech 56 (2011), Suppl. 1. Bergen T, Winter C, Wittenberg T, Munzenmayer C: Three dimensional Doppler ultrasound for liver surgery navigation. Biomed Tech 56 (2011), Suppl. 1.

[13] Oyarzun-Laura C, Drechsler K: Extracting anatomical landmarks of the liver vasculature using tree matching. Biomed Tech 56 (2011), Suppl. 1.

[14] Drechsler K, Oyarzun-Laura C, Chen Y, Erdt M: Semiautomatic anatomical tree matching for landmark-based elastic registration of liver volumes. J. Healthcare Eng 1 (2010), 101–123.

[15] Wechsler A, Schöning S: Multi-robot manipulator system for minimally-invasive Closed-Loop surgery. Biomed Tech 56 (2011), Suppl. 1.

[16] Kaltenbacher D, Cuntz T, Domnich A, Stallkamp J: IES – Instrument exchange system for laparoscopic procedures. In: Lemke HU: CARS 2011, Computer assisted radiology and surgery: Proc's 25th Int. Congress & Exhibition, Berlin, Germany, June 22–25, 2011. Springer-Verlag, Berlin-Heidelberg 2011, 99–100.

[17] Wittenberg T, Schlötelburg C: Theranostik im OP – ClosedLoopSysteme. In: DGBMT (Hrsg.): Innovationsreport 2012: Personalisierte Medizintechnik, 20–23.

[18] Meyer JU: Vernetzte Medizingeräte mit medizinischen IT-Systemen für integrierte intraoperative diagnostische und therapeutische Abläufe. Endoskopie Heute 24 (2011), 265–270.

[19] Marescaux J, Leroy J, Rubino F, Smith M, Vix M, Simone M, Mutter D: Transcontinental robot assisted remote telesurgery: Feasibility and potential applications. Ann Surg 235 (2002), 487–492.

[20] Armato S, Clarke L, Kim HG, Barboriak D, Croft B, Jackson E, Kinahan P: RIDER (Reference Database to Evaluate Response) Committee Combined Report, 9/25/2008 Sponsored by NIH, NCI, CIP, ITDB: Causes of and Methods for Estimating/Ameliorating Variance in the Evaluation of Tumor Change in Response to Therapy CT Volume. http://www.medeley.com (25.06.2012).

[21] Clarke LP, Croft BS, Nordstrom R, Zhang H, Kelloff G, Tatum J: Quantitative imaging for evaluation of response to cancer therapy. Transl Oncol 2 (2009), 195–197.

[22] Yen PY: Health information technology usability evaluation: Methods, models, and measures. PhD Thesis, Columbia University, 2010.

[23] Rivera N, Mountain R, Assumpcao L, Williams AA, Cooper AB, Lewis DL, Benson RC, Miragliotta JA, Marohn M, Taylor RH: ASSIST – Automated system for surgical instrument and sponge tracking. In: 2008 IEEE Int. Conf. on RFID The Venetian, Las Vegas, Nevada, USA April 16–17, 2008. 297–302.

[24] Alasari S, Min BS: Robotic colorectal surgery: a systematic review. ISRN Surg 2012; 2012: 293894. Epub 2012 May 13.

[25] Shen BY, Zhan Q, Deng XX, Bo H, Liu Q, Peng CH, Li HW: Radical resection of gallbladder cancer: could it be robotic? Surg Endosc 2012 May 31. (Epub ahead of print).

[26] Deserno TM, Welter P, Horsch A: Towards a repository for standardized medical image and signal case data annotated with ground truth. J Digit Imaging 25 (2012), 213–226.

[27] Horsch A, Prinz M, Schneider S, Sipilä O, Spinnler K, Vallée JP, Verdonck-de Leeuw I, Vogl R, Wittenberg T, Zahlmann G: Establishing an international reference image database for research and development in medical image processing. Methods Inf Med 43 (2004), 409–412.

W. Korb
14 Ergonomie und Anwendertraining für den digitalen Operationssaal

14.1 Einführung und Problemstellung

Computer- und Elektroniksysteme sind heute in jedem Operationssaal (OP) zu finden. Prä- und intraoperative Bildgebung, Sensor- und Bildverarbeitung, Simulation, Navigation sowie mechatronische Assistenz- und Robotersysteme sind beim heutigen Chirurgiearbeitsplatz nicht mehr wegzudenken. Der „digitale Operationssaal" ermöglicht hoch komplexe chirurgische Eingriffe mit einem sehr hohen Spezialisierungsgrad, die noch vor wenigen Jahren nicht umsetzbar waren. Gleichzeitig erfolgen Operationen bei höherer Effizienz und Standardisierung als früher und der Patient kann mehr Sicherheit und eine bessere Behandlung erwarten.

Dabei spielen neben der reinen technischen Machbarkeit oder den Effizienzfaktoren auch die Optimierung von Mensch-Maschine-Schnittstellen (MMS) sowie ein adäquates Anwendertraining eine wesentliche Rolle. Ansonsten würde die höhere Technisierung nicht zu einer Verbesserung, sondern zu einer Verminderung von Patientensicherheit führen.

Themen wie Patientensicherheit, Optimierung von (grafischen) Benutzerschnittstellen, Benutzerfreundlichkeit, Gebrauchstauglichkeitstests, Prozessanalyse und -optimierung sowie Anwendertraining werden in der Ergonomie (englisch: Human-Factors) untersucht [1]. Insbesondere wird dabei die Schnittstelle zwischen Mensch und Technik – in unserem Fall dem digitalen Operationssaal – sowie das Zusammenwirken von Menschen untereinander betrachtet. Zur Beschreibung der Mensch-Maschine-Schnittstellen im digitalen OP sind drei Ebenen in ihrem Zusammenwirken von entscheidender Bedeutung:
- körperliche Faktoren (Anthropometrie und physische Ergonomie),
- mentale Abläufe und Faktoren (kognitive Ergonomie) und
- soziotechnische Faktoren (soziale Ergonomie).

Ziele der Ergonomie sind die Steigerung der Sicherheit (sowohl für Patienten, als auch für Anwender), die Optimierung von Systemen hinsichtlich ihrer Gesamtleistung (Effizienz und Effektivität) sowie die Verbesserung der Nutzerzufriedenheit – in unserem Fall auch die Zufriedenheit der Patienten. Da sich die Gestaltung von Arbeitsprozessen und die involvierten Geräte oft gegenseitig beeinflussen, ist es zur Optimierung der ergonomischen Qualität eines Systems oder des Arbeitsprozesses erforderlich, bereits zu einem möglichst frühen Zeitpunkt ergonomische Gestaltungsprinzipien zu berücksichtigen (Abb. 14.1).

14.1 Einführung und Problemstellung

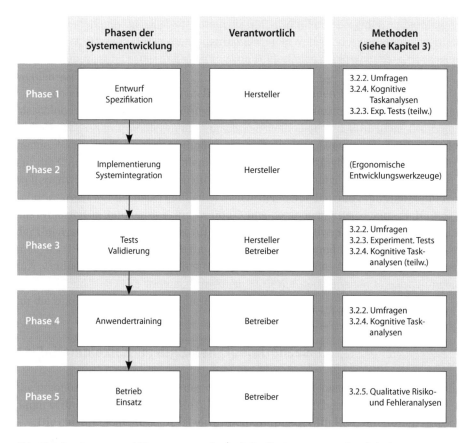

Abb. 14.1: Der Systementwicklungsprozess, der auch für die Komponenten des digitalen Operationssaals bedeutend ist. Die Entwicklungsphasen mit den hauptverantwortlichen Akteuren sowie möglichen Methoden zur Integration von ergonomischen Faktoren sind ebenso der Grafik zu entnehmen.

Für die Einhaltung guter Ergonomiebedingungen im digitalen Operationssaal sind sowohl die Entwickler und Hersteller von Medizintechnik verantwortlich als auch die Betreiber (Krankenhäuser etc.). Je nach Entwicklungsstufe eines Produktes hat eine der beiden Gruppen eine vorherrschende Verantwortung (Abb. 14.1). Die jeweiligen Benutzergruppen (Chirurgen, OP-Team, Techniker, Wartungspersonal) müssen in jeder Phase einbezogen werden. Während der einzelnen Phasen der Systemgestaltung und des Betriebs sind folgende ergonomische Konzepte zu beachten:

Systementwurf/Spezifikation
Um die benutzerfreundliche Bedienbarkeit von Systemen bei der Nutzung im digitalen Operationssaal zu gewährleisten, ist von Anfang an auf die ergonomischen Faktoren im Systemdesign zu achten. Die wesentlichen Prinzipien ergonomischer Gestal-

tung sind in der Literatur ausführlich beschrieben [1–3] und für den Operationssaal weitgehend übertragbar. Natürlich ist darauf zu achten, dass jedes Gerät seine spezifischen gestalterischen Anforderungen hat. Die genannten Literaturquellen sind somit keine „Rezeptbücher", sondern vielmehr eine nützliche Ideensammlung für die ergonomische Gestaltung. Da keine Systementwicklung der anderen gleicht, ist es bedeutend, in jedem einzelnen Projekt systematische Analysewerkzeuge anzuwenden, die dazu beitragen, Nutzerwünsche und -anforderungen bestmöglich zu berücksichtigen (siehe die Methoden in Pkt. 14.3.2.2 und Pkt. 14.3.2.4).

Implementierung/Systemintegration
Auch bei der Implementierung/Systemintegration sind die Anforderungen des Qualitätsmanagements und der Ergonomie zu beachten. Eine Minimierung von Fehlern bei der Implementierung kann durch ergonomische Werkzeuge gefördert werden.

Tests/Validierung
Jedes Gerät oder System wird im Laufe einer Systementwicklung wiederholt Tests und einer abschließenden Validierung unterzogen. Dabei dürfen die ergonomischen Randbedingungen keinesfalls vernachlässigt werden. Die grundlegenden Prinzipien für ergonomische Tests sind den unter Pkt. 1 genannten Literaturquellen zu entnehmen. Da viele Studienkonzepte aus anderen Domänen jedoch nicht ohne Weiteres auf die Chirurgie übertragbar sind, müssen vielfältig Anpassungen durchgeführt werden (siehe Pkt. 14.3.2.3). Für die Tests werden auch geeignete Testlabore – nämlich Testoperationssäle mit Simulationspatienten – benötigt (siehe Pkt. 14.4).

Anwendertraining
Nach der Fertigstellung und erfolgreichen Validierung eines Chirurgiegerätes erfolgt das Anwendertraining. Standardmäßig werden die Einweisungen nach dem Medizinproduktegesetz (MPG) und weiteren einschlägigen Richtlinien durchgeführt. Eine standardisierte didaktische Schulung in der Handhabung von Technologie des digitalen OPs mittels Simulatoren (vergleichbar mit der Luftfahrt) ist bisher kaum vorhanden oder wissenschaftlich betrachtet worden.

Betrieb/Einsatz
Ein wichtiger Teilbereich der Ergonomie ist die Minimierung und Verhinderung von Zwischenfällen und Unfällen während der Betriebsphase eines Systems [4]. Dafür ist der Betreiber verantwortlich. Er hat laufend für die Einhaltung der Sicherheitsvorschriften zu sorgen. Dies wird mittels Risiko- und Qualitätsmanagement (QM) erreicht. Bisher gibt es jedoch nur wenige Instrumente zur Integration von menschli-

chen und ergonomischen Risikofaktoren ins QM. In Pkt. 14.3.2.5 werden einige Methoden gezeigt. Da trotz dieser Methoden Fehler nicht vollständig verhindert werden können, muss auch bei der Aufarbeitung von Fehlerfällen die Ergonomie einbezogen werden (vgl. Pkt. 14.3.2.5).

Nach einer einleitenden Darstellung der grundlegenden Konzepte der Mensch-Maschine-Interaktion in der Chirurgie und deren Komplexität in Pkt. 14.2, widmet sich Pkt. 14.3 den grundlegenden Forschungsmethoden und Prinzipien der Ergonomie. Nicht alle Ergonomiemethoden in der bisherigen Literatur sind dabei direkt auf die Chirurgie und den digitalen Operationssaal übertragbar und wurden daher weiterentwickelt. Die wichtigsten diesbezüglichen Erfahrungen aus der eigenen Forschungsarbeit werden dabei einfließen – viele der Methoden und Konzepte stammen aus Projekten im Rahmen des „Innovation Center Computer Assisted Surgery (ICCAS)" der Universität Leipzig sowie der Arbeitsgruppe „Innovative Surgical Training Technologies (ISTT)" der Hochschule für Technik, Wirtschaft und Kultur Leipzig. Im Pkt. 14.4 werden die Konzepte für Test- und Trainings-OPs des ISTT beschrieben. Der abschließende Pkt. 14.5 widmet sich einem Fazit mit noch offenen Fragestellungen für die zukünftige Forschung in diesem Themengebiet.

14.2 Komplexität im digitalen Operationssaal

Die ergonomische Betrachtung des digitalisierten Arbeitsplatzes Chirurgie und die damit verbundene Prozessanalyse führen zu drei wesentlichen Beobachtungen:
- **Die chirurgische Aufgabe ist eine hochkomplexe Tätigkeit, mit hohen Anforderungen an die Feinmotorik bei gleichzeitig höchsten kognitiven Herausforderungen.** Diese Beobachtung trifft sowohl für den konventionellen Operationssaal ohne Nutzung von digitaler Technik (sofern es solche noch gibt) als auch für den digitalen Operationssaal zu. Die Aufgabe stellt deshalb zunächst hohe Anforderungen an die *körperliche und anthropometrische* Ergonomie, d. h. an die Optimierung der Abmessungen, Anordnung und äußeren Gestaltung der Arbeitsmittel [5–9]. Die Komplexität der Aufgabe wird zusätzlich erhöht, weil die chirurgische Aufgabe in vielen Situationen unvorhersehbaren, dynamischen Änderungen unterliegt. Dies setzt spezifische Anforderungen an die kognitiven Prozesse beim Chirurgen und beim OP-Team voraus (mögliche Planwechsel und -anpassungen, komplexe 3D- und Landmarkenorientierung, schwierige Hand-Auge-Koordination etc.). Deshalb sind eine optimale Gestaltung der Mensch-Maschine-Schnittstelle sowie gutes Anwendertraining erforderlich.
- **Die Komplexität der chirurgischen Aufgabe wird durch die Nutzung von Technik noch komplexer und nahezu unbeherrschbar für den einzelnen Chirurgen.** Die Komplexität des modernen Operationssaales ist vergleichbar mit der von Flugzeugcockpits. Auch moderne große Flugzeuge sind heute nur durch Unterstützung von außen (z. B. Air-Traffic Control) und die Steuerung

von hochspezialisierten Teams in Kooperation mit ergonomisch gut gestalteten Mensch-Maschine-Schnittstellen steuerbar. In der Luftfahrt werden im Gegensatz zur Chirurgie bereits seit vielen Jahren große Ressourcen für die ergonomische Optimierung und das Anwendertraining (beispielsweise im Flugsimulator) eingesetzt. Die Luftfahrt hat daher Vorbildcharakter für die Medizin. Zunehmende Bedeutung gewinnt in der Chirurgie die Analyse der *kognitiven Ergonomie*, d. h. die Integration von wahrnehmungs- und ingenieurpsychologischen Kompetenzen in die Systementwicklung und das Anwendertraining. Dies wünschen sich auch die Anwender: 70 % der Chirurgen geben beispielsweise in einer Studie [10] an, ihre Geräte nicht einwandfrei zu beherrschen. 52 % der Chirurgen wünschen sich dabei eine Verbesserung der Bedienkonzepte [10]. Die Besonderheit in der Chirurgie ist oftmals die Nutzung hochkomplexer Technologie durch technische Laien. Dabei kann es natürlich zur fehlerhaften Bedienung durch Missverständnisse zwischen Entwicklern (meist Ingenieuren) und den Chirurgen (meist keine Ingenieure) kommen. Technische Laien haben gegebenenfalls auch ein anderes Vertrauen in die Leistungsfähigkeit der Technologie. Solche Effekte des fehlenden Technologieverständnisses, Über- oder Untervertrauen, aber auch andere Aspekte der fehlerhaften Nutzung (automatisierter) Technologie wurden auch in der Luftfahrt und Automationstechnik beobachtet und dort seit vielen Jahren unter dem Begriff „Automationsfolgen" untersucht [11]. Seit einigen Jahren gibt es dazu auch Arbeiten in der Chirurgie [12, 13]. Dabei sind in der Chirurgie besondere methodische Anforderungen bei der Analyse zu beachten, die in Pkt. 14.3 beschrieben werden.

- **Der chirurgische Arbeitsplatz – insbesondere im digitalen Operationssaal – ist kein Platz für Einzelkämpfer, sondern für Teams.** Komplexe Medizintechnik im OP kann nicht nur von einem Individuum bedient werden, sondern muss von einem Team gesteuert werden. Aus diesem Grund hat die Professionalisierung von Teamkommunikation [14–16] eine besondere Bedeutung. Oftmals variieren die Teams und die einzelnen Teammitglieder unterscheiden sich hinsichtlich ihrer Qualifikationen sowie ihrer Kommunikations- und Sozialkompetenz. Ineffiziente Kommunikation und Teamwork können dabei zu Frustration und Resignation innerhalb des Teams führen [17] und somit in eigentlich vermeidbaren Fehlern bei der Nutzung von Geräten resultieren [18]. Neben der Interaktion und Kommunikation der Teammitglieder untereinander ist zukünftig auch die Interaktion zwischen Teams und Technik eine zu untersuchende Fragestellung. Ergonomiestudien sollten daher in jedem Fall nicht nur die Mensch-Maschine-Interaktion, sondern auch die beteiligten Teammitglieder integrieren (Team-Maschine-Interaktion). Obwohl Teamwork unter komplexen technischen Arbeitsbedingungen in der Luftfahrt beispielgebend untersucht und auch regelmäßig trainiert wird, ist der menschliche Faktor nach wie vor für die meisten Unfälle in diesem Sektor verantwortlich [19]. Wie auch in der Chirurgie sind die Ursachen dafür u. a. in einem lückenhaften Austausch wichtiger Informationen

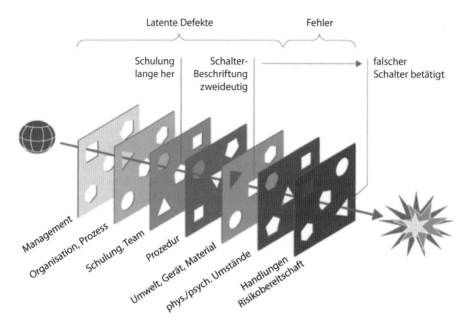

Abb. 14.2: Das „Schweizer-Käsescheiben-Modell" zur Darstellung von Fehlerketten beim Einsatz von Medizinprodukten. Das Modell zeigt gleichzeitig die ergonomischen Faktoren bei Medizinprodukten (vgl. [4]).

und einer mangelhaften Kooperation am Arbeitsplatz [20] zu suchen. Aus diesem Grund wird dieser Aspekt der sozialen Ergonomie eine zunehmende Bedeutung in der Chirurgie gewinnen.

Außer diesen drei Faktoren, spielen in der Ergonomie noch viele weitere Aspekte (Umgebungsbedingungen, Management, gesellschaftliche Veränderungen, Wünsche des Patienten etc.) eine Rolle. Um diese Komplexität zu meistern, kann das in anderen Hochrisikobereichen (der Luftfahrt, der Prozessleittechnik oder der Kernkraft) gebräuchliche „Schweizer Käsescheiben Modell" von James Reason (Abb. 14.2) genutzt werden. Dieses Modell ist ein bekanntes Konzept, das zur Darstellung von Fehlerketten herangezogen wird. Es kann auch sehr gut für die Fehlerforschung bei der Anwendung von Medizinprodukten genutzt werden. Ziel des „Schweizer Käsescheiben Modells" ist die Darstellung der Vielschichtigkeit (Komplexität) von Fehlerursachen. Das Modell zeigt damit auch, welche Faktoren bei der ergonomischen Gestaltung des digitalen OPs beachtet werden sollten.

Die ergonomische Sicherheit von Medizinprodukten wird seit einigen Jahren auch durch spezifische Normen überwacht. Dazu zählt die DIN EN 60601-1 [21] und die DIN EN 62366 [22]. Details dazu finden sich in [4].

Studien haben gezeigt, dass ein Verständnis für die in Pkt. 14.2 genannten grundlegenden Zusammenhänge der Ergonomie in deutschen Medizintechnikunternehmen bisher nur in geringem Maße vorhanden ist [23]. Dies liegt wahrscheinlich daran, dass es in vielen Medizintechnikunternehmen – oftmals kleine oder mittelständische Unternehmen – bisher keine Spezialisten für Risiko- und Qualitätsmanagement und/oder das Thema Ergonomie gibt. Aus diesem Grund sind die wissenschaftliche Betrachtung der Thematik und die Entwicklung von einfachen Werkzeugen, die sowohl in Kleinunternehmen, im Mittelstand oder auch in Krankenhäusern (auf Betreiberseite) durchgeführt werden können, so bedeutend.

14.3 Methoden

14.3.1 Die Kombination qualitativer und quantitativer Methoden

Sowohl in der Medizin als auch in der Ergonomie werden üblicherweise *statistische Methoden*, wie beispielsweise experimentelle Tests oder Umfragen, eingesetzt. Solche *quantitativen Methoden* sind jedoch nicht in allen Fällen für die ergonomische Untersuchung des chirurgischen Arbeitsplatzes nützlich. Ein Problem ist dabei die statistische Auswertung von Studien mit geringen Probandenzahlen. Aufgrund der vielfältigen Schulen und Herangehensweisen und der bisher wenig standardisierten Prozesse in der Chirurgie, bei gleichzeitiger Einschränkung von Experten in den einzelnen chirurgischen Fachdisziplinen, sind Untersuchungen mit mehr als 10 bis 20 Experten oftmals nicht praktikabel. Daher sind statistisch nur starke Effekte nachweisbar. In einigen Fällen sind solche Effekte mittels ergonomischer, experimenteller Tests auch tatsächlich messbar [24].

Oftmals kann jedoch nur auf qualitative Methodik zurückgegriffen werden. Diese überprüft nicht statistisch nachweisbare Hypothesen, sondern generiert diese erst oder ist zur Bildung von Taxonomien bzw. Heuristiken geeignet. Dies lässt sich idealer Weise auch für die Analyse von Arbeitsprozessen einsetzen. Qualitative Forschungsmethoden stammen aus der psychologischen und soziologischen Forschung [25]. Aufgrund der Beteiligung von Menschen und Teams in der Ergonomie (vgl. Pkt. 14.2) ist die Nutzung solcher Methoden durchaus naheliegend. Teilweise müssen Anpassungen durchgeführt werden.

Je nach Fragestellung und gewünschten Messkriterien wählt man also die geeignete Methodik aus quantitativen und/oder qualitativen Elementen aus (siehe Pkt. 14.3.2.2–14.3.2.5). Die Wahl des Untersuchungszieles einer Studie ist dabei von entscheidender Bedeutung. Das Ziel muss vor jeder Analyse zunächst eindeutig festgelegt werden, unabhängig von dem jeweiligen Schritt des Systementwicklungsprozesses (Abb. 14.1):

- Experimentelle Methoden können z. B. für Ergonomieuntersuchungen von fertig entwickelten Gerätekomponenten im Rahmen der Test- oder Validierungsphase (Phase 3) geeignet sein. Für den Hersteller oder Entwickler könnten dabei folgende messbaren Kriterien von Interesse sein: Lernkurve bei der Nutzung von

Mensch-Maschine-Schnittstellen, Anzahl und Art der Bedienfehler, Vertrauen in ein System (werden alle Funktionen auch verwendet), Situationsbewusstsein während der Durchführung des Prozesses, Nutzerzufriedenheit, Effektivität, Effizienz, Arbeitsbelastung (körperlich und/oder kognitiv), und vieles mehr.
- Qualitative also deskriptive Methoden können insbesondere in der Entwurfs- und Spezifikationsphase (Phase 1), bei der Planung von Anwendertrainings (Phase 4) sowie der Analyse von Fehlerfällen (Phase 5) zur Anwendung kommen. Qualitative Ansätze werden bereits jetzt vereinzelt zur Beschreibung von chirurgischen Arbeitsprozessen eingesetzt [26] (siehe unten). Dabei ist es auch möglich die Prozesse mit und ohne Nutzung bestimmter Geräte zu vergleichen. Des Weiteren erlauben diese Methoden die Analyse kognitiver Abläufe in den Arbeitsprozessen und Teams. Ein wesentliches Ergebnis des Analyseprozesses sind dann die – den beobachtbaren Handlungen der Chirurgen zugrunde liegenden – kognitiven Prozesse (z. B. Wahrnehmung, Erinnerung, Planung). Basierend auf diesen Analysen kann sowohl ein sogenanntes „mentales Modell" eines einzelnen Nutzers [27] als auch ein geteiltes „mentales Modell" eines Teams [28] erstellt werden.

14.3.2 Methodik der Ergonomie in der Chirurgie

14.3.2.1 Vorbemerkungen
In diesem Teilkapitel werden vier grundlegende Methoden dargestellt, die zur Analyse, Bewertung bzw. Verbesserung der Ergonomie im digitalen OP eingesetzt werden können. Diese Methoden dienen als ergonomische Werkzeuge, insbesondere in den vier Phasen „Systementwurf/Spezifikation", „Tests/Validierung", „Anwendertraining" und „Betrieb/Einsatz" (Abb. 14.1). Die Konzepte werden so beschrieben, dass sie für Hersteller und Betreiber in der Praxis einfach anwendbar sind. Jeder Abschnitt umfasst dabei jeweils überblicksmäßig die wichtigsten Methodenziele und Messkriterien, aber auch mögliche Anwendungsbereiche und je ein Beispiel. Darüber hinaus sind Tipps und Tricks sowie weiterführende Literaturstellen angegeben.

14.3.2.2 Umfragen (quantitativ)
Umfragen eignen sich gut für die Erhebung von Selbstauskünften, Einstellungsuntersuchungen, Meinungen [10, 29, 30]. Dabei werden oftmals auch die Unterschiede zwischen verschiedenen Berufsgruppen untersucht. Konkrete Messkriterien (Ziele) von Umfragen umfassen beispielsweise
- die eigene Einschätzung von Lerneffekten bzw. Lernerfolg,
- Vertrauen in Technologien,
- die persönliche Einstellung zum Nutzen von Geräten,
- Benutzerzufriedenheit,
- persönlich erlebte Arbeitsbelastung usw.

Umfragen sind ausführlich vorzubereiten, da nur eine einmalige Untersuchung möglich ist; vielfältige, wiederholte Anfragen in der gleichen Untersuchungsgruppe sind nicht möglich. Umfragen sollen dabei auch möglichst kurz gestaltet werden. Entsprechend eigener Erfahrung ist bei Chirurgen eine Umfrage, die länger als fünf bis zehn Minuten dauert, schwierig durchzuführen. Technische Hilfestellung zu Fragebogendesign und deren Auswertung bietet beispielsweise [31]. Wesentlich bei der Konzeption von Umfragen ist eine enge Kooperation mit methodisch ausgerichteten Experten. Darüber hinaus soll auch die Zielgruppe (z. B. Chirurgen oder Pflegepersonal) einbezogen werden, um die Instrumente (meist Fragebögen) ausführlich zu testen. Die Methoden von Umfragen und Interviews zu beherrschen, ist für die ergonomische Systementwicklung unumgänglich, da Umfragen in beinahe jeder Phase der Systementwicklung eingesetzt werden können (Abb. 14.1).

Tipps bei der Anwendung: Bei der Durchführung von Umfragen gibt es zwei wesentliche Herausforderungen. Die erste ist die Teilnehmerquote, um statistisch valide Daten zu erhalten, die zweite die Subjektivität der Ergebnisse. Die subjektiven Daten sollten in jedem Fall durch objektive Daten, beispielsweise in Experimenten (vgl. Pkt. 14.3.2.3), verifiziert werden.

Insbesondere bei Expertenbefragungen in der Chirurgie ist es schwierig eine hohe Teilnehmerquote zu erreichen. Auch Belohnungssysteme, wie die Auslobung von Preisen oder Teilnehmervergütungen, sind dabei nicht immer hilfreich. Am wichtigsten ist es, einen Zugang über medizinische Kollegen oder akzeptierte Experten zu erhalten. Eine gute Möglichkeit ist die Durchführung von Umfragen (bzw. Kurzinterviews) im Rahmen von Kongressen oder Messen [10, 23] oder gar im Rahmen einer experimentellen Studie im Simulations-OP (vgl. Pkt. 14.3.2.3). Eine weitere Alternative ist die Nutzung von Online-Fragebögen, diese können einfach und schnell an die gewünschte Population per E-Mail verteilt und direkt am Rechner durch den Befragten ausgefüllt werden.

Anwendungsbeispiel: Manzey et al. [29] haben im Jahr 2009 eine Studie zur Ergonomie von bildgestützten Navigationssystemen veröffentlicht. Es handelt sich um eine der umfassendsten Studien zur Ergonomie von chirurgischer Technologie in Deutschland. Da es sich um subjektive Einschätzungen handelt, werden diese Ergebnisse derzeit schrittweise in experimentellen Studien verifiziert. Von 292 angeschriebenen Kliniken haben dabei 112 mitgemacht. Die hohe Teilnehmerquote ist sehr wahrscheinlich auf die hohe Reputation der chirurgischen Co-Autoren (ICCAS, Leipzig) zurückzuführen. Die Ergebnisse zeigen die Bedeutung der Navigation für die Verbesserung des Situationsbewusstseins während eines chirurgischen Eingriffs. Insbesondere wird (lt. Studie) durch die Navigation die Aufmerksamkeit für Landmarken und dynamische Veränderungen während des Arbeitsprozesses verbessert. Ein zweites wichtiges Ergebnis zeigt die Bedeutung von Anwendertraining auf. Viele Chirurgen haben bei der Umfrage angegeben, dass durch das technische System zusätzliche mentale Anforderungen und Zeitdruck entstanden sind. Zukünftig sollten daher Ausbildungskonzepte für Navigationssysteme entwickelt werden.

14.3.2.3 Experimentelle Tests (quantitativ)

Experimentelle Ergonomietests können für die Überprüfung von Hypothesen und einfachen Zusammenhängen genutzt werden, insbesondere für Tests und die Validierung von konkreten Lösungen für den digitalen OP, die bereits zu Ende entwickelt wurden. Mögliche Messkriterien umfassen dabei insbesondere objektiv bewertbare Variablen wie Arbeitsbelastung [32–34], Situationsbewusstsein [34], Teamkommunikation [35], Wahrnehmungsfaktoren [36–39], Lerneffekte [34, 40] usw.

Tipps bei der Anwendung: Viele Jahre gab es im Bereich der bildgestützten Chirurgie (einschließlich Ergonomietests) keine systematischen Methoden zur Durchführung experimenteller Tests. Im Jahr 2008 haben Jannin und Korb eine Systematik vorgestellt, die gut als Anleitung für Studien nutzbar ist [41, 24].

Bei experimentellen Studien, wie auch bei Umfragen, bereiten die oftmals geringen Probandenzahlen die größten Schwierigkeiten. Da Experimente meist länger dauern (beispielsweise eine Stunde), können Experten noch schwerer für die Teilnahme an der Studie gewonnen werden. Bei geringen Probandenzahlen lassen sich meist nur Studien mit einem einfachen Kontrollgruppendesign durchführen [24].

Teilweise sind sogar die Minimalvorgaben für statistisch aussagekräftige Studien nicht gegeben, und es können keine Aussagen über signifikante Unterschiede getroffen werden. In diesen Fällen eignen sich besser die in Pkt. 14.3.2.4 dargestellten qualitativen Methoden.

Anwendungsbeispiel: Im Test- und Demonstrator-OP des ICCAS Leipzig wurde ein experimenteller Test durchgeführt, um geeignete Visualisierungsformen für Warn- oder Statushinweise im digitalen OP auszuwählen [38]. Solche Hinweise sollen die Aufmerksamkeit des Chirurgen erregen, aber gleichzeitig nicht zu sehr ablenken.

In einem ersten Schritt wurden basierend auf Befunden der Wahrnehmungspsychologie vier unterschiedliche Hinweissysteme für die Chirurgie entworfen und in einem Video eines Operationsmikroskops eingeblendet.

Der eigentliche experimentelle Test wurde mit 30 Studienteilnehmern (Medizinstudenten der Medizinischen Fakultät Leipzig) durchgeführt. Den Probanden wurden jeweils die Videoausschnitte mit den vier unterschiedlichen Hinweisreizen präsentiert (statisch, blinkend, an- und abschwellend oder hüpfend). Die Probanden sollten Aufgaben lösen. Während der Durchführung wurden die Augenbewegungen mit einem Eye-Tracker erfasst. Außerdem wurde die subjektive Einschätzung der Sichtbarkeit und der Ablenkung mittels Fragebögen erhoben.

Die blinkende Variante zeigte sich sowohl in den subjektiven Einschätzungen als auch in der Blickbewegungsanalyse als beste Wahl für einen Hinweisreiz. Die kombinierte Erfassung von objektiven Messwerten (Eye-Tracker) und subjektiven Daten (Fragebögen) hat sich dabei gut bewährt. Diese Studienergebnisse können als Leitlinie für den Entwurf von chirurgischen Navigationssystemen oder mechatronischen Assistenzsystemen dienen.

14.3.2.4 Kognitive Taskanalyse (qualitativ)

In der Ergonomie werden die qualitativen Methoden häufig zur deskriptiven Beschreibung der Arbeitsprozesse sowie kognitiver Modelle von Nutzer oder Team genutzt (siehe Pkt. 14.3.1). Vielfach werden diese Methoden mit dem Begriff „Kognitive Taskanalyse" (KTA) bezeichnet. Die KTA baut auf der gängigen (quantitativen) „Workflow- oder Taskanalyse" auf (Abb. 14.3). Die Taskanalyse enthält zunächst nur die von außen beobachtbaren Verhaltensweisen wie beispielsweise Zeitfaktoren. Darauf baut die KTA auf und integriert Daten aus den kognitiven Prozessen der Nutzer, die oft nicht unmittelbar beobachtbar sind. Beispiele von KTAs im medizinischen Kontext sind bei [42, 43] zu finden.

Die KTA-Methode ist für die Verbalisierung von Expertenwissen geeignet, weil sie auf Prinzipien der kognitiven Psychologie basiert. Das explizite Wissen über die eigenen Entscheidungen ist selbst für Experten oftmals nicht (mehr) abrufbar, weil dieses bereits intuitiv bzw. automatisiert in den Arbeitsschritten eingesetzt wird. Mittels der KTA – wenn sie richtig angewandt wird – kann dieses implizite Wissen erfasst werden. Die KTA analysiert also insbesondere, was Experten auszeichnet. Hierzu gehört beispielsweise, wie eine spezifische Aufgabe effektiv und effizient bewältigt wird und welche Erfahrungen dabei notwendig sind. Zu diesem Zweck werden die mentalen Modelle von Experten und Novizen verglichen. Darüber hinaus können fundamentale Strategien und Entscheidungskriterien in den jeweiligen chirurgischen Fachdisziplinen mittels KTA analysiert werden.

Tipps bei der Anwendung: Folgende Schritte haben sich bei der Durchführung einer KTA bewährt (vgl. [44–46]). Die Schritte können in unterschiedlicher Reihenfolge kombiniert und teilweise iterativ wiederholt werden:

1. *A-priori-Domainanalyse*: Literaturdatenanalyse inkl. chirurgischer Lehrbücher, Prozessanalyse des chirurgischen Eingriffs usw.
2. *Szenariendefinition*: Definition von Teilnehmern, Settings und Beispiel-problemen.
3. *Hospitation*: im OP; gegebenenfalls auch Hospitation von Patientengesprächen oder anderen relevanten Schritten im klinischen Ablauf. Es sollten „teilnehmende Beobachtungen" [25] durchgeführt werden, bei denen während des Prozesses auch Fragen zwischen Beobachtern und Chirurgen geklärt werden können. Ideal ist auch, wenn der Chirurg/das Team während des Eingriffs seine Schritte laut verbalisiert („Think Aloud"-Methode).
4. *Experteninterviews*: Ausführliche tiefgehende Interviews über die in den Schritten 1 und 3 erhobenen Prozesse/Szenarien. Die Interviews umfassen ein Gespräch über Strategien, kognitive Abläufe, Einstellungen etc. Die Interviews werden anhand eines nicht zu starren Interviewleitfadens [25] durchgeführt und können erfahrungsgemäß zwischen 1,0 und 1,5 Stunden dauern.
5. *Analysieren und Darstellen der Daten*: Alle Daten werden zunächst möglichst ausführlich transkribiert und anschließend strukturiert. Dabei werden Taxonomien bzw. Kategoriesysteme gebildet. Nützlich ist die Verwendung von Software [47].

„Klassische Taskanalyse", erstellt in enger Kooperation zwischen ISTT Leipzig und Universitätsklinikum Leipzig/Neurochirurgie (Prof. Dr. med. J. Meixensberger):

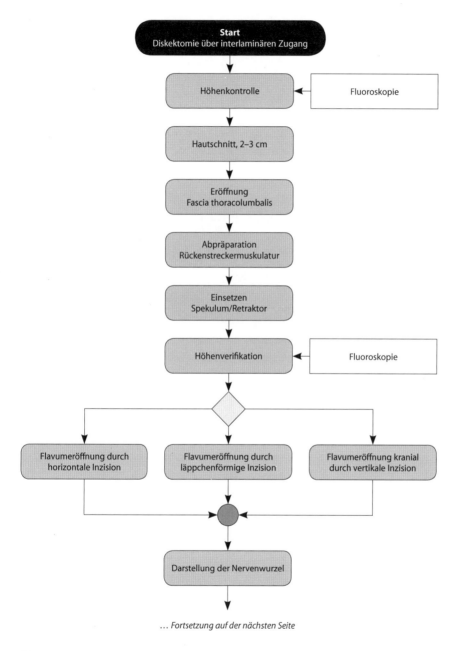

... Fortsetzung auf der nächsten Seite

Abb. 14.3: Mögliche Notationsweise nach Burgert und Lemke [49] für eine klassische Taskanalyse einer Wirbelsäulen-OP. Diese wird im Rahmen der KTA schrittweise um die kognitiven Faktoren ergänzt.

14 Ergonomie und Anwendertraining für den digitalen Operationssaal

... Fortsetzung der vorhergehenden Seite

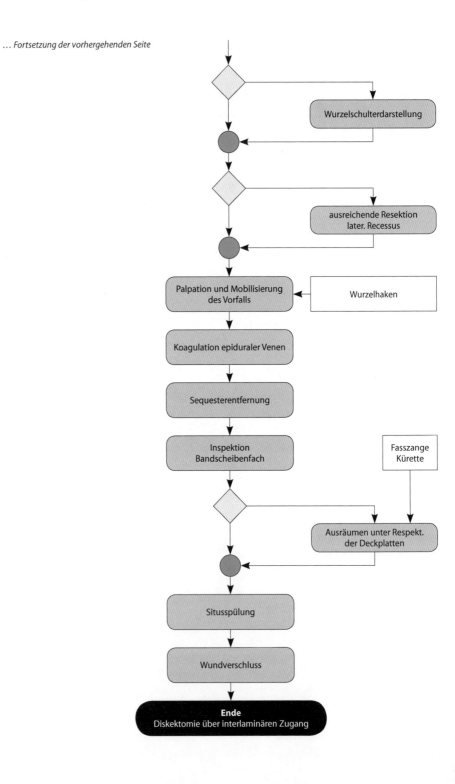

6. *Validierung der Ergebnisse*: Wie auch quantitative Untersuchungen müssen die KTA-Ergebnisse hinterher stets validiert werden, d. h. es stellt sich die Frage, wie verlässlich die Ergebnisse der KTA sind und ob diese auf Basis der beobachteten Situationen und der durchgeführten Interviews ohne Weiteres übertragbar sind. Die Validierung stellt sich in der qualitativen Forschung oftmals schwieriger dar, als bei Experimenten (vgl. [25]). Die Validierung kann durch einen Vergleich der Ergebnisse der verschiedenen Erhebungsinstrumente (Interviews und Beobachtungen) oder die Integration von weiteren Experten erfolgen.

Anwendungsbeispiel: Die kognitive Taskanalyse (KTA) wurde im ISTT Leipzig für die Konzeption des „szenariobasierten Chirurgietrainings" – welches Lernszenarios, einen Simulator (vgl. Pkt. 14.4) und didaktische Konzepte umfasst – genutzt [26]. Dazu wurden zunächst eine Domainanalyse und anschließend systematische OP-Hospitationen durchgeführt. Hierbei wurden alle chirurgischen Handlungen, sowie die Tätigkeiten des Teams bei ihren Arbeitsprozessen im realen OP-Umfeld beobachtet, aufgenommen und anonymisiert. Darauf wurde eine klassische Taskanalyse (ohne die kognitiven Faktoren) aufgestellt (Abb. 14.3). Gleichzeitig wurde ein Interviewleitfaden für die Experteninterviews konzipiert. Beides wurde von chirurgischen Experten zunächst validiert. Anhand des Interviewleitfadens wurden die Experteninterviews mit weiteren Chirurgen durchgeführt. In diesen Interviews wurde nicht nur auf chirurgische Strategien, sondern auch auf Simulatoren sowie die eigenen Lehr-Lern-Konzepte der Experten eingegangen. Die Informationen aus den Interviews wurden ebenfalls anonymisiert und mittels der in der qualitativen Forschung anerkannten Software MAX QDA ausgewertet. Die Ergebnisse der KTA wurden für die Gestaltung des Simulators und des pädagogischen Konzeptes verwendet [48]. In einem weiteren Schritt wird derzeit beides validiert und mittels einer empirischen Studie überprüft.

14.3.2.5 Qualitative Risiko- und Fehleranalysen

Ergonomie – in dem in diesem Beitrag genutzten Sinne – ist nicht nur ein Thema in der Systemspezifikation oder bei Systemtests, sondern auch während des Betriebs eines Systems (Phase 5). Die Analyse von Fehlerfällen während des Einsatzes von medizintechnischen Systemen hat gezeigt, dass ein Großteil der Fehler auf menschliche, d. h. ergonomische, Defizite zurückzuführen ist [50]. Dies gilt auch für die Chirurgie. Um aus diesen Fehlern zu lernen, werden systematische Fehleranalysen (beispielsweise nach dem London-Protokoll [51]) benötigt.

Eine weitere Möglichkeit ergonomische Faktoren in der Phase 5 (Betrieb/Einsatz) zu berücksichtigen ist die Nutzung von Risikoanalysen, die von den Betreibern durchgeführt werden. Risikoanalysen werden üblicherweise nach DIN EN ISO 14971 [52] von den Herstellern durchgeführt. Jedoch erst durch eine Risikoanalyse vor Ort in den Realsituationen wird es möglich, ergonomische Probleme im Mensch- oder Team-Maschine-System zu erfassen, die vor Produkteinführung möglicherweise nicht von den Herstellern betrachtet wurden oder die erst durch die Verknüpfung von verschiedenen Systemen aufgetreten sind. Dadurch können nicht nur Fehlerfälle verhindert werden, sondern auch Lehren für das künftige Design von Chirurgiegeräten oder das Anwendertraining gezogen werden.

Tipps bei der Anwendung: Eine Risiko- oder Fehleranalyse kann auf einer KTA (vgl. Pkt. 14.3.2.4) aufgebaut werden. Zunächst werden Prozesse aufgezeichnet und analysiert, Interviews mit Experten geführt, Literaturdaten ausgewertet sowie diese in strukturierte Fehlerbäume oder Fehlermatrizen – möglichst mit integrierten kognitiven Daten – übergeführt.

Nach einer KTA können dann zwei Varianten auftreten.
- Bei der *Fehleranalyse* werden die fehlerbegünstigenden Faktoren identifiziert und ein Maßnahmenplan zur künftigen Vermeidung der gleichen Fehler aufgestellt (vergleiche das London-Protokoll [51]).
- Bei der *Risikoanalyse* erfolgt eine Prognose für die möglichen Fehlerfälle in drei Risikokategorien: (a) Entdeckungswahrscheinlichkeit des Fehlers, (b) Auftrittswahrscheinlichkeit der Fehlerursache und (c) Schadensausmaß der Fehlerkonsequenz [53, 54], möglicherweise mit der Nutzung von Risikoanalyse-Software [55]. Nicht immer ist es möglich dabei quantitative Risikobewertungen zu finden, wodurch auf qualitative Maße zurückgegriffen werden muss. Auch bei der Risikoanalyse wird ein Maßnahmenplan erstellt, der zu einer iterativen Verminderung von Fehlern führen soll. Oft werden sehr, sehr viele auch kleinere Risiken gefunden, die geeignet gewichtet werden müssen. Aus unserer Erfahrung ist es nicht sinnvoll, mehr als drei bis vier Empfehlungen in den Maßnahmenplan aufzunehmen. Weitere Änderungen können später schrittweise eingeführt werden, die Aufforderung zur Lösung von sehr vielen Problemen zur gleichen Zeit bleibt illusorisch.

Bei Risiko- oder Fehleranalysen, die durch Betreiber durchgeführt werden, fürchten die Nutzer oftmals eine Kontrolle ihrer Tätigkeit. Insbesondere dann, wenn Benutzungsfehler analysiert werden, denken möglicherweise einzelne Teammitglieder, die alleinige Verantwortung übernehmen zu müssen, obwohl nach dem Schweizer-Käsescheiben-Modell (Abb. 14.2) immer eine Polykausalität und damit eine Verantwortungsteilung richtig wären. Daher ist ein sorgsamer und vertraulicher Umgang erforderlich. Klinikleitungen sollten deshalb nicht in die konkrete Analyse und detaillierte Auswertung der Daten involviert werden.

Anwendungsbeispiel: Im vorliegenden Beispiel wurde eine Risikoanalyse in enger Kooperation mit dem Betreiber sowie einem Hersteller eines chirurgischen Software-Planungssystems für die stereotaktische Neurochirurgie durchgeführt [56]. Solche Softwaresysteme zeichnen sich durch einen immer größer werdenden Funktionsumfang sowie komplexe Zusammenhänge bei der Bedienung aus. Zusätzlich beherbergt die Anwendungspraxis in der Klinik eine hohe Arbeitsbelastung sowie alltägliche Stresssituationen für die Benutzer, sodass es zu Risiken hinsichtlich der Mensch-Maschine-Schnittstelle kommen kann [57]. Die Risikoanalyse wurde nach Produkteinführung durchgeführt, es handelt sich bei den eingesetzten Softwareprodukten also um zertifizierte Medizinprodukte. Ziel war es, durch die Risiko- und Nutzeranalyse eine Optimierung in der praktischen Nutzung zu erhalten sowie anschließend Vorschläge für weitere Software-Releases auszuarbeiten. Zunächst wurden die oben genannten Schritte (Domainanalyse, Hospitation, Experteninterviews) durchgeführt. Nach einer Auswertung, Risikobewertung und Aufbereitung der Daten wurde im Forscherteam ein Maßnahmenplan erarbeitet. Abschließend fand ein gemeinsamer Workshop mit den Nutzern, der Klinikleitung und dem Hersteller statt, um die Maßnahmen zu diskutieren. Es wurden sowohl Maßnahmen bei der Nutzung, die direkt in der Klinik umsetzbar sind, als auch Maßnahmen für die Folge-Releases vorgeschlagen.

14.4 Simulationsumgebungen für Gerätetests und Anwendertraining

Wie in anderen Hochrisikobereichen (z. B. Luftfahrt), wird auch für die Chirurgie seit jeher nach geeigneten Test- und Simulationsumgebungen gesucht, die sowohl für experimentelle Tests (Phase 3), als auch für die Anwenderschulung (Phase 4) genutzt werden können. Dies liegt daran, dass der klassische Weg – die Nutzung von Human- oder Tierpräparaten oder Tierversuchen – oftmals aus ethischen, logistischen oder hygienischen Gründen sehr aufwendig ist. Außerdem sind Humanpräparate nicht in allen Ländern verfügbar. Darüber hinaus ist bei Humanpräparaten (je nach Art der Fixierung) das Gewebe anatomisch nicht mehr mit realen OP-Situationen vergleichbar. Insbesondere verändern sich optische und/oder haptische Eigenschaften oftmals gänzlich. Auch Tiermodelle sind nur teilweise vergleichbar. Pathologien, die im Training und für die Überprüfung von Geräteeigenschaften von besonderer Bedeutung sind, sind in Humanpräparaten oder Tiermodellen oftmals nicht verfügbar.

Alternativen sind die Nutzung von Simulatoren, basierend auf biologischem Gewebe [58] oder die Nutzung von gänzlich virtuellen Simulatoren [59]. Virtual-Reality-Systeme sind für Eingriffe prädestiniert, bei denen wenige chirurgische Instrumente Verwendung finden. Durch die Nutzung von ein bis zwei Joysticks wird ein Instrumenten-Handling mit zahlreichen verschiedenen Instrumenten erschwert. Ergonomietests sind daher nicht möglich. Wesentliche Nachteile sind zusätzlich das begrenzte haptische Feedback [60] und die stark vereinfachte visuelle Darstellung der anatomischen Strukturen, womit auch das Anwendertraining nicht realitätsnah durchgeführt werden kann.

Im ISTT Leipzig wurde ein neuartiges mechatronisches Simulationskonzept – bestehend aus Kunststoffen, elektronischen Blutungssystemen und Sensorik – entwickelt. Erste Prototypen umfassen dabei Simulatoren für die Wirbelsäulenchirurgie

(Abb. 14.4) und die Ohr- und Nasenchirurgie. Am weitesten fortgeschritten sind die Diskektomiemodelle [48].

Der Prototyp des Diskektomie-Trainingsmodells im Vergleich zur realen OP ist in der Abbildung 14.5 dargestellt. Im Vergleich der beiden Bilder ist zu erkennen, dass die nachgebildeten anatomischen Strukturen im Modell (rechts) gegenüber den humanen Strukturen (links) bereits authentisch wirken. Vor allem das integrierte Blutungssystem [61] steigert den realistischen visuellen Eindruck. Zusätzliche Sensorik erlaubt die Messung von Fehlern während einer OP [62]. Der erste Prototyp wurde bereits während der Entwicklungsphase von Chirurgen validiert [48] und in einem Pilotworkshop evaluiert. Die Ergebnisse zeigen, dass der Prototyp eine sinnvolle Alternative zu Präparaten oder Virtual-Reality-Simulatoren ist. Die mechatronischen Simulatoren können daher künftig für Ergonomiestudien und Anwendertraining genutzt werden.

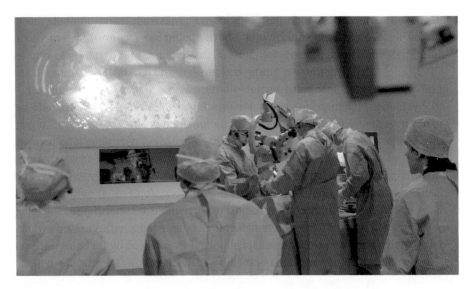

Abb. 14.4: Bandscheiben-OP am prototypischen Bandscheibenmodell von ISTT. Vgl. Kapitel 24, Farbabbildungen, S. 310.

14.5 Fazit und Ausblick

Der Patient wird zukünftig die gleiche Sicherheit wie in der Luftfahrt fordern. Der moderne digitale OP und die Anwender sollten dafür vorbereitet sein, diesen „Kundenwunsch" zu erfüllen. Dazu ist noch viel Forschungsarbeit nötig, die nur durch eine interdisziplinäre Zusammenarbeit möglich wird. Da damit zu rechnen ist, dass die technologische Komplexität im digitalen OP weiter ansteigen wird, werden die in diesem Beitrag dargestellten Methoden noch bedeutender. Wie im Beitrag dargestellt,

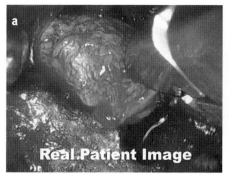 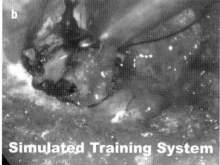

Abb. 14.5: (a) Mikroskopische Sicht des Situs einer realen Bandscheibenoperation, (b) endoskopische Sicht auf den Situs des ISTT-Trainingssystems für die Diskektomie. In beiden Bildern sind die gleichen anatomischen Strukturen zu sehen (gestanzte Lamina des Wirbelkörpers und das Ligamentum flavum). Die dazwischen liegende Bandscheibe (bestehend aus einem Faserring und dem degenerierten Kern), die flüssigkeitsgefüllte Dura sowie epidurales Bindegewebe sind enthalten. Es wurde ein künstliches Blutungssystem integriert, das den Chirurgen beim Operieren zu den typischen blutungsversorgenden Maßnahmen zwingt und gleichzeitig seine Sicht behindert (analog zum realen Eingriff).

sollten dabei nicht nur Methoden aus anderen Hochrisikobereichen, wie etwa der Luftfahrt, übertragen und angepasst, sondern auch eigene und spezifische Methoden entwickelt werden.

Weitere Forschungs- und Entwicklungsthemen sind mechatronische Simulatoren, die als Testumgebungen für Ergonomiestudien und Anwendertraining genutzt werden können. Dies steckt erst in den Anfängen, da Simulatoren für jede chirurgische Teildisziplin und jeden chirurgischen Eingriff einzeln entwickelt werden müssen.

14.6 Zusammenfassung

Um größtmögliche Sicherheit im digitalen Operationssaal zu gewährleisten, sind unter anderem die Anwendung von ergonomischen Prinzipien und profundes Anwendertraining nötig. Dabei spielen sowohl körperliche und anthropometrische, kognitive als auch soziotechnische Faktoren eine Rolle. Die Betrachtung der kognitiven und sozialen Ergonomie ist noch recht neu in der Chirurgie. Im vorliegenden Beitrag werden die ersten Ansätze zur Erforschung einer ganzheitlichen Ergonomie vorgestellt. Diese umfasst den gesamten Systementwicklungsprozess, d. h. die Phasen Systementwurf/Spezifikation, Implementierung/Systemintegration, Tests/Validierung, Anwendertraining und Betriebsphase.

In der Chirurgie werden für ergonomische Untersuchungen sowohl quantitative Methoden (Umfragen und Experimente) als auch qualitative Methoden (Kognitive Taskanalysen; Risiko- und Fehleranalysen) benötigt. Für die Durchführung von Experimenten und Anwendertraining nimmt die Bedeutung von mechatronischen Simulationssystemen stetig zu.

Schlüsselwörter: Patientensicherheit, Kognitive Taskanalyse, experimentelle Tests, Simulatoren, Risiko- und Fehleranalyse

Danksagung
Der Autor bedankt sich bei den Herausgebern für die freundliche Einladung zu diesem Beitrag. Darüber hinaus gilt der besondere Dank meinem hervorragenden Mitarbeiterteam, den vielfältigen klinischen und industriellen Partnern sowie den Fördermittelgebern, die zu den erwähnten Forschungsarbeiten wesentlich beigetragen haben. Vielen Dank auch an jene, die beim Verfassen des Beitrags selbst mitgeholfen haben: Frau Edith Suzanne Korb, Herrn Trevor Byrnes, Herrn Luis Bernal, Herrn Andrej Machno, Herrn Dr. Norman Geissler und Herrn Daniel Schwarz (Fa. Wunderwelt Pictures) für die Abb. 14.4.

14.7 Literatur

[1] Wickens C, Gordon S, Liu Y: Introduction to Human Factors Engineering, 2nd ed. Upper Saddle River, NJ: Prentice Hall, 2003.
[2] Hölscher U, Laurig W, Müller-Arnecke H: Prinziplösungen zur ergonomischen Gestaltung von Medizingeräten, 2. Auflage, Dortmund-Berlin-Dresden: BAuA, 2008.
[3] Preim B, Dachselt R: Interaktive Systeme. Band 1: Grundlagen, Graphical User Interfaces, Informationsvisualisierung. Springer-Verlag, Berlin-Heidelberg 2010.
[4] Ergonomie in der Medizintechnik. Patientensicherheit beim Einsatz von Medizinprodukten. VDE-Positionspapier, 2. aktualisierte Auflage. Deutsche Gesellschaft für Biomedizinische Technik im VDE e.V., Frankfurt am Main 2010.
[5] van Veelen MA, Meijer DW, Goossens RHM, Snijders CJ: Technical Report: New Ergonomic Design Criteria for Handles of Laparoscopic Dissection Forceps. J Laparoendosc Adv Surg Tech 11 (2001), 17–26.
[6] Matern U, Waller P: Instruments for minimally invasive surgery. Principles of ergonomic handles. Surg Endosc 13 (1999), 174–182.
[7] Lauer W, Ibach B, Radermacher K: Knowledge-based OR table positioning assistant – an approach to improve working postures during orthopedic interventions – Proceedings of the 17th World Congress on Ergonomics of the International Ergonomics Association, CD-ROM, 2009.
[8] Marcos P, Seitz T, Bubb H, Wichert A, Feussner H: Computer simulation for ergonomic improvements in laparoscopic surgery. Appl Ergon 37 (2006), 251–258.

[9] Vereczkei A, Feussner H, Negele T, Fritsche F, Seitz T, Bubb H, Horváth OP: Ergonomic assessment of static stress confrontation by surgeons during laparoscopic cholecystectomy. Surg Endos 18 (2004), 1118–1122.
[10] Matern U, Koneczny S, Scherrer M, Gerlings T: Arbeitsbedingungen und Sicherheit am Arbeitsplatz OP. Dtsch Arztebl 103 (2006), A 3187–3192.
[11] Parasuraman R, Sheridan TB, Wickens CD: A model for types and levels of human interaction with automation. IEEE Trans Syst Man Cybern A Syst Hum 30 (2000), 286–297.
[12] Manzey D, Strauss G, Trantakis C, Lueth T, Röttger S, Bahner-Heyne JE, Dietz A, Meixensberger J: Automation in surgery: a systematic approach. Surg Technol Int 18 (2009), 37–45.
[13] Geißler N, Strauss G, Jannin P, Korb W: Effects of automation to the surgeon. In: Dössel O, Schlegel WC (eds.): WC 2009, IFMBE Proceedings 25/XIII, Springer-Verlag, 154–157.
[14] Hoffmeier A, El Khaoua I, Korb W, Rastan A: Teamklima, Teamarbeit und Kommunikation im OP. Mensch, Technik, Organisation – Vernetzung im Produktentstehungs- und -herstellungsprozess, Bericht zum 57. Kongress der Gesellschaft für Arbeitswissenschaft, 2011.
[15] Mills P, Neily J, Dun E: Teamwork and Communication in Surgical Teams: Implications for Patient Safety. J Am Coll Surg 206 (2008), 107–112.
[16] Sexton JB: The better the team the safer the world. Gottlieb Daimler and Karl Benz Foundation, Ladenburg-Rüschlikon 2004.
[17] Lingard L, Regehr G, Orser B, Reznick R, Baker R, Doran D, Espin S, Bohnen J, Whyte S: Evaluation of a preoperative checklist and team briefing among surgeons, nurses, and anesthesiologists to reduce failures in communication. Arch Surg 143 (2008) 12–17.
[18] Sutcliffe KM, Lewtorz E, Rosenthal MM: Communication failures: an insidious contributor to medical mishaps. Acad Med 79 (2004), 186–194.
[19] Stelling D: Psychological Requirements and Examination Guideleines in JAR-FCL3. In: Goeters KM (ed.): Aviation Psychology: Practice and Research. Ashgate Pub Ltd, Aldershot-Burlington 2004.
[20] Schick F: Human/Machine Interfaces for Cooperative Flight Guidance. In: Goeters, KM (ed.): Aviation Psychology: Practice and Research. Ashgate Pub Ltd, Aldershot-Burlington 2004.
[21] DIN EN 60601-1-6: „Medizinische elektrische Geräte – Teil 1: Allgemeine Festlegungen für die Sicherheit einschließlich der wesentlichen Leistungsmerkmale – Ergänzungsnorm: Gebrauchstauglichkeit". Beuth-Verlag, Berlin 2008.
[22] DIN EN 62366: Medizinprodukte – Anwendung der Gebrauchstauglichkeit auf Medizinprodukte. Beuth-Verlag, Berlin 2008.
[23] Geissler N, Hölscher U, Lauer W, Korb W: The application of usability guidelines by medical device manufacturers. Biomed Tech 56 (2011), Suppl. 1.
[24] Korb W, Jannin P: Bewertung der Mensch-Maschine-Interaktion. In: Schlag PM, Eulenstein S, Thomas Lange T. (Hrsg.): Computerassistierte Chirurgie. Urban & Fischer Verlag/ Elsevier GmbH, München 2010, 323–332.
[25] Flick U: Qualitative Sozialforschung: Eine Einführung, 4. Aufl. Rowohlt-Verlag, Frankfurt am Main 2007.
[26] Geißler N, Kotzsch S, Hoffmeier A, Korb W: Verbesserung der Facharztausbildung durch die Cognitive Task Analysis. In: Gesellschaft für Arbeitswissenschaft e.V. (Hrsg.): Mensch, Technik, Organisation – Vernetzung im Produktentstehungs- und -herstellungsprozess. Bericht zum 57. Kongress der Gesellschaft für Arbeitswissenschaft, 23.–25. März 2011. GfA-Press, Dortmund 2011, 779–782.
[27] Johnson-Laird PN: Mental Models: Toward a Cognitive Science of Language, Inference and Consciousness. Havard University Press, Cambridge 1983.
[28] Kraiger K, Wenzel LH: Conceptual development and empirical evaluation of measures of shared mental models as indicators of team effectiveness. In: Brannick MT, Salas E, Prince CW (eds.):

Team performance assessment and measurement: theory, methods, and applications. Erlbaum, Mahwah-New Jersey-London 1997.

[29] Manzey D, Röttger S, Bahner-Heyne JE, Schulze-Kissing D, Dietz A, Meixensberger J, Strauss G: Image-guided navigation: the surgeon's perspective on performance consequences and human factors issues. Int J Med Robotics Comput Assist Surg 5 (2009), 297–308.

[30] Martelli S, Nofrini L, Vendruscolo P, Visani A: Criteria of interface evaluation for computer assisted surgery systems. Int J Med Inform 72 (2003), 35–45.

[31] Bortz J, Döring N: Forschungsmethoden und Evaluation, 4. Aufl. Springer-Verlag, Heidelberg 2006.

[32] Weyrauch A, Strauß G, Hofer M, Dietz A, Bohn S, Manzey D: Untersuchung zur Streßbelastung des Chirurgen bei der Anwendung einer navigiertkontrollierten Fräse für die Mastoidektomie. 79. Jahresversammlung der Deutschen Gesellschaft für Hals-Nasen-Ohren-Heilkunde, Kopf- und Hals-Chirurgie e.V., Bonn 2008.

[33] Hart SG, Staveland LE: Development of NASA-TLX (Task Load Index): Results of experimental and theoretical research, 1988. http://ntrs.nasa.gov/archive/nasa/casi.ntrs.nasa.gov/20000004342_1999205624.pdf (14.05.2012).

[34] Manzey D, Luz M, Mueller S, Dietz A, Meixensberger J, Strauss G: Automation in surgery: the impact of navigated-control assistance on performance, work-load, situation awareness, and acquisition of surgical skills. Hum Factors 53 (2011), 584–599.

[35] Webster JL, Cao CGL: Lowering Communication Barriers in Operating Room Technology. Hum Factors 48 (2006), 747–758.

[36] deLucia PR, Mather RD, Griswold JA, Mitra S: Toward the Improvement of Image-Guided Interventions for Minimally Invasive Surgery: Three Factors That Affect Performance. Human Factors: The Journal of the Human Factors and Ergonomics Society 48 (2006), 23–38.

[37] Stassen HG, Dankelman J, Grimbergen KA, Meijer DW: Man-Machine Aspects of minimally invasive Surgery. Annu Rev Control 25 (2001), 111–122.

[38] Geißler N, Strauss G, Arnold U, Lubrich A, Ewald R , Korb W: Evaluation von auditiven versus visuellen Hinweissystemen in der Chirurgie / Assessment of audio versus visual advice systems in Surgery. Biomed Tech 55 (2010), Suppl. 1, 1–4.

[39] von Pichler C, Radermacher K, Rau G: The state of 3-D technology and evaluation. Minim Invasiv Ther 5 (1996), 419–426.

[40] Hagiike M, Phillips EH, Berci G: Performance differences in laparoscopic surgical skills between true high-definition and three-chip CCD video systems. Surg Endosc 21 (2007), 1849–1854.

[41] Jannin P, Korb W: Assessment of image-guided interventions. In: Peters TM, Cleary K (eds): Image-guided intervention principles and applications. Springer-Verlag, Berlin-Heidelberg 2008, 531–549.

[42] Johnson S, Healey A, Evans J, Murphy M, Crawshaw M, Gould D: Physical and cognitive task analysis in interventional radiology. Clinical Radiology 61 (2006), 97–103.

[43] Velmahos GC, Toutouzas KG, Sillin LF, Chan L, Clark RE, Theodorou D, Maupin F: Cognitive task analysis for teaching technical skills in an inanimate surgical skills laboratory. Am Journal Surg 187 (2004), 114–119.

[44] Crandall B, Klein G, Hoffmann RR: Working Minds: A Practitioner's Guide to Cognitive Task Analysis. MIT Press: Cambridge, MA 2006.

[45] Militello LG, Hutton RJB: Applied cognitive task analysis (ACTA): a practitioner's toolkit for understanding cognitive task demands. Ergonomics 41 (1998), 1618–1641.

[46] Zachary W, Ryder JM, Hicinbothom JH: Building cognitive task analyses and models of a decision-making team in a complex real-time environment. In: Schraagen JM, Chipman SF, Shalin VL (eds.): Cognitive Task Analysis. Lawrence Erlbaum Associates, Inc., Mahwah, NJ 2000, 365–383.

[47] Lewins A, Silver C: Software Max QDA. Using Software in Qualitative Research. A Step-by-Step Guide. Sage Publications, London 2007.
[48] Korb W, Sturm M, Andrack B, Bausch G, Geissler N, Handwerk J, Müller M, Seifert A, Steinke H, Meixensberger J: Development and validation of a prototype for training of discectomy. In: Int J Comput Assist Radiol Surg 6 (2011), Suppl 1, 121–122.
[49] Burgert O, Neumuth T, Fischer M, Falk V, Strauß G, Trantakis C, Jacobs S, Dietz A, Meixensberger J, Mohr F, Korb W, Lemke HU: Surgical workflow modeling, In: Wetswood, JD (ed.): Medicine Meets Virtual Reality 14, IOS Press, Fairfax 2006, 36.
[50] Kohn LT, Corrigan JM, Donaldson MS: To err is human: Building a Safer Health System. National Academic Press, Washington, D.C. 2000.
[51] Taylor-Adams S, Vincent C: Systemanalyse klinischer Zwischenfälle. Das London-Protokoll. Dt. Übersetzung mit Genehmigung der Autoren: Stiftung für Patientensicherheit, Zürich 2007. http://www.patientensicherheit.ch (12.03.2012).
[52] DIN EN ISO 14971: 2009–10, Medizinprodukte – Anwendung des Risikomanagements auf Medizinprodukte. Beuth-Verlag, Berlin 2009.
[53] Dittmann LU: OntoFMEA. Deutscher Universitäts-Verlag GWV Fachverlage GmbH, Wiesbaden 2007.
[54] Bluvband Z, Grabov P: Failure Analysis of FMEA. Artificial Intelligence for Engineering Design, Analysis and Manufacturing 23 (2009), 344–347.
[55] Machno A, Korb W, Seifert A, Winkler D, Meixensberger J: Evaluierung von Risikomanagementtools für die Analyse der Mensch-Maschine-Interaktion in der computerassistierten Chirurgie. 44. Jahrestagung der Deutschen Gesellschaft für Biomedizinische Technik (DGBMT) in Rostock, 2010.
[56] Machno A, Korb W, Winkler D, Fischer J, Meixensberger J: Risk assessment of software use in computer assisted surgery. Int J Comput Assist Radiol Surg 5 (2010), Suppl. 1, 196–198.
[57] Reason J: The Human Contribution: Unsafe Acts, Accidents and Heroic Recoveries. Ashgate Pub Co, Farnham-Burlington 2008.
[58] Neumann M, Mayer G, Ell C, Felzmann T, Reingruber B, Horbach T, Hohenberger W: The Erlangen endo-trainer: life-like simulation for diagnostic and interventional endoscopic retrograde cholangiography. Endoscopy 32 (2000), 906–910.
[59] Satava RM: History Review of Surgical Simulation – A Personal Perspective World. J Surg 32 (2008), 141–148.
[60] Botden SM, Torab F, Buzink SN, Jakimowicz JJ: The importance of haptic feedback in laparoscopic suturing training and the additive value of virtual reality simulation. Surg Endosc 22 (2008), 1214–1222.
[61] Müller M, Bringezu M, Sturm M, Korb W: Modellbasierte Regelung eines Systems zur Simulation intraoperativer Blutungen in chirugischen Trainingssystemen. In: Tagungsband des 10. Workshops AUTOMED-Automatisierungstechnische Systeme für die Medizin vom 29.–30.03.2012 in Aachen (im Druck).
[62] Andrack B, Byrnes T, Weide M, Vera Bernal LE, Bausch G, Korb W: Use of a surgeon as a validation instrument: haptic interaction analysis in a high-fidelity simulation environment. In: 2012 Symposium on Human Factors and Ergonomics in Health Care: Bridging the Gap, March 12–14, 2012. Baltimore, Maryland, MD USA (im Druck).

Teil IV: **Ökonomische, rechtliche und ethische Aspekte**

F. Porzsolt
15 Der digitale Operationsraum aus Sicht der Klinischen Ökonomik

15.1 Einführung

In den letzten 20 Jahren hat die Bewertung des Nutzens von Gesundheitsleistungen an Bedeutung gewonnen, weil die Limitation der verfügbaren Mittel wegen des steigenden Angebots und der steigenden Nachfrage nach Innovationen deutlicher wahrgenommen wird und eine gerechte Allokation der Ressourcen erschwert. Aus ökonomischer Sicht ist die Bewertung des Nutzens ein angemessenes Verfahren für die Steuerung der Ausgaben im Gesundheitssystem.

Am Beispiel komplexer Gesundheitsleistungen, die z. B. durch einen digitalen Operationsraum (OR) erbracht werden, lassen sich die Aspekte darstellen, die erwogen werden sollten, um den Nutzen verschiedener Arten von Gesundheitsleistungen angemessen beurteilen zu können. Vor einer Diskussion dieser Aspekte werden das Prinzip klinisch-ökonomischer Überlegungen einschließlich der Bedeutung ethischer Prinzipien im Gesundheitswesen erklärt und Eckpunkte der Entwicklung der Gesundheitsökonomie und deren grundsätzlicher Analyseweg skizziert.

15.2 Klinische Ökonomik

Die Diskussion um den Nutzen von Gesundheitsleistungen wurde bisher nahezu ausschließlich aus der Perspektive der Ökonomie geführt, weil in dieser Disziplin die Bewertung des Nutzens traditionell verankert ist. Mitte der 90er Jahre wurde zunehmend klar, dass die Überlegungen der Ökonomen zum Nutzen von Gesundheitsleistungen mit den Überlegungen von Ärzten nicht immer übereinstimmen [1, 2].

Da Ökonomen gegenüber Wissenschaftlern aus anderen Gebieten im Umgang mit wissenschaftlichen Modellen einen erheblichen Vorsprung aufzuweisen hatten, wurde die Diskussion in den letzten beiden Dekaden mit unterschiedlichen Speerlängen geführt.

Als Ergebnis dieser historisch asymmetrischen Diskussion wird die Nutzenbewertung allgemein als ökonomisches Thema empfunden. Hier wird die Ansicht vertreten, dass die Bewertung des Nutzens von Gesundheitsleistungen keineswegs nur eine Herausforderung an die Ökonomie darstellt. Die Nutzenbewertung im Gesundheitssystem ist ein vielschichtiges und interdisziplinäres Problem, dessen Lösung nur gelingen wird, wenn die Expertisen aus den Wirtschaftswissenschaften, der Medizin, der klinischen Epidemiologie, der Psychologie und der Ethik zusammengeführt werden.

Niemand wird bestreiten, dass Einstellungen, Fähigkeiten und Wissen, die in medizinischen Fächern unterrichtet werden, für die Nutzenbewertung bedeutend sind. Ebenso wird kaum jemand bezweifeln, dass bei Verletzung der Regeln der klinischen Epidemiologie Effekte für wahr gehalten werden, die keineswegs bewiesen sind oder auch nützliche Effekte unentdeckt bleiben. Im Vergleich zu angelsächsischen Ländern besteht in Deutschland auf dem Gebiet der klinischen Epidemiologie ein erheblicher Nachholbedarf. Konkrete Beispiele dafür wurden kürzlich zusammengefasst [2–5, 32].

Unter den psychologischen Effekten von Gesundheitsleistungen werden häufig die Placebo-Effekte subsummiert, die von vielen kritischen Beobachtern als Täuschung empfunden werden. Da zunehmend akzeptiert wird, dass es nahezu keine medizinische Intervention gibt, die absolut frei von „Placebo-Effekten" ist, hat sich das Verständnis und die Messbarkeit dieser Effekte in den letzten Jahren wesentlich geändert. Einer der neueren psychologischen Aspekte, die in der Medizin eine wesentliche Rolle spielen, ist die „Gefühlte Sicherheit" [6]. Das Verständnis dieses menschlichen Grundbedürfnisses und seiner politischen Bedeutung gewinnt zunehmend das öffentliche Interesse [7, 8].

Gerade bei technischen Innovationen im Gesundheitssystem sind zwei Aspekte der Sicherheit bedeutend. Zum einen wird mit dem Begriff der „objektiven Sicherheit" die Reduktion von Risiken assoziiert. Andererseits wird zunehmend akzeptiert, dass die „subjektiv wahrgenommene Sicherheit" ebenso bedeutend ist wie die „objektive Sicherheit". Dafür gibt es zwei Gründe. Zum einen besteht nur eine schwache Korrelation zwischen „objektiver" und „subjektiver Sicherheit", was bedeutet, dass Situationen in welchen wir uns sicher fühlen, keineswegs sicher sein müssen und andererseits absolut sichere Situationen als unsicher empfunden werden können. Der zweite Grund für die Bedeutung der „subjektiven Sicherheit" ist mit der Tatsache zu begründen, dass unsere sicherheitsrelevanten Entscheidungen nur von der wahrgenommen Sicherheit beeinflusst werden können [7]. Gerade in der Gesundheitsversorgung kommt dem Prinzip der „gefühlten Sicherheit" eine wesentliche Bedeutung zu, weil mit der Sicherheit ein menschliches Grundbedürfnis berührt wird [6].

Somit erscheint plausibel, dass neben der Ökonomie auch die Bereiche der Medizin, der klinischen Epidemiologie und der Psychologie zur angemessenen Bewertung des Nutzens beitragen. Da bisher die Bedeutung der Ethik für die Bewertung des Nutzens von Gesundheitsleistungen außerhalb von Expertenkreisen nur selten thematisiert wurde, wird diesem Aspekt ein eigenständiger Abschnitt gewidmet.

15.3 Die Verletzung ethischer Prinzipien steigert das Risiko von Fehlentscheidungen

Aus klinisch-ökonomischer Sicht kommt den ethischen Überlegungen zur Akzeptanz von Wertvorstellungen im Rahmen der Nutzenbewertung eine entscheidende Rolle zu, weil die Wahl der Kriterien, an welchen der Nutzen letztlich bewertet wird, von den Zielen abhängt, die erreicht werden sollen. Da angestrebte Ziele aber immer auf Wertvorstellungen beruhen, sind es letztlich die Wertvorstellungen, an welchen sich die Kriterien orientieren, die für die Bewertung des Nutzens angewandt werden.

Dieser Zusammenhang zwischen Wertvorstellungen, Zielen und Kriterien der Nutzenbewertung (Abb. 15.1) ist zum einen für das Verständnis der Nutzenbewertung und zudem für die Transparenz von Entscheidungen bedeutend, die im Rahmen der Nutzenbewertung getroffen werden müssen. Aufgrund dieses Zusammenhangs ist es naheliegend, dass unterschiedliche Nutzenbewertungen identischer Gesundheitsleistungen auf unterschiedliche Wertvorstellungen zurückzuführen sind. Dabei ist es unbedeutend, ob zwei Individuen eine Gesundheitsleistung unterschiedlich bewerten oder ob diese Bewertungsunterschiede in verschiedenen Staaten oder Kulturkreisen beobachtet werden. In jedem dieser Fälle trifft es zu, dass Unterschiede, die bei der Bewertung – z. B. des Nutzens – auftreten, auf Unterschiede in den Wertvorstellungen zurückzuführen sind. Unterschiedliche Wertvorstellungen sind demnach die Grundlage nahezu aller Entscheidungen.

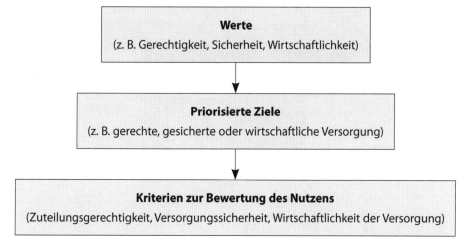

Abb. 15.1: Zusammenhang zwischen Werten, der Priorisierung von Zielen und der Auswahl von Kriterien zur Bewertung des Nutzens von Gesundheitsleistungen. Adäquate Kriterien zur Bewertung des Nutzens von Gesundheitsleistungen können nur definiert werden, wenn die angestrebten Ziele explizit benannt sind und diese an den Werten orientiert sind, die bevorzugt angestrebt werden.

Diese wertebasierten Entscheidungen sind unproblematisch, wenn der Gültigkeitsbereich der Entscheidung nur den Entscheider selbst betrifft. Meinungsverschiedenheiten können allerdings auftreten, wenn Entscheidungen getroffen werden, die auch auf Entscheidungsbereiche anderer Individuen zutreffen. Im Gesundheitssystem fallen darunter Entscheidungen über Gesundheitsleistungen, die solidarisch finanziert werden. Über die solidarische Finanzierung solcher Leistungen entscheiden in verschiedenen Gesundheitssystemen unterschiedliche Institutionen [9]. Diese Institutionen treffen länderspezifische Entscheidungen, die keineswegs immer übereinstimmen. Ohne den Nachweis erbringen zu können, ist wegen der dargestellten Zusammenhänge naheliegend, dass diesen Unterschieden der Nutzenbewertung unterschiedliche Wertvorstellungen zugrunde liegen.

Wenn die Begrenzung der Ausgaben das Ziel der Nutzenbewertung ist, wird die Perspektive derer, die über eine solidarische Finanzierung von Gesundheitsleistungen zu entscheiden haben, berücksichtigt werden. Wenn die Nutzenbewertung jedoch mit dem Ziel durchgeführt wird, die Gesundheitsversorgung zu optimieren und Innovationen zu fördern, werden die Perspektiven anderer Akteure berücksichtigt. Zu dieser letztgenannten Gruppe von Akteuren sind aus plausiblen Gründen jene zu zählen, die Gesundheitsleistungen in Anspruch nehmen, wie auch jene, die sie erbringen.

Mit diesen Überlegungen soll betont werden, dass der Wahl der Perspektive bei der Bewertung des Nutzens von Gesundheitsleistungen eine erhebliche Bedeutung zukommt. Wenn die Bewertung des Nutzens von Gesundheitsleistungen lediglich aus einer oder aus nur einigen von vielen möglichen Perspektiven erfolgt, wird mit der Wahl der Perspektive(n) bereits eine kryptonormative Entscheidung getroffen. Diese Entscheidung ist kryptonormativ, weil mit der Wahl der Perspektive(n) festgelegt wird, die Nutzenbewertung mit einem vorab definierten Ziel vorzunehmen, ohne diese Entscheidung zu begründen. Wünschenswert wäre, kryptonormative Entscheidungen zu vermeiden, indem die Entscheidungsbasis offengelegt wird. Da die präferierten Werte letztlich die Entscheidungsgrundlage für die Definition der Ziele und für die Bewertung des Nutzens bilden (vgl. Abb. 15.1), sollte eine transparente Beschreibung einer Nutzenbewertung mit einer Begründung der präferierten Werte eingeleitet werden.

Es ist akzeptiert, dass verschiedene Aspekte, z. B. die Optimierung der Gesundheitsversorgung und die Begrenzung der Ausgaben für Gesundheit, bedeutend sind. Da die Abwägung dieser Aspekte zu einem Interessenskonflikt führt, wenn sie nicht von allen Akteuren getroffen wird, erfordert eine faire Nutzenbewertung die Berücksichtigung aller Perspektiven und eine Abwägung der unterschiedlichen Wertvorstellungen durch die Vertreter der gesamtgesellschaftlichen Interessen.

Die Abwägung der gesamtgesellschaftlichen Interessen ist besonders bei Entscheidungen im Gesundheitssystem bedeutend, weil das Gesundheitssystem in den meisten industrialisierten Ländern das größte Marktsegment darstellt und wegen dieser dominierenden Rolle die wirtschaftliche Situation der anderen Marktsegmente beeinflusst. Da Entscheidungen im Gesundheitssystem, die diese Sektoren übergreifenden Überlegungen nicht berücksichtigen, zwar innerhalb eines Marktsegments sinnvoll sein könnten, aber nicht notwendigerweise unter gesamtwirtschaftlichen Überlegungen, sollte eine Bewertung des Nutzens von Gesundheitsleistungen aus den Perspektiven aller beteiligten Akteure angestellt werden. Dieses Konzept der gesamtwirtschaftlichen Verantwortung findet sich auch bei Michael Porter [10].

15.4 Die Entwicklung der Nutzenbewertung im Gesundheitssystem

Historisch hat sich die Bewertung des Nutzens von Gesundheitsleistungen wahrscheinlich aus zwei Gründen im Bereich der Therapie (respektive bei den Arzneimitteln) entwickelt. Zum einen ist die Bewertung des Nutzens von therapeutischen Maßnahmen leichter durchzuführen als die Bewertung des Nutzens diagnostischer Verfahren, weil zum einen der patientenrelevante Endpunkt der Nutzenbewertung unterschiedlich schwer zu definieren ist und zudem der Zusammenhang zwischen der Intervention und dem angestrebten Endpunkt im Falle der Therapie nahezu direkt nachzuweisen ist, während dieser Zusammenhang im Falle der Diagnostik in der Regel nur indirekt zu erbringen ist.

Die Nutzenbewertung komplexer Systeme, wie die eines digitalen Operationsraums (OR), der diagnostische und therapeutische Interventionen ermöglicht, lässt sich nur in Ausnahmefällen mit den Methoden durchführen, die bei der Bewertung von Arzneimitteln angewandt werden.

Als patientenrelevante Endpunkte therapeutischer Maßnahmen (Arzneimittel) werden von den zuständigen Behörden in Deutschland die Mortalität, Morbidität (Beschwerden und Komplikationen) und die gesundheitsbezogene Lebensqualität anerkannt [11]. Surrogatparameter werden nur akzeptiert, wenn der Zusammenhang mit den Endpunkten valide und an einer hinreichend eng begrenzten Patientenpopulation nachgewiesen ist. Als Surrogatparameter einer Behandlung des Bluthochdrucks ist z. B. die Blutdrucksenkung zu bezeichnen, weil als Endpunkt dieser Therapie die Vermeidung der Spätfolgen eines Bluthochdrucks (z. B. Schlaganfall, Nierenversagen) angestrebt wird. Wenn die Senkung des Blutdrucks zur Reduktion der Spätfolgen führt – was im Falle schwerer, aber nicht bei grenzwertigen Hypertonien nachgewiesen ist –, können auch Surrogatparameter zur Bewertung des Nutzens herangezogen werden. Für die später diskutierten Kriterien der Nutzenbewertung komplexer Systeme sind diese Überlegungen wegen der fraglichen Gültigkeit der Analogien bedeutend.

Bei den patientenrelevanten Endpunkten diagnostischer Verfahren ist zu bedenken, dass mit einem diagnostischen Verfahren zunächst nur neue Information gewonnen, aber noch keine Therapieentscheidung getroffen wird. Da in der Regel nicht nur ein diagnostisches Verfahren, sondern mehrere Tests durchgeführt werden, ist der Beitrag eines bestimmten Verfahrens zur Bestätigung oder zum Ausschluss einer Diagnose in vielen Fällen schwer zu quantifizieren. Selbst wenn die Diagnose eindeutig ist, wird nicht jeder Arzt die gleiche therapeutische Konsequenz ableiten. Erschwerend für die Bewertung des Nutzens kommt hinzu, dass auch bei eindeutiger Diagnose und Anwendung einer einheitlichen Therapie nicht bei jedem Patienten das gleiche Ergebnis erzielt werden wird. Die Komplexität dieses Sachverhalts verdeutlicht die Problematik der Nutzenbewertung diagnostischer Verfahren [12].

Wenn der soeben beschriebene diagnostische Prozess in drei Ebenen dargestellt wird, lässt sich zunächst eine Ebene der Sensitivität und Spezifität darstellen. Durch die Messung dieser beiden Indikatoren lässt sich zeigen, ob eine Untersuchungsmethode zum Nachweis oder zum Ausschluss z. B. einer Erkrankung geeignet ist [3]. Die Ebene der Handlungsrelevanz, d. h. wie häufig ein positives Untersuchungsergebnis zu einer anderen Entscheidung als ein negatives Ergebnis führt, wurde bisher kaum untersucht. Für den Patienten ist aber letztlich nur bedeutend, ob die Summe aller diagnostischen und therapeutischen Maßnahmen die patientenrelevanten Endpunkte wie Mortalität, Morbidität und/oder die gesundheitsbezogene Lebensqualität beeinflussen. Wir haben diesen Aspekt als Ergebnisrelevanz bezeichnet.

Zusammenfassend lassen sich die Effekte vieler therapeutischer Verfahren – sofern sie Arzneimittel betreffen – unter den Bedingungen einer idealtypischen Studie (Randomized Controlled Trial, RCT) auf eine oder wenige Ursachen zurückführen. Bei Produkten der Medizintechnik kann dieser Nachweis erheblich schwieriger zu erbringen sein, weil bei technischen Innovationen im Gegensatz zu Arzneimitteln verschiedene Aspekte der Überlegenheit gegenüber dem Vergleichsprodukt bereits ohne klinische Prüfung anhand technischer Indikatoren nachgewiesen sind. Die Bewertung des Nutzens diagnostischer Verfahren ist erheblich komplexer als jene therapeutischer Verfahren, weil die patientenrelevanten Endpunkte auf drei Ebenen beeinflusst werden können. Deshalb eignen sich patientenrelevante Endpunkte, um einen bestehenden Nutzen nachzuweisen, ihre Abwesenheit kann aber nicht als Indikator für einen fehlenden Nutzen verwendet werden. Die Herausforderung, die bei der Nutzenbewertung diagnostischer und komplexer diagnostischer und therapeutischer Verfahren zu bewältigen ist, betrifft die Identifizierung geeigneter Indikatoren, mit welchen der Nutzen dieser Verfahren aus der Perspektive unterschiedlicher Akteure angemessen abgebildet werden kann.

15.5 Methoden der Nutzenbewertung

15.5.1 Prinzip ökonomischer Analysen

Eine ökonomische Analyse besteht im Prinzip aus dem Vergleich von Kosten und Konsequenzen alternativer Handlungsmöglichkeiten, wobei es einer Übereinkunft bedarf, mit welchen Daten die Kosten und Konsequenzen beschrieben werden. Im einfachsten Fall werden in einer ökonomischen Analyse zwei Verfahren miteinander verglichen, indem ein Quotient zwischen der Differenz der Kosten (Δ Kosten) beider Verfahren und der Differenz ihrer Konsequenzen (Δ Konsequenzen) gebildet wird. Das Ergebnis dieser Incremental Cost Effectiveness Analysis (ICER) beschreibt die Mehrkosten, die in Kauf zu nehmen sind, um den erzielten Mehrwert mit der überlegenen Handlungsmöglichkeit zu erzielen.

ICER = (Δ Kosten)/(Δ Konsequenzen)

Üblicherweise werden die Kosten der verglichenen Handlungsmöglichkeiten in monetären Einheiten beschrieben. Die Konsequenzen werden in einer Kosten-Vergleichs-Analyse ebenfalls in monetären Einheiten dargestellt. Als Beispiel könnte die Reduktion der Betriebskosten und der gezieltere Einsatz des vorhandenen knappen Personals (Konsequenzen) mit den Beschaffungskosten zweier ORs verglichen werden. Bei den drei anderen Kostenvergleichsanalysen (Kosten-Effektivität-Analyse, Kosten-Nutzwert-Analyse, Kosten-Nutzen-Analyse) werden jeweils monetäre Kosten mit verschiedenen Outcomes verglichen.

Bei einer Kosten-Effektivitäts-Analyse werden die Outcomes in natürlichen Einheiten (beispielsweise Verlängerung der Überlebenszeit, Verlängerung einer eingeschränkten Gehstrecke oder Reduktion des Blutdrucks) und bei einer Kosten-Nutzwert-Analyse in einer virtuellen Nutzwert-Einheit (beispielsweise in Quality Adjusted Life Years, QALYs, d. h. in qualitätsbewerteten Lebensjahren) beschrieben.

In einer Kosten-Nutzen-Analyse werden gewonnene Lebensjahre in monetären Einheiten ausgedrückt. Diese letztgenannte Methode wird aus ethischen Gründen zwar mit Vorbehalt diskutiert, letztlich wird es aber unumgänglich sein, dass ein Entscheidungsträger der Gesellschaft den Grenzwert für solidarisch finanzierte Gesundheitsleistungen festlegt.

Für die Bewertung komplexer Systeme wie eines digitalen ORs ist keine dieser Analysen ideal geeignet, weil sich der erzielte Mehrwert nicht in einer einzelnen Dimension darstellen lässt. Bei einer operativen Versorgung unterschiedlicher medizinischer Probleme mit einem einheitlichen aber komplexen Behandlungssystem, dem OR, können strukturelle Probleme, prozessbezogene Probleme oder Ergebnisprobleme und diese in den Bereichen der Diagnostik oder der Therapie gelöst werden. Im Rahmen einer Nutzenbewertung sind die verfügbaren Lösungen für jede einzelne Situation zu spezifizieren. Der Mehrwert eines digitalen OR ergibt sich aus der Summe der Möglichkeiten, diese Probleme zu reduzieren. Diese Summe des erzielten Mehrwerts ist nicht einfach zu bestimmen, weil die Teilaspekte des gesamten Mehrwerts aus den Perspektiven unterschiedlicher Akteure nicht identisch bewertet werden.

15.5.2 Perspektive

Das Ergebnis einer ökonomischen Analyse wird neben vielen anderen Variablen wesentlich von der Perspektive des Akteurs abhängen, der die Analyse durchführt. Patienten, Ärzte, Krankenhausmanager und Entscheidungsträger der Krankenkassen werden den Wert einer Gesundheitsleistung unterschiedlich bewerten, weil die unterschiedlichen Perspektiven auf verschiedenen Werturteilen beruhen. Ein bisher wenig beachteter Aspekt der Perspektive betrifft die Gender-Unterschiede. Obwohl bisher kaum untersucht, erscheint plausibel, dass weibliche und männliche Nutzer unterschiedliche Kriterien bei der Bewertung technischer Innovation anwenden. Die wachsende Bedeutung der Patientensicherheit lässt sich an der Einrichtung von Stellen für Sicherheitsbeauftragte an Kliniken und an der Gründung des Aktionsbündnisses für Patientensicherheit [13] erkennen.

Der Bezug des Nutzens auf die Mortalität, Morbidität und Lebensqualität des Patienten reicht bei einem digitalen OP nicht aus, um dessen Mehrwert zu beschreiben. Aus vergleichenden Untersuchungen in verschiedenen Industrieländern ist bekannt, dass eine schwer überschaubare Zahl von Variablen den Bewertungsprozess beeinflusst [9]. Es gelingt, eine grobe Analyse der unterschiedlichen Verfahren zu erstellen. Detaillierte Angaben, die eine exakte Reproduktion der Nutzenbewertung in ihren Einzelheiten ermöglichen, sind kaum zu erheben, weil zwischen den Bewertungsverfahren verschiedener Länder noch deutliche Unterschiede hinsichtlich der Transparenz der Verfahren bestehen. In Deutschland hat sich diese Situation in den vergangenen Jahren deutlich verbessert. Es gilt nun, Anregungen zur weiteren Verbesserung dieser Bewertungsverfahren anzubieten.

15.6 Der Nutzen in der Medizintechnik

Die Miniaturisierung ist bei allen technischen Innovationen ein genereller Aspekt, weil er häufig Lösungen ermöglicht, die ohne diesen Entwicklungsschritt nicht möglich waren. Wir haben hier ein Beispiel aus der Elektronik gewählt [14], um die Problematik zu verdeutlichen, die für die Bewertung des Nutzens von Innovationen zu lösen ist. Die resultierenden Effekte der Miniaturisierung auf die Versorgungsqualität lassen sich anhand der traditionellen Nutzenkriterien wie Überlebenszeit und Lebensqualität nur schwer darstellen, obwohl kaum zu bezweifeln ist, dass diese grundlegenden Innovationen die Chancen zur Verbesserung der Versorgungsqualität steigern. Als Problem wird häufig der Stress während einer Operation benannt, der sich durch einen digitalisierten OR reduzieren lässt. Diese Aussage ist zwar plausibel und trifft wahrscheinlich auch zu. Sie ist aber mit Daten nicht einfach zu begründen, weil die Auswahl geeigneter Messparameter schwierig ist [15].

Die Stressreduktion alleine wäre auch kein idealer Endpunkt für die Nutzenbewertung wenn nicht gezeigt werden kann, dass durch die Reduktion von Stress unerwünschte Stressfolgen vermieden werden können. Wenn durch die digitalisierte Informationsübermittlung gleichzeitig mit der Stressreduktion die Produktivität eines Teams erhöht werden kann [16], wird der Nachweis des Nutzens leichter zu erbringen sein. Analoge Erfahrungen wurden auch im Bereich der Hals-Nasen-Ohren-Heilkunde beschrieben [17]. Die Vorteile, die digitalisierte OR gegenüber traditionellen OR bieten (vordefinierte Positionen für Geräte, Synchronisation der Systeme, zentrale Bedienungsmöglichkeit) führen nach Aussagen der Autoren zu einer Reduktion des Personalbedarfs zwischen 10 % und 38 %.

Näher an der Verbesserung der Versorgungsqualität sind Innovationen einzuordnen, die neue technische Leistungen z. B. die intraoperative Navigation in einem digitalisierten OP durch bildgebende Verfahren ermöglichen [18]. Ähnlich zu werten sind Innovationen, die dreidimensionale Bilder generieren, was sich bei der Versorgung von Aneurysmen im Gehirn und beim Nachweis von Blutungen bewährt hat [19]. In diesem Zusammenhang sollte diskutiert werden, dass bei der Integration chirurgischer und radiologischer Geräte in einem Raum durchaus Probleme auftreten können, die sich künftig durch innovative Lösungen vermeiden lassen [20]. Solche integrierten Lösungen sind aber notwendig, weil es sinnvoller sein wird, neue Technologien zu den Patienten zu bringen, als Transportrisiken einzugehen und zusätzlichen Personalaufwand in Kauf zu nehmen, um die Patienten zu dezentralisiert angeordneten Technologien zu bringen [21].

Die genannten Beispiele zeigen, dass es möglich ist, aus den praktischen Erfahrungen die Mängel prospektiv zu benennen, welche die Versorgungsqualität beeinträchtigen können [22]. Wenn diese Mängel durch technische Innovationen gelöst werden können, lassen sich für technische Innovationen neue Kriterien zur Nutzenbewertung diskutieren.

Ein sicher bedeutender, aber bisher wenig thematisierter Aspekt ist die Sicherheit [23]. Die Erkennung risikosensitiver Ereignisse (risk-sensitive events, RSE) ist ein essenzieller Beitrag zum Fortschritt der Medizin, weil RSE nur scheinbar leicht zu erkennen und zu vermeiden sind. In der Realität tragen sie aber wesentlich zum Auftreten kritischer Situationen bei [24]. Leider gibt es in der Medizin dazu weit weniger Analysen als in der Luftfahrt. Dort wurden wertvolle Daten zu unerwünschten Ereignissen erhoben und analysiert, die gezeigt haben, dass unerwünschte Ereignisse in der Regel auf mehrere gleichzeitig auftretende Ursachen zurückgeführt werden können. Eine Analyse unerwünschter Ereignisse in der Luftfahrt zeigte, dass in 7,7 % der Fälle die Ereignisse alleine auf technische Probleme, z. B. den Ausfall von Systemen, in 4,9 % der Fälle auf Fehler von Personen (human factor), in 1,2 % der Fälle auf operationelle Probleme, z. B. auf Komplikationen und in 0,7 % der Fälle auf erschwerende soziale Faktoren, z. B. Kommunikationsprobleme, zurückzuführen waren. Die Analyse zeigt aber auch, dass nur 14,5 % der unerwünschten Ereignisse auf einen einzelnen Faktor zurückzuführen sind. Die häufigste Ursache „monokausaler" unerwünschter Ereignisse (7,7 %) sind technische Probleme; am seltensten (0,7 %) sind monokausale Ereignisse auf soziale Faktoren zurückzuführen. Für die Diskussion im Kontext der Nutzenbewertung komplexer technischer Systeme ist bedeutend, dass die häufigsten unerwünschten Ereignisse (37,8 %) – in der Luftfahrt – auftreten, wenn drei Faktoren, persönliche, operationelle und soziale Probleme zusammentreffen. Bemerkenswert dabei ist, dass das Zusammentreffen von persönlichen und sozialen Problemen zwar nur 13,7 % der unerwünschten Ereignisse erklärt. Wenn aber gleichzeitig soziale Probleme, die als alleinige Ursache unerwünschter Ereignisse kaum Bedeutung haben (0,7 %), als dritte Komponente zu persönlichen und sozialen Problemen hinzukommen, ist eine erhebliche Steigerung der Häufigkeit unerwünschter Ereignisse auf 37,8 % festzustellen [25].

Technisch bedingte RSE werden häufig bei laparoskopischen Eingriffen in 42 %–87 % aller Maßnahmen beobachtet [23, 26, 27], die sich durch qualitätssichernde Maßnahmen deutlich reduzieren [28], aber nie vollständig vermeiden lassen. Wenn im Falle eines unerwünschten Ereignisses nachweislich geeignete Maßnahmen zur Risikoreduktion generell verfügbar waren, aber im speziellen Fall entweder nicht beschafft oder nicht angewandt wurden [23], hätte ein Haftungskonflikt entstehen können.

Die Erhöhung der Patientensicherheit ist in allen Bereichen der Medizin ein zentraler Aspekt. In der Gynäkologie wird durch den Einsatz digitaler ORs eine Erhöhung der Patientensicherheit und Verbesserung der Qualitätsstandards als Voraussetzung für die Kosteneffizienz erwartet [29]. Der Nachweis einer verbesserten Versorgungsqualität wird wegen der multiplen Variablen, die das Ergebnis beeinflussen, nicht einfach zu erbringen sein. Realistischer ist der Nachweis zu führen, dass die Versorgungssicherheit durch digitale ORs gesteigert werden kann, weil sich RSEs einfacher benennen und erkennen lassen als Parameter, die nachweislich das Versorgungsergebnis verbessern. Die Weltgesundheitsorganisation (WHO) hat ein entsprechendes Manual zur Steigerung der Versorgungssicherheit publiziert, in dem auch gezeigt wird, dass sich durch diese Kontrollen, die in einem digitalen OR integriert sind, die Mortalität reduzieren lässt [30].

Die Erhöhung der Sicherheitsstandards ist auch in der HNO ein bedeutender Aspekt. Es wird aber darauf hingewiesen, dass wegen der bereits geringen Komplikationsrate von 4 % für HNO-Operationen eine weitere Risikoreduktion schwierig nachzuweisen ist [26]. Die aktuell geführte Diskussion über Patientensicherheit benennt ein zusätzliches Dilemma, in welchem sich Krankenhäuser in Deutschland im Vergleich zu unseren dänischen Nachbarn befinden [31]. Dort können Risiken und medizinische Behandlungsfehler ohne drohende juristische Konsequenzen offener als in Deutschland diskutiert werden. Die Möglichkeit, eine offene Diskussion über Sicherheitsaspekte im Gesundheitssystem zu führen, ist auch aus wirtschaftlichen und psychologischen Überlegungen essenziell, weil das Beispiel des digitalen ORs zeigt, dass sicherheitsrelevante Überlegungen nahezu immer mit ökonomischen und ethischen Aspekten gekoppelt sind. Die ethischen Aspekte betreffen das Grundbedürfnis nach Sicherheit, das von allen Akteuren nachgefragt wird, die über die Möglichkeit, mehr Sicherheit zu gewähren, informiert sind. Den beiden sicherheitsrelevanten Aspekten, der statistisch nachweisbaren Reduktion von Risiken und der mit psychometrischen Methoden messbaren gefühlten Sicherheit wird im Kontext der Nutzenbewertung komplexer technischer Innovationen sicher noch zu wenig Aufmerksamkeit gewidmet.

15.7 Indikatoren zur Beschreibung des Nutzens komplexer Produkte der Medizintechnik

Die bei Arzneimitteln angewandten Kriterien zur Bewertung des Nutzens lassen sich bei komplexen Systemen, beispielsweise einem digitalisierten OR, nicht generell anwenden, weil die Ziele einer Arzneimitteltherapie und die Ziele, die mit komplexen Systemen angestrebt werden, verschieden sind. Der Nutzen eines Arzneimittels gilt als nachgewiesen, wenn die angestrebten Endpunkte wie die Verlängerung der Überlebenszeit oder die Verbesserung der Lebensqualität erreicht werden. Bei Arzneimitteltherapien sind diese Endpunkte zumindest unter den idealisierten Bedingungen einer klinischen Studie zum einen direkt messbar und zudem verlässlich messbar, weil durch die Wahl geeigneter Studienbedingungen Störfaktoren ausgeschlossen werden können.

Für den Nachweis des Nutzens komplexer Systeme, wie eines digitalisierten ORs, lassen sich idealisierte Bedingungen kaum herstellen, weil es unrealistisch ist, vergleichbare Patienten mit vergleichbaren Operationen in einem traditionellen und einem digitalisierten OR von hinreichend ähnlichen Teams parallel versorgen zu lassen. Zudem unterscheiden sich die Endpunkte, an welchen sich unterschiedliche Versorgungsergebnisse beim Vergleich von ORs und von Arzneimitteln benennen lassen.

Die Vorteile eines digitalen ORs lassen sich zum einen als technisch messbare Kriterien zusammenfassen, wie:
- eine Verkürzung von Laufwegen für das Personal durch die Erreichbarkeit der meisten Funktionalitäten von jedem beliebigen Punkt (zentral aus dem Sterilbereich, zentral vom Schwesternarbeitsplatz, dezentral am Gerät bzw. anderen Bedieneinheiten (Wandtableau)),
- Reduktion des Aufwandes zur Gewährleistung der Hygiene,
- Reduktion der Wechselzeiten für Geräteeinstellungen,
- Reduktion von Einstellungsfehlern durch Presets,
- Verbesserung der Kommunikationsmöglichkeiten,
- Verbesserung der Dokumentation durch Digitalisierung und
- Integration von Checklisten.

Die Verkürzung der Laufwege für das Personal wird durch die Zugänglichkeit aller angeschlossenen Systeme von einem beliebigen Ort aus auch innerhalb des Sterilbereichs über Touch Screen und/oder Sprachsteuerung erreicht. Die Reduktion des Aufwandes zur Gewährleistung der Hygiene wird durch die Führung aller Kabel und Verbindungen über Deckenversorgungseinheiten garantiert. Kürzere Wechselzeiten werden durch die Nutzung von Presets für Geräteeinstellungen möglich. Die vorbereitete Einstellung der Presets reduziert auch diese Fehlerquelle. Die Anbindung an Kommunikationssysteme (z. B. Telefon, Pager, Streaming, Videokonferenz) ermöglicht eine zeitnahe Kommunikation. Die digitale Dokumentation mit Anbindung an KIS

(Krankenhausinformationssystem zur Patientendatenübergabe) und PACS (Picture Archiving and Communication System zur patientenzugeordneten Datenspeicherung) lässt sich als sinnvoller Teil eines digitalen ORs einrichten. Letztlich werden durch die Integration workfloworientierter und individuell anpassbarer Checklisten zur Prozessunterstützung bedeutende Sicherheitsmechanismen implementiert.

Diese Effekte tragen dazu bei, Standards zu automatisieren, unterschiedliche Aufgaben auf die Kontrolle der Funktionen zu reduzieren, den Arbeitsablauf zu entspannen und damit Stress zu reduzieren. Als gemeinsamer Nenner dieser Effekte resultiert eine nachweisbare Reduktion risikosensitiver Ereignisse (RSE). Deshalb sollte überlegt werden, ob eine standardisierte Beschreibung der Reduktion von RSE als Maß für den Nutzen komplexer Gesundheitsleistungen geeignet ist. – Neben den technisch messbaren Kriterien gibt es wahrgenommene Kriterien, die ebenfalls den Nutzen eines digitalen ORs beschreiben. Dazu zählen:
- eine durch die Stressreduktion verbesserte Stimmung im Team,
- bessere Ergonomie, weniger Erschöpfung,
- konzentrierteres Arbeiten und
- die empfundene Sicherheit des Personals durch doppelte Absicherung (Checkliste prüft Zähl- und Instrumentenkontrollen).

Diese psychologischen Effekte sind ein bedeutender Teil des Sicherheitskonzepts, da aus der Forschung bekannt ist, dass sich die objektivierbare Reduktion von Risiken und die subjektiv wahrgenommene Sicherheit gegenseitig beeinflussen. Die wahrgenommene Sicherheit ist bedeutend, weil unsere Entscheidungen nur von sicherheitsrelevanten Aspekten beeinflusst werden, die wir auch wahrnehmen konnten.

Die exakte Kenntnis der gegenseitigen Effekte ist wichtig, weil sich die entstehende Wechselwirkung als Steigerung oder Reduktion von Risiken manifestieren kann. Gefühlte Sicherheit ist notwendig, um Höchstleistungen zu erbringen; sie kann aber auch zur Unterschätzung von Risiken und so zu unerwünschten Effekten führen [7].

Wenn eine standardisierte Beschreibung der RSEs als Maß für den Nutzen komplexer Gesundheitsleistungen diskutiert wird, sollten auch Aspekte geprüft werden, welche die subjektiv wahrgenommene Sicherheit beeinflussen.

Da für die Nutzenbewertung letztlich entscheidend sein wird, ob sich durch die technische Innovation eine Reduktion von RSEs nachweisen lässt, sind geeignete Register zu entwickeln, welche die Daten enthalten, die für die Bewertung des Nutzens erforderlich sind. Solche Register existieren bereits für viele Teilbereiche der Medizin [4]. Auf diese Register wird künftig nicht mehr verzichtet werden können, weil die Bewertung des Nutzens an Daten erfolgen sollte, die in der täglichen Praxis nach standardisierten Regeln erhoben wurden. In einen digitalen OR wird diese Datenerhebung für die Nutzenbewertung ohne Schwierigkeiten integrierbar sein. Der befürchtete Mehraufwand für die Dokumentation des Nutzens wird durch die Digitalisierung der Datenerfassung nahezu vollständig aufgefangen.

15.8 Zusammenfassung

Die Klinische Ökonomik hat es sich zur Aufgabe gemacht, Anregungen für die Bewertung des Nutzens von Gesundheitsleistungen zu entwickeln. Dieser Aufgabe kann man nur gerecht werden, wenn die Erfahrungen aus verschiedenen Wissenschaftsbereichen zusammengeführt werden. Neben medizinischen und ökonomischen Aspekten sind für die Nutzenbewertung psychologische Effekte und ethische Überlegungen zu berücksichtigen. Die Psychologie zeigt, dass Sicherheit nicht nur als Reduktion von Risiken, sondern auch als Wahrnehmung eines menschlichen Grundbedürfnisses zu verstehen ist. Entscheidungen über den Nutzen sollten deshalb offenlegen, welche Werte berücksichtigt werden.

Aus der Entwicklung der Nutzenbewertung und ihrer Methoden ist zu verstehen, dass die Bewertung komplexer Gesundheitsleistungen, z. B. eines digitalen Operationsraums (OR), nicht an den gleichen Kriterien orientiert werden kann wie einfache Leistungen, die unter idealisierten Bedingungen erbracht und anhand weniger Endpunkte beurteilt werden können.

Am Beispiel eines digitalen ORs kann gezeigt werden, dass Sicherheit ein geeignetes Maß für eine Nutzenbewertung komplexer Gesundheitsleistungen ist. Die Steigerung der Sicherheit kann objektiv durch die Reduktion von sicherheitsrelevanten Ereignissen und subjektiv mit psychometrischen Methoden durch die Wahrnehmung von Sicherheit abgebildet werden. Da die Wahrnehmung von Sicherheit Voraussetzung für sicherheitsrelevante Entscheidungen ist, sind psychologische Effekte ebenso zu berücksichtigen wie die letztlich entscheidende Reduktion sicherheitsrelevanter Ereignisse. Zur systematischen Erfassung der Daten für die Nutzenbewertung sind Register zu entwickeln, in welchen die Informationen aus dem Versorgungsalltag erfasst werden. In einem digitalen OP wird dadurch kein zusätzlicher Dokumentationsaufwand anfallen.

Schlüsselwörter: digitaler Operationsraum, Nutzenbewertung, Klinische Ökonomik

15.9 Literatur

[1] Porzsolt F, Gaus W: Wirksamkeit und Nutzen medizinischer Maßnahmen: Ein Beitrag zur Optimierung des Gesundheitssystems. Der Klinikarzt 12 (1993), 522–528.
[2] Porzsolt F: Klinische Ökonomik – Eine Forderung der Gesellschaft an die Ärzte. Münch med Wschr 136 (1994), 221–225.
[3] Porzsolt F: Diagnostik aus Sicht der Klinischen Ökonomik. In: Porzsolt F (Hrsg.): Grundlagen der Klinischen Ökonomik. Schriftenreihe PVS Verband, Band 11, Berlin 2011, 112–117.
[4] Labek G, Janda W, Agreiter M, Schuh R, Böhler N: Organisation, data evaluation, interpretation and effect of arthroplasty register data on the outcome in terms of revision rate in total hip arthroplasty. Int Orthop 35 (2011), 157–163.
[5] Porzsolt F (Hrsg.): Grundlagen der Klinischen Ökonomik. Schriftenreihe PVS Verband Band 11, Berlin 2011.

[6] Porzsolt F: Gefühlte Sicherheit – Ein Entscheidungskriterium für Patienten. Z Allg Med 83 (2007), 501–506
[7] Hanns Seidel Stiftung: Tagungsbericht „Gefühlte Sicherheit". http://www.hss.de/fileadmin/media/downloads/Berichte/120429_TB_Gefuehlte_Sicherheit.pdf (05.05.2012).
[8] Porzsolt F, Polianski I, Görgen A, Eisemann M: Safety and security: the valences of values. J Appl Sci Res 6 (2011), 483–490.
[9] Zentner A, Velasco-Garrido M, Busse R: Methoden zur vergleichenden Bewertung pharmazeutischer Produkte. Deutsche Agentur für Health Technology Assessment des Deutschen Instituts für Medizinische Dokumentation und Information (Hrsg): Informationssystem Health Technology Assessment (HTA) in der Bundesrepublik Deutschland. DIMDI, Köln 2005.
[10] Porter ME, Teisberg E (eds.): Redefining health care: Creating value-based competition on results. Harvard Business press, 2006.
[11] IQWiG: Allgemeine Methoden Version 4 https://www.iqwig.de/download/IQWiG_Methoden_Version_4_0.pdf (05.05.2012).
[12] Du Prel JB, Muttray A: Validität von Diagnostik- und Screening Studien. In: Porzsolt F (Hrsg): Grundlagen der Klinischen Ökonomik. Schriftenreihe PVS Verband Band 11, Berlin 2011, 43–55.
[13] Aktionsbündnis Patientensicherheit. http://www.aktionsbuendnis-patientensicherheit.de/ (05.05.2012).
[14] Radisavljevic B, Whitwick MB, Kis A: Integrated circuits and logic operations based on single-layer MoS2. ACS Nano 5 (2011) 9934–9938.
[15] Klein M, Andersen LPH, Alamili M, Gögenur I, Rosenberg J: Psychological and physical stress in surgeons operating in a standard or modern operating room. Surg Laparosc Endosc Percutan Tech 20 (2010), 237–242.
[16] Sack D: Increased productivity of a digital imaging system: one hospital's experience. Radiol Manage 23 (2001), 14–18.
[17] Strauß G, Aries F, Abri O, Dietz A, Meixensberger J, Lüth T: Konzeption, Realisierung und Analyse einer neuartigen OP-Konzeption für die HNO-Chirurgie. HNO 58 (2010), 1074–1084.
[18] Behrendt D, Mütze M, Steinke H, Koestler M, Josten C, Böhme J: Evaluation of 2D and 3D navigation for iliosacral screw fixation. Int J Comput Assist Radiol Surg 7 (2012), 249–255.
[19] Nagai M, Watanabe E: Benefits of clipping surgery based on three-dimensional computed tomography angiography. Neurol Med Chir 50 (2010), 630–637.
[20] ten Cate G, Fosse E, Hol PK, Samset E, Bock RW, McKinsey JF, Pearce BJ, Lothert M: Integrating surgery and radiology in one suite: a multicenter study. J Vasc Surg 40 (2004), 494–499.
[21] Messmer P, Jacob AL, Fries E, Gross T, Suhm N, Steinbrich W, Frede KE, Schneider T, Regazzoni P: Technology integration and process management. Concept and implementation of a new platform for simultaneous diagnosis and therapy of acutely ill and injured patients and for elective computer assisted surgery (CAS). Unfallchirurg 104 (2001), 1025–1030.
[22] McDermott MW: Neurosurgical suite of the future. Neuroimaging Clin N Am 11 (2001), 575–579.
[23] Buzink SN, van Lier L, de Hingh IHJT, Jakimowicz JJ: Risksensitive events during laparoscopic cholecystectomy: the influence of the integrated operating room and a preoperative checklist tool. Surg Endosc 24 (2010), 1990–1995.
[24] Reason J: Human error: models and management. Br Med J 320 (2000), 768–770.
[25] Müller M: Sicherheit und Wirtschaftlichkeit – Erfahrungen aus der Luftfahrt. In: Porzsolt F, Williams AR, Kaplan RM (Hrsg.): Klinische Ökonomik. Effektivität & Effizienz von Gesundheitsleistungen. ecomed Verlagsgesellschaft AG & Co. KG, 2003, 111–125.
[26] Courdier S, Garbin O, Hummel M, Thoma V, Ball E, Favre R, Wattiez A: Equipment failure: causes and consequences in endoscopic gynecologic surgery. J Minim Invas Gyn 16 (2009), 28–33.

[27] Verdaasdonk EG, Stassen LP, van der Elst M, Karsten TM, Dankelman J: Problems with technical equipment during laparoscopic surgery. An observational study. Surg Endosc 21 (2007), 275–279.
[28] Verdaasdonk EG, Stassen LP, Hoffmann WF, van der Elst M, Dankelman J: Can a structured checklist prevent problems with laparoscopic equipment? Surg Endosc 22 (2008), 2238–2243.
[29] Wallwiener D, Wallwiener M, Krämer B, Abele H, Rothmund R, Becker S, Zubke W, Brucker S: Integrierte OP-Systeme (IOPS) als Basis für innovative Operationsverfahren in der Gynäkologie. Gynäkologe 44 (2011), 187–195.
[30] World Health Organization Implementation manual surgical safety checklist. 1st ed. WHO/IER/PSP/2008.05. http://www.who.int/patientsafety/safesurgery/en/index.html (05.05.2012).
[31] Flensburger Tageblatt: http://www.shz.de/nachrichten/lokales/flensburger-tageblatt/artikeldetails/article/ /herausforderung-fuer-krankenhaeuser-patientensicherheit-ohne-grenzen.html (07.06.2012).
[32] Porzsolt F, Kaplan RM (eds.): Optimizing health – improving the value of healthcare delivery. Springer Verlag, New York 2006.

A. Dietz, M. Hofer, M. Fischer, S. Bohn, F. Lordick, J. Meixensberger, A. Boehm

16 Ändert sich mit der Digitalisierung des Operationssaales das Berufsbild des Chirurgen? Beispiel: Kopf-Hals-Onkologie

16.1 Vorbemerkungen

Die im Titel adressierte Frage berührt gleichzeitig einen grundphilosophischen Paradigmenwechsel der urpersönlich verstandenen Rolle des Chirurgen in einem zunehmend technisierten (technikgläubigen) und digitalisierten In-silico-Umfeld. Das diesem Buch zugrunde liegende Symposium zum digitalen OP brachte in einer von Heinz Lemke und Cord Schlötelburg moderierten Diskussion mit dem Titel „Erfordert der digitale Operationssaal ein Umdenken des Chirurgen?" die aktuelle Entwicklung auf den Punkt, indem sehr scharf der Frage nachgegangen wurde: „Wer integriert sich wie in welche neue Arbeitssystematik bzw. -struktur?" [1]. Bei dieser Frage denkt man schmunzelnd an die Ausführungen von den Chansonniers Pigor und Eichhorn, die in ihrem Lied „Nieder mit IT" eine Reihe von Problemen äußerst witzig aus Sicht des „Users" adressieren und fast anarchisch fordern, dass der Nutzer wieder in den Mittelpunkt des Geschehens rücken soll. Nicht zuletzt ist diese intuitive Anschauung einer IT-Unterstützung unserer Kommunikation, sozialen Vernetzung und digitalen Arbeit das Erfolgsrezept von Apple, deren Gründer Steve Jobs immer von dem Gedanken geprägt war, wie er das Leben seiner Kunden durch maximale Näherung an die bestehenden Bedürfnisse erleichtern kann [2]. „Design ist nicht nur, wie es aussieht oder sich anfühlt. Design ist, wie es funktioniert.", so eines der legendären Zitate von Jobs, der mit seinem radikal „Userorientierten" Vorgehen die private IT-Welt geprägt und alle weiteren Anbieter zu Getriebenen machte. Insbesondere wer im privaten Bereich Apple kennt und liebt (natürlich weitertransportiert über eine milliardenstarke Anwendergemeinde), wird sich in der modernen Informationstechnologie im Krankenhaus schwer tun. SAP bietet eine Reihe von Softwaretools (i.s.h.med) an, die vom Patientenmanagement bis hin zur OP-Organisation im Prinzip keine Wünsche offen lassen und als ganzheitliches Krankenhausinformationssystem angeboten werden. Die i.s.h.med-Oberfläche ist aber das Gegenteil von einer intuitiven Apple-Oberfläche und bedarf umfangreicher Schulungen. Auch wenn verschiedene kleinere Anbieter erheblich zugänglichere Oberflächen entwickelt haben, sind sie bislang überwiegend an dem engen Marktsegment der Krankenhauslandschaft und damit limitierten Umsätzen aus rein ökonomischen Gründen gescheitert. Zudem sind die Anforderungen sehr komplex und müssen innerhalb der medizinischen Disziplinen kompatibel sein.

Somit wird klar, dass die „Industriesoftware" im Krankenhaus erheblich langsameren Entwicklungszyklen unterliegt, als ein „Jedermannsystem".

Dennoch, als Ärzte erleben wir in der notwendigen Benutzung von Krankenhausinformationstechnologie durchaus die Änderung unseres Berufsbildes in Richtung Dokumentar, Codierer, DRG-Verschlüsseler und Subadministrator innerhalb vergleichsweise „hölzerner" IT-Systeme. Sehr gern wird die Entwicklung des digitalen OPs (großes Schlagwort mit vielen Facetten) mit der Entwicklung der Luftfahrt, dem Piloten im Cockpit verglichen. Auf den ersten Blick assoziiert man die Hochtechnologie in einem Flugzeug, die das Fliegen zu einem nahezu vollautomatisierten Prozess weiterentwickelt hat. Selbstverständlich wird dies aus Sicherheits- und Kontrollgründen allgemein begrüßt, doch was bedeutet diese Analogie für den Chirurgen? Hat er es mit einer Maschine zu tun, die er in einem physikalisch definierten und berechenbaren Umfeld bewegen muss, oder ist nicht sogar er die Maschine, die eine hoch komplexe Pathologie durch Handlungsabfolgen lösen muss? Das Flugzeug fliegt heute nahezu selbstständig und der Pilot kontrolliert die elektronischen Führungssysteme. Seit ROBODOC herrscht in der Chirurgie eine gewisse Zurückhaltung gegenüber jeder Art von „Autopilot", auch wenn heute der Automatisierungsgrad diversifizierter verstanden wird. ROBODOC ist ein Gerät für die rechnergestützte Fräsung und Implantation von Hüftgelenksprothesen zur Behandlung von Coxarthrose und anderer Erkrankungen und Verletzungen die eine Ersetzung des Hüftgelenks erforderlich machen. Es wird von der amerikanischen Firma Integrated Surgical Systems (ISS Inc.) hergestellt. Am 13. Juni 2006 wurde die Klage auf Schmerzensgeld einer Patientin, die nach einer Operation mit der ROBODOC-Methode Komplikationen und dauerhafte Schädigungen erlitten hatte, vom Bundesgerichtshof letztinstanzlich abgewiesen [3]. Dieser Fall ist aber nicht repräsentativ für die mehreren hundert in der Geschädigten-Initiative „Forum ROBODOC" (Forum 65) zusammengeschlossenen Opfer, denn die Schäden dieser Patientin waren laut Gericht nicht für das ROBODOC-Verfahren spezifisch. Zum Stand Oktober 2006 waren mehrere Dutzend Klagen vor verschiedenen Landgerichten in Deutschland anhängig sowie mehr als 100 Beweisverfahren. Fazit: Der mit dem ROBODOC initiierte Versuch, chirurgische Leistungen komplett zu automatisieren (Autopilot), ist gescheitert.

Der Autopilot ist aber nur eine Sichtweise der Analogie zur Luftfahrt, die gegenüber den vielen hilfreichen Assistenzsystemen aus der Luftfahrtentwicklung in den Hintergrund treten sollte. In Blick auf die Assistenzsysteme gibt es einige Parallelen zu der Tätigkeit des Chirurgen, die ihm tatsächlich die Arbeit erleichtern können. Zurück zu der Frage an den Chirurgen, inwieweit die Digitalisierung (Symbol für die computerunterstützte Arbeit) sein Berufsbild ändert, ist die Gegenfrage zu stellen, inwieweit die aktuellen Möglichkeiten der IT die Arbeit des Chirurgen erleichtern können, ohne sein Berufsbild zu verändern. Mit Berufsbild ist gemeint, dass er sein Handwerk auf Basis fundierter medizinischer Kenntnisse und Erfahrungen ausübt. Die bisherigen Erfahrungen mit Krankenhausinformationssystemen geben Anlass, dieser Frage kritisch nachzugehen und an Thesen zu arbeiten, die von dem User, sprich Chirurgen, kommen müssen, um das richtige Gleis der weiteren Entwicklung im OP zu definieren.

Die vorliegende Betrachtung orientiert sich an den Anforderungen moderner Kopf-Hals-Tumorchirurgie im Kontext der Interdisziplinarität und Einbettung eines modernen universitären Krebszentrums. Der Begriff des digitalen OPs wird sehr weit interpretiert und berührt verschiedene Bereiche der OP-Saal-Optimierung. Im Folgenden sollen die Kernthesen eines Anforderungsprofils für einen HNO-Tumorchirurgen formuliert werden, der von den „digitalen Effekten" profitieren soll.

16.2 Baulich-technische Anforderungen an den Operationssaal

Hierzu gibt es umfangreiche wissenschaftliche Arbeiten und umgesetzte Industrieangebote, sodass dieser Themenkomplex nicht weiter vertieft werden soll und an anderer Stelle in diesem Buch Darstellung findet. Folgende baulich-technischen Anforderungen sind zu nennen:
- Umgebungsbedingungen im OP-Saal sollen auf die Bedürfnisse des OP-Teams (alle unmittelbar am Patienten arbeitenden Disziplinen) einstellbar sein (Licht, Temperatur, Raumklima, genügend Bewegungsfreiraum, Lage des Patienten im Kontext der Körperhaltung des Chirurgen, funktionelle Darbietung der OP-Instrumente und apparativen Notwendigkeiten, neuerdings aktuell v. a. in den USA, Integration von Telemanipulatoren (transoral robotic surgery – TORS [4])).
- Visualisierung des OP-Situs sowie relevanter Vitalparameter für das gesamte OP-Team (intuitives und schlankes Displaydesign, Bildübertragungssysteme, Endoskopie und OP-Leuchten, Monitore in verschiedenen Blickrichtungen, Flexibilität der Systeme in Hinblick auf unterschiedliche Team- und Anforderungsprofile: beispielsweise bei Nasen- und Ohrchirurgie nur ein Operateur mit einer Instrumentier-Pflegeperson; bei der Tumorchirurgie bis zu vier Operateure, Assistenten und verschiedene Instrumentierplätze).
- Optimierung der Anlieferung, Aufbereitung und Versorgung der Instrumente und Verbrauchsmaterialien durch digitalisierte Lagerhaltung und Zugriffslogistik.
- Interdisziplinarität durch kurze Wege: Die Tumorchirurgie in der HNO-Heilkunde ist oft eine gemeinsame Chirurgie mit Neurochirurgen, MKG-Ärzten, Augenärzten, Gefäß- und plastischen Chirurgen. Dieser Aspekt berührt die gesamte prozessorientierte Krankenhausarchitektur.

16.3 Prozessorientierte Erzeugung und Präsentation von Patientendaten

- Grundverständnis für die chirurgische Prozedur als integraler Teil eines Workflows, der weit vor dem OP-Saal beginnt und nach der chirurgischen Prozedur

weiterläuft: Die Operation selbst ist also lediglich ein Schritt im Versorgungsworkflow eines individuellen Patienten.
- Chirurgische Prozedur als wesentliche Quelle essenzieller Patientendaten, die für weitere Prozeduren (Strahlentherapie, Onkologie, Phoniatrie etc.) am Patienten zur Verfügung stehen sollen.
- Bildgebung, Tumorbiologie, Panendoskopie und Tumorboardentscheid als Planungstools für die chirurgische Prozedur. Bereitstellung aller verfügbaren Patientendaten in verwertbarer Form (beispielsweise interaktiv für Navigationssystem) im OP.
- Modellierung des individuellen Patienten-Falles durch Abgleich mit verfügbarem medizinischen Wissen (Biologie, Anatomie, Physiologie), systembiologischem Transfer, Einordnung patientenspezifischer Befunde zur Entscheidungsunterstützung (multimodale Therapieprotokolle, Studienlage, Leitlinien, Prozeduren-Bibliothek).

Die weiteren Ausführungen dieses Beitrags konzentrieren sich auf die Interpretation des digitalen OPs als wichtiger „Hub" eines Gesamtworkflows in der Behandlung eines Kopf-Hals-Tumorpatienten.

16.4 Grundsätzliche Anmerkung zur aktuellen Betrachtung der Therapie von Kopf-Hals-Krebserkrankungen

Patienten mit Kopf-Hals-Tumoren leiden unter einer extrem gefährlichen Erkrankung, die bei etwa 30 von 100.000 Einwohnern pro Jahr auftritt und an der in Europa 60 % der Erkrankten versterben. Die Therapie setzt sich zusammen aus Chirurgie, Strahlentherapie, Chemotherapie und neuerdings „targeted" Therapie (Biologicals). Überwiegend kommt es darauf an, wie früh die Erkrankung festgestellt wird und wie konsequent ein multimodales Konzept als Komposition der aufgezählten Komponenten realisiert wird. Die Evidenz einzelner Komponenten ist sehr hoch, gesamter Konzepte jedoch niedrig und ist abhängig von einem zähen kraftzehrenden Ringen um klinische Studien, deren Finanzierung und Realisierung im Bereich seltener Erkrankungen bei Betroffenen ohne besondere Öffentlichkeitslobby oft kraftzehrend ist. Insbesondere die Chirurgie, wenn auch zentraler Bestandteil, ist in vielen Teilaspekten wenig standardisiert und das aktuelle Vorgehen wenig durch multizentrische Studien abgesichert.

Die Eckpfeiler der Kopf-Hals-Onkologie unterliegen aktuell einem Wandel. Humane Papilloma-Viren (HPV) wurden als relevante Risikofaktoren für Rachenkrebs (Oropharynxkarzinome) identifiziert, gehen aber auch mit einer besseren Prognose einher. Interessanterweise führt die HPV-getriggerte Unterscheidung zu einer Risikobewertung, die auch aus strahlentherapeutischer und onkologischer Sicht die Option einer monomodalen chirurgischen transoralen Primärtherapie beim Oropharynxkarzinom als probate Therapieform rehabilitieren. Die aktuell in den USA hochgelobte trans-orale Roboterchirurgie (TORS) mit dem da Vinci-Telemanipulator® (Intuitive Surgical Inc.) hat eine geradezu euphorische Diskussion zur minimal-invasiven Chirurgie von resektablen Oropharynxkarzinomen ausgelöst, und namhafte Radioonkologen wie beispielsweise Harry Quon (Johns Hopkins University, Baltimore) und David Brizel (Duke University, Durham) setzen sich unter dem Eindruck erheblicher in der Vergangenheit aufgefallener Spättoxizitäten nach primärer platinbasierter Radiochemotherapie dafür ein, in Verbindung mit TORS schonendere adjuvante Strahlentherapiekonzepte zu entwickeln [4].

Die TORS bekommt auch deshalb aktuell Aufwind, da dieses Verfahren von einigen zusammenarbeitenden US-amerikanischen Zentren standardisiert und damit in gewissen Grenzen von der FDA zugelassen wurde. Wir erleben also derzeit eine längst überfällige Diskussion zum Thema „Standardisierung – Individualisierung" in der Kopf-Hals-Chirurgie. Der im Juli 2012 in Toronto alle vier Jahre stattfindende internationale Kongress der American Head and Neck Society (AHNS) stand unter dem fast erdrückenden Einfluss der neuen TORS und den damit assoziierten neuen Konzeptüberlegungen (Abb. 16.1).

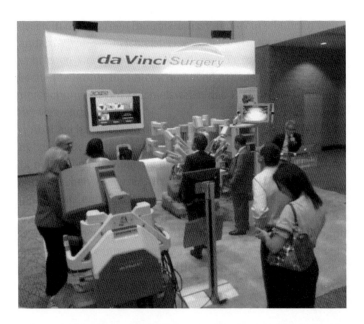

Abb. 16.1: Industrieausstellung der American Head & Neck Society (AHNS), Toronto 2012 (da Vinci-Telemanipulator®, Intuitive Inc., TORS).

16.5 Das Problem mit der Interdisziplinarität in der Kopf-Hals-Onkologie

„We show pictures, they show curves". Mit diesem Titel brachte John A. Ridge, Kopf-Hals-Chirurg, Fox Cancer Center Philadelphia, USA, in seinem bemerkenswerten Referat auf dem Jahrestreffen der „American Head and Neck Society" 2010 die aktuellen philosophischen Unterschiede der Disziplinen im Spiegel der jüngsten großen Studien auf den Punkt [5]. Er beklagte, dass Kaplan-Meier-Kurven aus vermeintlich repräsentativen Studien in der Betrachtung des individuellen Patienten oft nicht hilfreich sind, aber aufgrund neuer nicht-chirurgischer Ansätze gegenüber der „altmodischen", zu wenig in Studien untersuchten und dargestellten Chirurgie, Überlegenheit suggerieren könnten. Ridge spricht sich dafür aus, dass die Kopf-Hals-Chirurgie aufgefordert ist, durch moderne und kreative Studienansätze ihre guten Ergebnisse multizentrisch zu dokumentieren und sich aktiv in die internationale Diskussion zu involvieren. Er schließt seine Ausführungen: „This is the only way that the future 'multidisciplinary team' will have not merely head and neck surgeons, but rather head and neck surgical oncologists as members; that is what I hope the guidelines come to reflect in years to come".

Die Weiterentwicklung des Prozesses der konzeptuellen Patientenversorgung in der Kopf-Hals-Onkologie erfährt derzeit enormen Rückenwind durch die Realisierung des nationalen Krebsplans, dem sich mittlerweile die gesamte fraktionsübergreifende Politik verschrieben hat und der u. a. die Umsetzung von zertifizierten Kopf-Hals-Krebszentren fordert. Diese Zentren unterliegen strengen Kriterien, die neben ständiger abrufbarer Ergebnisqualität u. a. Interdisziplinarität, die Durchführung von klinischen Studien, die Prozessdarstellung nach Qualitätsstandards und Mindestmengen an zu behandelnden Krebspatienten einfordern. Genau diese politische Entwicklung, die beeindruckend konsequent die Krebstherapie in das Ressourcenpaket einer Volksgesundheitsversorgung einordnet, führt zu einer latenten Umgestaltung des Berufsbildes des Kopf-Hals-Krebschirurgen. Der digitale OP ist in diesem Wandel besonders hilfreich und sollte als „Hub" dieser Entwicklung verstanden werden. Die Topologie dieses Hubs sollte zukünftig die Integration konzeptueller Workflows ermöglichen. Ziel muss sein, die immer noch in Summe unbefriedigenden Behandlungsergebnisse kontinuierlich zu verbessern.

16.6 Grundverständnis für die chirurgische Prozedur als integraler Teil eines Workflows

In Leipzig verfolgen wir seit einigen Jahren einen Ansatz, der die chirurgische Planung bzw. Konzeptausarbeitung eines Behandlungspfades in den Vordergrund stellt. Der Vorgang im OP ist demzufolge die faktische Realisierung eines Prozessschrittes im gesamten Behandlungskonzept eines individuellen Patienten. Hierbei stellen die

Eckpunkte „interdisziplinäres Tumorboard", „Operation", „Bestrahlungsplanung" und „Tumornachsorge" wichtige Knotenpunkte eines Pfades dar, der mit Hilfe von Workflow-Analysen abgebildet wurde.

Der in Abbildung 16.2 dargestellte Aufwand zur Bereitstellung sämtlicher Befunde, um im gemeinsamen Tumorboard eine Konzeptentscheidung treffen zu können, ist erheblich. Bislang wurden diese Informationen gesammelt und stichpunktartig zusammen mit der Bildgebung vorgestellt. Als hoch problematisch hat sich aber erwiesen, dass die entscheidenden Befunde aus Panendoskopie mit Biopsie, die im OP als erster diagnostischer Schritt unter Zuhilfenahme optischer und manuell taktiler Information (manuelles Austasten der Tumorgrenzen) generiert wurden, nur vom Chirurgen erfasst und unzureichend den anderen Disziplinen wie Strahlentherapie und Onkologie vermittelt werden („We show pictures, they show curves."). Übrig bleibt in der Regel nur die Bildgebung, über die eine Kopf-Hals-Krebserkrankung nur unzureichend erfasst werden kann. Die alleinige Bildgebung (CT, MRT, PET-CT etc.) ist deshalb nicht ausreichend, da die Tumorgrenzen nur in Annäherung zur Darstellung kommen und damit das endoskopische Bild nicht ersetzt werden kann. Beispielsweise entzieht sich ein kleineres Kehlkopfkarzinom gänzlich der bildgebenden Diagnostik und ist damit eine rein endoskopische Diagnose. Funktionelle Auswirkungen einer Tumorerkrankung entziehen sich ebenfalls der Darstellbarkeit in den klassischen genannten Schnittbildverfahren. Weiterhin fiel auf, dass neben der Panendoskopie und Bildgebung eine Reihe pathologischer und molekularbiologischer Informationen generiert werden, die bislang unzureichend in die Therapieentscheidung eingeschlossen werden [6].

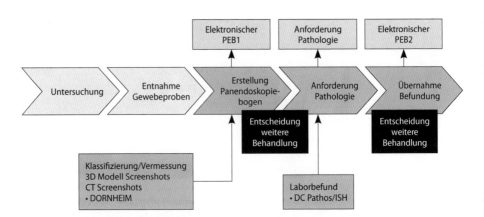

Abb. 16.2: Auszug aus einem Workflow, der den Prozess der Vorbereitung auf das Tumorboard zur weiteren Therapieentscheidung festlegt (Integration des Dokumentationssystems der Dornheim Medical Images GmbH, das zusammen mit Prof. Dr. Preim, Universität Magdeburg, und der HNO-Klinik, Universität Leipzig, erarbeitet wurde).

16.7 Prozessorientierte Erzeugung und Präsentation von Patientendaten

Aus diesem Grunde lag es nahe, die Informationen digital zu akquirieren und als Patientenmodell in einem gemeinsamen Kontext für das Tumorboard aufzubereiten. Hierfür wurde von uns in enger Zusammenarbeit mit dem Lehrstuhl für Visualisierung (VIS) der Universität Magdeburg und der Medical Images GmbH Dornheim ein sogenannter Tumortherapiemanager (Software) entwickelt, der alle Informationen sinnvoll in Darstellung bringt und als Basis für die interdisziplinäre Gleichsicht ein 3D-Modell aus den Informationen der Bildgebung und Panendoskopie als Ausgangsdarstellung der individuellen Tumorsituation erzeugt (Abb. 16.3). Der Tumortherapiemanager ist gleichsam Kernprojektion eines weiterentwickelten Kopf-Hals-Tumorboards, das wir „Treatment Planing Unit" (TPU) genannt haben. Die TPU wurde im ICCAS entwickelt und wird derzeit in den Besprechungsraum des routinemäßigen Kopf-Hals-Tumorboards am Universitätsklinikum Leipzig eingebaut. Die Abbildung 16.4 zeigt eine virtuelle Darstellung des neuen Leipziger Kopf-Hals-Tumorboards, das es ermöglicht, allen Teilnehmern sämtliche Informationen zu einem individuellen Patienten

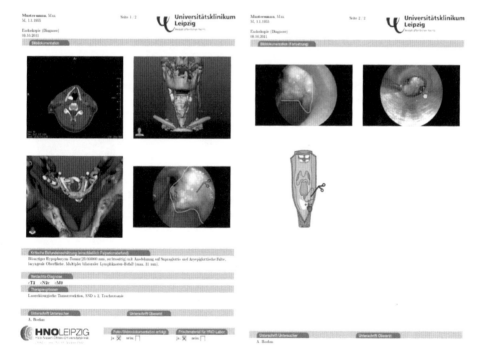

Abb. 16.3: Leipziger Dokumentationsbogen auf Basis des Tumortherapiemanagers am Beispiel eines Kehlkopfkrebses. Hier werden endoskopische Befunde mit der Bildgebung gemeinsam dargestellt und als 3D-Modell aufgearbeitet. Vgl. Kapitel 24, Farbabbildungen, S. 311.

zur Verfügung zu stellen und einen belastbaren Entscheidungspfad zu bestimmen. Die TPU soll zukünftig mit dem Tumordokumentationssystem des Klinikums (SAP, CREDOS) und der zentralen Studiendokumentation verknüpft werden.

Die American Head and Neck Society hat auf ihrem Kongress 2012 den Tumortherapiemanager als relevante Dokumentationsunterstützung und wichtiges Kernstück einer IT-Plattform für ein Kopf-Hals-Tumorboard mit dem Posterpreis gewürdigt.

16.8 Chirurgische Prozedur als wesentliche Quelle essenzieller Patientendaten

Ein entscheidender Schritt soll die Weiterentwicklung des individuellen 3D-Tumormodells in der kurativen chirurgischen Intervention selbst sein. Der digitale OP sollte eine intraoperative Anpassung des zuvor aus Bildgebung und Panendoskopie generierten Patientenmodells ermöglichen. Der Chirurg braucht dafür einerseits alle verfügbaren Informationen, die für die TPU aufbereitet und in der TPU zur Planung herangezogen wurden und sollte andererseits die intraoperativen Informationen detektieren und in das Patientenmodell integrieren können. Hierbei geraten genaue Lokalisationsangaben der Schnellschnitte sowie die Adjustierung der Resektionsgrenzen in den Vordergrund.

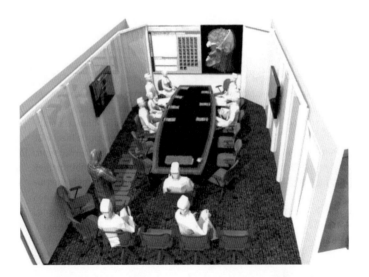

Abb. 16.4: Leipziger „Treatment Planing Unit" (TPU) als neues digitales Tumorboard.

Im Prinzip sollte ein solcher, bislang noch nicht realisierter Schritt die bessere Orientierung für den Pathologen ermöglichen. Vorgesehen ist, dass der Pathologe seinerseits nach Zuschnitt und umfangreicher pathohistologischer Diagnostik der Resektionsränder ebenfalls seine Befunde in das Modell einträgt. Dieses so weiterbearbeitete Modell des individuellen Patienten ist wiederum nahtlos im Tumorboard verfügbar und bildet die Grundlage für die weitere postoperative Entscheidung der adjuvanten Bestrahlung bzw. Radiochemotherapie.

Bislang krankt die Trennschärfe einer Entscheidung an den topographisch ungenauen Pathologieberichten, die die korrekte anatomische Einordnung des Resektats im Verhältnis zu den gesunden zu schonenden Umgebungsstrukturen nur unzureichend abbilden. Das Modell kann also helfen, die Tumordarstellung zu verfeinern und für die Bestrahlungsplanung erheblich präzisere Grenzschichten zur Schonung (Konturierung in der IMRT) relevanter Funktionsorgane zu erreichen.

Im Rahmen der aktuellen TORS-Diskussion und der damit einhergehenden schonenderen Zugangswege ist auch die bisherige Strahlentherapie aufgrund der hohen Spättoxizität mit einhergehenden massiven Schluckstörungen bei Bestrahlung der Rachenmuskulatur (Pharynx-Konstriktoren) in die Kritik geraten [7]. Die Rede ist von „customized" Nachbestrahlungskonzepten, die die Konturierungsmöglichkeiten der IMRT weiter ausnutzen sollen [4].

Diese innerhalb des Behandlungsprozesses generierten 3D-Tumormodelle können also zur Bestrahlungsplanung herangezogen werden. Die damit einhergehende topographischere Dokumentation der Bestrahlungsfelder ermöglicht dann im Follow up bei auftretenden Funktionseinschränkungen die exaktere Zuordnung der geschädigten anatomischen Struktur.

16.9 Modellierung des individuellen Patienten-Falles durch Abgleich mit verfügbarem medizinischen Wissen

„Better has no limit". Mit diesen Worten provozierte Brent C. James zu Beginn seiner Keynote Lecture auf dem Jahreskongress der American Head and Neck Society 2012 in Toronto. James ist in der Harvard School of Public Health ausgebildeter Biometriker und aktuell Direktor der Qualitätsabteilung der Intermountain Healthcare, eines 23 Kliniken umfassenden privaten US-Krankenhausbetreibers. In seinem Referat näherte er sich dem Evidenz-Begriff, der aktuell insbesondere in der Kopf-Hals-Onkologie erhebliche Standortdiskussionen beherrscht. Er führt aus:
- Kein Therapieprotokoll passt perfekt zu dem individuellen Patienten.
  Lösung: Shared baseline „bundles" (mass customization). Der Begriff der „mass customization" kommt aus der Betriebswirtschaft und wird als kundenindividuelle Massenproduktion übersetzt. Hier soll durch Variation aus wenigen, aus Kundensicht jedoch entscheidenden Merkmalen des Produkts eine Individualisierung erreicht werden.

- Problem der Limitationen im Rahmen der Protokollentwicklung (Ein- und Ausschlusskriterien bilden oft nicht das reale Patientenaufkommen ab und schaffen virtuelle Konstellationen).
  Lösung: ein lernendes System (die Varianz und Therapiequalität von Protokollen muss kontinuierlich überprüft und dynamisch verbessert werden).
- Das Vertrauen auf das empirische Wissen bestreitet 55 % unserer Medizin (craft of medicine).
  Lösung: Entwicklung von Instrumenten, Protokolle in Workflows zu integrieren.
- Der einzige Unterschied zur traditionellen medizinischen Praxis besteht in der Aufstellung koordinierter Teams mit sicheren und verlässlichen Datensystemen.

Bezogen auf Studien in der Kopf-Hals-Onkologie besteht eine Hauptaufgabe in der richtigen Einordnung und Interpretation der jeweiligen Studie unter Berücksichtigung der unterschiedlichen Blickwinkel in einem interdisziplinären Team.

Die hier dargestellte individuelle Patientensituation kann mit dem aktuell verfügbaren medizinischen Wissen in Hinblick auf individuelle Tumorbiologie, Leitlinien, Studienlage etc. in Beziehung gesetzt werden und helfen, die obigen Forderungen von James umzusetzen. Die so generierbaren Beziehungsmuster können helfen, im Tumorboard eine optimierte Entscheidung zu treffen. Insbesondere bei Auftreten von Rezidiven und Zweittumoren sind die in oben beschriebener Weise aufgearbeiteten Daten innerhalb des individuellen Patientenkontextes wertvoll, um sinnvoll und präzise die weitere Behandlung mit dem primären Konzept abzugleichen. Da wir zunehmend die Tumorbiologie als therapierelevante Variable (HPV, genetische Signaturen etc.) begreifen, wird es für jeden individuellen Patienten hoch komplexe Zuordnungsmuster geben, die der einzelne Arzt nur schwer aus dem Stehgreif entwickeln kann. In diesem Kontext können zukünftig systembiologische Ansätze, in silico-Studien und Einordnungs-Algorithmen wertvolle Zusatzinformationen liefern. Im Zusammenhang mit einer Gewebebank ergeben sich neben der verbesserten Therapie enorme Möglichkeiten einer fokussierten translationalen Forschung. Der digitale OP könnte Teil eines Programms werden, das diese Visionen realisiert.

16.10 Ändert sich also mit der Digitalisierung des Operationssaales das Berufsbild des Chirurgen? – Ein Fazit

Fasst man die bisherigen Ausführungen zusammen, hat sich das Berufsbild des Chirurgen insbesondere in der Therapie komplexer Erkrankungen wie Kopf-Hals-Krebs dahingehend verändert, dass er seine chirurgische Arbeit in einen konzeptuellen Kontext setzen muss. Viele unserer Kolleginnen und Kollegen werden jetzt anführen, dass sie dies schon lange befolgen und sich nicht in die Schublade des „scheuklappigen" Handwerkers stecken lassen wollen. Der digitale OP in der dargestellten Interpretation könnte aber diese Entwicklung sehr viel diversifizierter befördern und in der Abwicklung des Behandlungsprozesses als „Hub" für wichtige Informationsgewinnung durch den Chirurgen selbst verstanden werden. Im Rahmen des TPU-Ansatzes wird im digitalen OP ein neues Interface zwischen Chirurgen und IT entwickelt. Das Berufsbild des Chirurgen in der TPU-Dimension verändert sich also dahingehend, dass er neben der optimalen Lösung seiner chirurgischen Aufgabe sich nicht mit einem Operationsbericht und ein paar Fotos oder Filmsequenzen begnügt, sondern eine intelligente Dokumentationsbasis für die im Gesamtkonzept integrierten weiteren Disziplinen wie Radioonkologie, Phoniatrie und Onkologie schafft. Da seine Arbeit in Hinblick auf den Gewebeumgang, die Resektionsränder und funktionellen Rekonstruktionen maßgeblich für den Therapieerfolg – soweit es sich um resektable Tumoren handelt – ist, sollte er seine Kommunikation mit den weiteren Disziplinen deutlich verbessern. Der digitale OP in diesem Verständnis könnte hierfür ideale Voraussetzungen schaffen. Da wir weltweit immer noch 60 % unserer Patienten mit Kopf-Hals-Tumoren verlieren, ist neues Denken mit Nutzung der neuen digitalen bzw. informationstechnischen Möglichkeiten unabdingbar. Aus unserer Sicht könnte das hier skizzierte TPU-Modell Grundlage für eine deutlich präzisere Operationsdokumentation und Planung und gleichsam Controlling zur besseren Konzeptrealisierung darstellen.

Schlüsselwörter: Treatment Planing Unit (TPU), digitaler OP-Saal, Patientenmodell, Kopf-Hals-Onkologie.

16.11 Literatur

[1] Burgert O, Feußner H, Lemke HU, Meinzer HP, Mildenberger P, Navab N, Schlötelburg C, Strauß G: Erfordert der digitale Operationssaal ein Umdenken des Chirurgen? In: Niederlag W, Lemke HU, Strauß G, Feußner H (Hrsg.): Der digitale Operationssaal. Health Academy, Band 17, Dresden 2012, 227–241.
[2] Isaacson W: Steve Jobs. C. Bertelsmann Verlag, München 2011.
[3] http://medizinrecht-urteil.de/Allgemeines-Arzthaftungsrecht/Der-Behandlungsvertrag-Aufklaerung-des-Patienten-Neulandmethoden-Robodoc-Urteil-BGH.html (04.11.2012).
[4] Quon H, O'Malley BW Jr, Weinstein GS: Postoperative adjuvant therapy after transoral robotic resection for oropharyngeal carcinomas: rationale and current treatment approach. ORL J Otorhinolaryngol Relat Spec. 73 (2011), 121–130.
[5] Ridge JA: We show pictures, they show curves. Arch Otolaryngol Head Neck Surg 136 (2010), 1170–1175.
[6] Dietz A (Hrsg.): Kopf-Hals-Tumoren – Therapie des Larynx-/Hypopharynxkarzinoms unter besonderer Berücksichtigung des Larynxorganerhalts. UNI-MED Verlag, 2., neubearb. Auflage, Bremen-London-Boston 2010.
[7] Caudell JJ, Carroll WR, Spencer SA, Bonner JA: Examination of laryngoesophageal dysfunction-free survival as an endpoint in nonsurgical treatment of squamous cell carcinomas of the larynx and hypopharynx. Cancer 117 (2011), 4447–4451.

C. Dierks, B. Backmann, J. Hensmann, S. Rosenberg
17 Digitalisierung des OP-Saales – Rechtliche Aspekte

17.1 Einführung

„Im chirurgischen Cockpit" titelte die Internetseite des „Spiegel" am 30.06.2009 [1] und leitete damit einen Artikel ein, der die technischen Neuerungen im Bereich der Chirurgie beschrieb. „Skalpell! Tupfer! Twitter!" ist eine andere Überschrift, erschienen auf der Internetseite des „Stern" am 22.09.2009 [2], die einem Artikel über das St. Luke's Hospital in Cedar Rapids, USA vorangestellt wurde: In dem Krankenhaus werden Angehörige des Patienten „live" über den Verlauf der Operation unterrichtet. Die Aufmerksamkeit der Medien gegenüber der Technisierung und Digitalisierung in der Chirurgie ist gerechtfertigt, schreitet sie doch dort genauso voran, wie im übrigen Gesundheitswesen auch. Unter dem Oberbegriff „e-Health" lassen sich alle IT-Lösungen und -Modelle zusammenfassen, vom Telemonitoring bis zur elektronischen Gesundheitskarte und Patientenakte. Die Chirurgie als mutmaßlich klassische Domäne mit einem hohen Maß an „Handwerklichen" in der Medizin, ist der Digitalisierung indes nicht etwa erst in den letzten Jahren verfallen. Die prä- und intraoperative Bildgebung gehört seit einiger Zeit zum Repertoire der Operateure. Mit Bildverarbeitung und Bildmanagement ist es der Chirurgie möglich, Simulationen durchzuführen, Informationen aus dem Körperinneren während der Operation auszuwerten und das Operationsgeschehen zu dokumentieren. Modernen Video- und Audiosystemen wird nun allseits besonderes Zukunftspotenzial für die qualitative und kosteneffiziente Chirurgie bescheinigt. Die Sicherung der Qualität erfolgt mit diesen Tools, weil mit der Technisierung und Digitalisierung z. B. das „Tracking" des Patienten von der Notaufnahme bis zum OP und hin zur ambulanten (Weiter-)Behandlung erleichtert wird, klinische Pfade und computergenerierte Warnhinweise (Risikoassessment-Module/Fehlerberichtssysteme, wie CIRS – Critical Incident Reporting System) die Risiken minimieren und letztlich zur Senkung der Mortalitäts- und Infektionsrate sowie der Anzahl der Reoperationen führen. Mit dem Vertrauen in die Digitalisierung erhofft man sich nicht zuletzt die Vermeidung der vier „never events": dem Eingriff am falschen Ort (falsche Seite, falsche Höhe etc.), dem richtigen Eingriff am falschen Patienten, dem falschen Eingriff am richtigen Patienten und dem unbeabsichtigten Zurücklassen eines Fremdkörpers.

Die Kosteneffizienz aufgrund der Digitalisierung im Operationssaal kann sich aus der Kumulation der vorgenannten Punkte ergeben und daraus, dass mit ihr eine Verkürzung der Operationszeiten einhergehen kann, die OP-Planung und -Vorbereitung erleichtert wird, die vollständige Dokumentation durch zentrale Dokumentationseinheiten geleistet werden kann und die digitale, unmittelbare Abfrage von Patientendaten (Befunde, MRT-, CT- und Röntgenbilder etc.) ermöglicht wird. Schlussendlich führt das auch zu weniger Personal im Operationssaal. Außerdem werden dadurch auch Schulungen und Zuschaltungen aus anderen Räumen möglich.

Rechtlich ergeben sich mit der Technisierung und Digitalisierung der Chirurgie Fragen auf unterschiedlichen Ebenen. Zum einen stellt sich die Frage nach der Beurteilung des Standards einer (chirurgischen) Behandlung unter Einbeziehung neuer oder sogenannter „Neuland"-Methoden. Insbesondere die das Manuelle ersetzende Verfahren (Steuerung des OP-Tisches, der Geräte und Bildschirme per Voice-System-Befehl, computerassistierte Interventionen, also z. B. auch robotergestützte Operationsverfahren) werfen Fragen danach auf, inwiefern bzw. ab wann die Operation dem medizinischen Standard entspricht und/oder ob sich für den Arzt erhöhte Anforderungen an die Aufklärung seines Patienten ergeben.

Digitalisierung im OP-Saal bedeutet insbesondere auch, dass der Einsatz von Software notwendig wird. Seit der 4. Novelle des Medizinproduktegesetzes (MPG) im Jahr 2010 ist von dem Hersteller und Anwender von Software im medizinischen Bereich außerdem zu beachten, dass Software entweder im Zusammenhang mit anderen Verfahren oder als sogenanntes „Stand-Alone-Produkt" als Medizinprodukt i.S.d. § 3 MPG qualifiziert werden kann, was weitere Vorgaben personeller (Sicherheitsbeauftragter) oder organisatorischer (Melde- und Prüfpflichten) Art nach sich ziehen würde. Die Vernetzung verschiedener Medizintechnologien im OP (Interoperabilität) und die Kommunikation, also der Datentransfer zwischen unterschiedlichen Institutionen (z. B. zum Krankenhausinformationssystem) werfen Fragen datenschutzrechtlicher Art auf.

17.2 Rechtlicher Rahmen für IT-Anwendungen im Operationssaal

17.2.1 Medizinischer Standard

Einhaltung der Sorgfaltspflicht
Ein Arzt hat bei der medizinischen Leistungserbringung den Standard der medizinischen Wissenschaft als ihm vorgegebene Grenze der Sorgfaltspflicht zu beachten [3]. Der Standard bestimmt sich zwar grundsätzlich nach dem jeweils geltenden Stand der Wissenschaft und Technik unter individueller Beachtung des Sorgfaltsmaßstabs des § 276 BGB (i.V.m. § 76 Abs. 4 SGB V für Vertragsärzte) und kann durch die verbindlichen Richtlinien geprägt werden oder bildet sich in den Leitlinien der einzelnen Fachgebiete ab [4] (z. B. Chirurgie, Kardiochirurgie, Unfallchirurgie, Neurochirurgie). Der Standardbegriff unterliegt aber auch der Dynamik des Faktischen. Denn während Gesetze, Richt- und Leitlinien nur etwas Gegebenes, Erreichtes oder Feststehendes [5] beschreiben können, stellen Gerichte darauf ab, wie ein gewissenhafter Arzt in einer gegebenen Lage gehandelt hätte. Es ist deshalb auch denkbar, dass sich der Standard in einer gewissen Situation anders definiert als in

Regelwerken abgebildet. So können zum Beispiel auch Neuerungen Eingang in den medizinischen Standard finden.

Pflicht zur Anwendung des medizinisch-technischen Standards
Für den Einsatz technischer und digitalisierter Verfahren bedeutet die individuell- und situationsbezogene Prägung des Sorgfaltsbegriffs, dass ihre Anwendung jedenfalls nicht zu einer Unterschreitung des Standards führen darf [6]. Aus der Sorgfaltspflicht des Arztes ergibt sich auch dessen Verantwortung für den Einsatz der adäquaten technischen Mittel. Dies zieht für den Arzt wiederum erhöhte Anforderungen an seine Sorgfalt im Umgang mit den angewandten Verfahren nach sich. Als Grundregel gilt: Wer als Arzt medizinisch-technische Geräte einsetzt, muss in der Lage sein, mit diesen Geräten umzugehen [7]. Der Patient darf davon ausgehen, dass sich der Arzt, der technische Geräte im Rahmen der Diagnose oder Therapie einsetzt, so weit wie möglich mit der Handhabung vertraut gemacht hat. Dabei ist von dem Arzt aufgrund des hohen Durchdringungsgrads an Technisierung nicht zu verlangen, dass er sich mit allen Einzelheiten der Funktionsweise der Technik vertraut gemacht hat. Er ist jedoch dazu verpflichtet, „sich mit der Funktionsweise insbesondere von Geräten, deren Einsatz für den Patienten vitale Bedeutung hat, wenigstens insoweit vertraut zu machen, wie dies einem naturwissenschaftlich und technisch aufgeschlossenen Menschen möglich und zumutbar ist" [8]. Da mit der Anwendung der Medizintechnik erhöhte Gefahren von Komplikationen, Gefährdungen oder Schädigungen bestehen, ist ein Zusammenwirken von Hersteller, Betreiber und Anwender diagnostischer oder therapeutischer Geräte stets unverzichtbar [9].

Der Patient kann außerdem vom behandelnden Arzt auf Grundlage des Behandlungsvertrages verlangen, dass dieser beim Einsatz technischer Mittel die modernsten vorhandenen Geräte einsetzt [10]. Auch diesbezüglich wird die Abgrenzung zwischen der „modernen" Methode und der Innovation nicht immer einfach gelingen. Die bereits erwähnte Dynamik durch technischen Fortschritt kann auch die (haftungs-)rechtliche Betrachtung im Einzelfall beeinflussen. Eine bedeutende Frage wird sein, wie sich der Standard bestimmen lässt, wenn der Arzt eine neue, in der Wissenschaft noch nicht bekannte Methode einsetzt.

Neue Methoden
Neue Behandlungsmethoden sind jedenfalls nicht schon per se als Unterschreitung des Standards und damit als Behandlungsfehler zu qualifizieren [11], denn sonst stünden dem Arzt neue Forschungsansätze gar nicht offen und die Medizin wäre dem Status quo verpflichtet. Es wird aber zu beachten sein, dass die Anwendung einer neuen Behandlungsmethode nur dann erfolgen darf, wenn die verantwortliche medizinische Abwägung und ein Vergleich der zu erwartenden Vorteile dieser Methode und ihrer abzusehenden und zu vermutenden Nachteile mit der standardgemäßen

Behandlung unter Berücksichtigung des Wohles des Patienten die Anwendung der neuen Methode rechtfertigt [12].

Ist ein Verfahren in der medizinischen Wissenschaft noch nicht bekannt und damit gänzlich neu, stellt sich die Frage, wie der Standard im Rahmen des Einsatzes solcher Verfahren bestimmt werden kann bzw. wann ein Verfahren zum Standard avancieren kann. Die Rechtsprechung hat diesbezüglich die Formel entwickelt, dass ein neues Verfahren dann Standard wird, wenn es hinsichtlich seines Nutzens bzw. seiner Wirksamkeit durch wissenschaftliche Studien belegt ist, im Wesentlichen unbestritten und in der Praxis nicht nur an wenigen Zentren verbreitet ist [13].

Schließlich muss das neue Verfahren für den einzelnen Patienten entweder zu einer besseren Befundung oder Behandlung führen, oder risikoärmer oder weniger belastend sein. Sind diese Voraussetzungen erfüllt, ist die Innovation auch als Standard geschuldet.

Die Wahl der Behandlungsmethode bleibt dabei primär und einzelfallbezogen Sache des Arztes [14]. Die Wahrung des Selbstbestimmungsrechts des Patienten erfordert aber die Unterrichtung über Alternativen, wenn z. B. für eine medizinisch sinnvolle und indizierte Therapie mehrere Behandlungsmöglichkeiten zur Verfügung stehen, die zu jeweils unterschiedlichen Belastungen des Patienten führen oder unterschiedliche Risiken und Erfolgsaussichten bieten [15]. Zusätzlich ist der Patient bei Anwendung einer neuen, noch nicht allgemein eingeführten Methode über diesen Umstand und die jeweilig bekannten Risiken aufzuklären [16].

Will der Arzt also keine allseits anerkannte Standardmethode, sondern eine relativ neue und noch nicht allgemein eingeführte Methode mit neuen, noch nicht abschließend geklärten Risiken anwenden, so hat er den Patienten auch darüber aufzuklären, und darauf hinzuweisen, dass unbekannte Risiken derzeit nicht auszuschließen sind [17].

Im Zweifel und im Falle von Behandlungsalternativen dürfte für den Arzt eine Überweisungspflicht unter Beachtung der Wahlfreiheit des Patienten bestehen. Der Arzt hat den Patienten bei dem Einsatz von Software und technischen Methoden darüber aufzuklären, dass diagnostische und therapeutische Defizite aufgrund von technischen Mängeln nicht auszuschließen sind.

Zwischenergebnis

Im Ergebnis lassen sich also drei Phasen bezüglich der Anwendung neuer Methoden unterscheiden:
- Ist eine Methode gänzlich neu, weil in der medizinischen Wissenschaft noch gar nicht bekannt, darf der Arzt experimentieren, soweit und solange der Patient darüber ausreichend aufgeklärt ist und er wirksam darin eingewilligt hat.
- In einer gewissen Übergangsphase, in der sich ein gewisser Nutzen der neuen Methode abzeichnet, die Methode aber noch keine Verbreitung gefunden hat,

bestehen besondere Aufklärungs-, Informations- und etwaig Überweisungspflichten, je nachdem, für welche Methode sich der Patient entscheidet.
- In der dritten und letzten Phase wird eine Innovation Eingang in den Stand der medizinischen Wissenschaft gefunden haben. Die neue Methode ist damit als Standard zu bezeichnen und als solcher auch vom Arzt zu erbringen.

Für digitale Anwendungen im Operationssaal gilt nichts anderes.

17.2.2 Datenschutz

Art der betroffenen Daten
Der digitalisierte OP-Saal generiert umfassende Datensätze: Vitalparameter werden automatisch überwacht, Videoaufzeichnungen und Videoübertragungen ermöglichen die Einbindung von externen Experten. Im Zusammenspiel mit Operationsrobotern kann die Operation sogar von außen gesteuert werden. Die Daten werden beispielsweise in Krankenhausinformationssystemen (KIS), Picture Archiving and Communication Systemen (PACS) und Radiologie Informationssystemen (RIS) gesammelt und in Elektronischen Patientenakten oder elektronischen Fallakten zur Behandlung bereitgehalten. Wenn sich die Daten dem jeweiligen Patienten eindeutig zuordnen lassen, handelt es sich um personenbezogene Daten, die als sensible Gesundheitsdaten besonders schutzwürdig sind (besondere Arten personenbezogener Daten i.S.v. § 3 Abs. 9 Bundesdatenschutzgesetz (BDSG)).

Erfordernis datenschutzrechtlicher Compliance
Damit nicht Datenschutzverstöße die Qualitäts- und Kostenvorteile schmälern, die durch die Digitalisierung des OP-Saales angestrebt werden, ist der Umgang mit den personenbezogenen Gesundheitsdaten datenschutzgerecht auszugestalten. Je nach Trägerschaft des Krankenhauses weichen die einschlägigen Gesetze voneinander ab. Die grundsätzlichen Vorgaben sind jedoch gesetzesübergreifend einheitlich. Ausgangspunkt ist stets das datenschutzrechtliche Verbotsprinzip, wonach jedes Erheben, Verarbeiten und Nutzen personenbezogener Daten nur dann zulässig ist, wenn dies durch eine gesetzliche Grundlage oder eine datenschutzrechtliche Einwilligungserklärung des Betroffenen legitimiert ist. Um eine ausreichende datenschutzrechtliche Compliance aufzubauen, müssen sich Krankenhausbetreiber die Frage stellen, was mit den anfallenden digitalen Daten geschieht. Von besonderem Interesse sind dabei die Fragen, zu welchem Zweck die Daten wohin gelangen, wo sie gespeichert werden und wer aus welchem Grund wie lange Zugriff auf die Daten haben soll.

Rechtfertigung durch das Bundesdatenschutzgesetz (BDSG)
Die Datenerhebung, die für die Behandlung erforderlich ist, kann bei Anwendbarkeit des BDSG im Regelfall auf die gesetzliche Grundlage des § 28 Abs. 7 BDSG gestützt werden. Eine legitime Datenweitergabe erfordert zusätzlich eine schon aufgrund der ärztlichen Schweigepflicht erforderliche (konkludente) Einwilligung des Patienten. Die Reichweite von § 28 Abs. 7 BDSG ist dem Wortlaut nach begrenzt auf solche Daten, die zur „Gesundheitsvorsorge, der medizinischen Diagnostik, der Gesundheitsversorgung oder Behandlung oder für die Verwaltung von Gesundheitsdiensten erforderlich" sind. Solange neue Behandlungsmethoden noch nicht zum etablierten Standard gehören und größere Datenmengen generieren als etablierte Behandlungsmethoden, könnten Datenschutzbehörden die restriktive Sichtweise vertreten, dass diese weitergehende Datenverwendung nicht „erforderlich" im Sinne von § 28 Abs. 7 BDSG ist. Um auf die datenschutzrechtlich sichere Seite zu gelangen, kann ein digitalisierter Operationssaal daher häufig eine datenschutzrechtliche, nach § 4a BDSG grundsätzlich schriftliche, Einwilligungserklärung erforderlich machen. Hierbei ist zu beachten, dass das Bundessozialgericht das SGB V hinsichtlich der Einwilligung in den Umgang mit Sozialdaten für eine abschließende Regelung erklärt hat [18], mit der Folge, dass die Einwilligungsmöglichkeit von gesetzlich Versicherten eingeschränkt ist.

Auftragsdatenverarbeitung
Lösungsmöglichkeiten bietet die Vereinbarung einer Auftragsdatenverarbeitung gem. § 11 BDSG. Insbesondere Fernwartungen und die Weitergabe von Daten an externe Dienstleister können hierauf gestützt werden. Sie kann zwar eine gesicherte Legitimation im datenschutzrechtlichen Bereich liefern, jedoch droht auch bei einer wirksamen Auftragsdatenverarbeitung ein Verstoß gegen ärztliches Berufsrecht und gegen § 203 Strafgesetzbuch. Grund hierfür ist, dass die Frage, ob eine wirksame Auftragsdatenverarbeitung auch eine Offenbarungsbefugnis im Sinne der ärztlichen Schweigepflicht darstellt, bisher nicht rechtssicher geklärt ist [19]. Dies kann zumeist durch eine gesonderte Einwilligung der Patienten in die Auftragsdatenvereinbarung gelöst werden.

Auswirkungen auf KIS
Für datenschutzkonforme Krankenhausinformationssysteme (KIS) haben die Datenschutzbehörden im Jahr 2011 detaillierte Vorgaben vereinbart, an denen sie ihre Kontrollpraxis ausrichten wollen und werden [20]. Im Mittelpunkt stehen hierbei detaillierte rollenbasierte Zugriffsrechte, die gerade bei einem umfassenden arbeitsteiligen Behandlungsgeschehen sicherstellen, dass nur derjenige auf personenbezogene Daten in dem Umfang zugreifen kann, wie dies für seine jeweilige Aufgabenerfüllung notwendig ist.

Anonymisierung bzw. Verschlüsselung
Die umfassende Digitalisierung des OP-Saales stößt sich mitunter am Gebot der Datensparsamkeit. Als Lösung bietet sich insofern eine großzügige Anonymisierung bzw. Verschlüsselung personenbezogener Daten an. Insgesamt sollte sichergestellt werden, dass personenbezogene Daten unter Beachtung der ärztlichen Dokumentationspflicht so früh wie möglich gelöscht werden.

17.2.3 Implikationen aus dem Medizinprodukterecht: Software = Medizinprodukt

Vorbemerkungen
Der computerassistierte Operationssaal ist ohne den Einsatz von Software nicht denkbar. Zu unterscheiden ist dabei zwischen den Softwareprodukten, die für den Betrieb von im Operationssaal zum Einsatz kommenden Medizinprodukten erforderlich sind, und derjenigen Software, die eine eigenständige diagnostische bzw. therapeutische Leistung erbringt (sogenannte „stand-alone"-Software).

Software als Medizinprodukt
Der Medizinproduktebegriff ist definiert in § 3 Nr. 1 Medizinproduktegesetz (im Folgenden „MPG"). Danach sind Medizinprodukte medizinische Instrumente, Geräte, Apparate, Software, Stoffe oder Zubereitungen aus Stoffen oder anderen Gegenständen sowie für ein einwandfreies Funktionieren eines Medizinproduktes eingesetzte Software. Sie sind vom Hersteller zur Anwendung für Menschen bestimmt und erreichen ihre bestimmungsgemäße Hauptwirkung (Erkennung, Verhütung, Überwachung, Behandlung oder Linderung von Krankheiten usw.) auf andere als pharmakologische, immunologische oder metabolische Art und Weise, mithin überwiegend auf physikalisch-technischem (informationstechnologischem) Wege.

Maßgeblich für die Klassifizierung eines Produktes als Medizinprodukt ist die Zweckbestimmung („zum Zwecke ... der Überwachung ... zu dienen bestimmt"). Diese Bestimmung festzulegen, obliegt allein dem Hersteller, der mit seinen Angaben in der Kennzeichnung, der Gebrauchsanweisung oder den Werbematerialien den Zweck seines Produktes und dessen Umfang selbst vorgeben kann und muss [21]. Dieses zunächst rein subjektive Element der „Zweckbestimmung" muss sich jedoch eine objektive Überprüfung am Rechtsrahmen gefallen lassen [22]. So ist der Hersteller beispielsweise nicht befugt, ein Erzeugnis als Medizinprodukt auszugeben, welches definitionsgemäß ein Arzneimittel ist oder dem die Zweckbestimmung gem. § 3 Nr. 1 lit. a–d MPG fehlt.

Mit der 4. MPG-Novelle zum 21. März 2010 wurde Software in die Definition des Medizinproduktes gem. § 3 Nr. 1 MPG als weitere, gleichberechtigte Kategorie neben die bisherigen Produktgruppen aufgenommen. War in der bisherigen Fassung des

MPG immer die Verbindung zu einem anderen Medizinprodukt vorausgesetzt worden, fällt diese formelle Verbindung zu einem anderen Produkt nunmehr weg.

Für Software, die zum Betrieb eines Medizinproduktes benötigt wird, gilt die Ergänzung, dass diese auch „speziell für diagnostische oder therapeutische Zwecke" bestimmt sein muss. Hierdurch hat der Gesetzgeber verhindert, dass sogenannte „neutrale" Software, wie Betriebssysteme auf Windows-, Linux- oder aber Office-Programme wie Word und Excel, auf diesem Wege doch als Medizinprodukt klassifiziert werden können [23].

Nach wie vor definiert und präzisiert die zwar rechtlich unverbindliche aber doch mit empfehlenden Charakter ausgestattete Leitlinie zum Medizinprodukterecht „MEDDEV 2.1/6", die im Januar 2012 neu aufgelegt worden ist, eine Abgrenzung zwischen Software als Medizinprodukt und Software für allgemeine EDV-Anwendungen. Der Schritt zum Medizinprodukt hängt danach auch bei der Software maßgeblich von der (objektiv überprüfbaren) Zweckbestimmung des Herstellers ab. So obliegt es dem Hersteller bei einer Software zur Dokumentation von medizinischen Daten, Bildern und Videos festzulegen, ob er diese als reine Dokumentationssoftware oder aber als Medizinprodukt mit der Möglichkeit der Befundung bzw. Ableitung medizinisch relevanter Aussagen für die Behandlung von Patienten in Verkehr bringen möchte.

Konformitätsbewertungsverfahren
Handelt es sich bei der Software um ein Medizinprodukt, so hat dieses vor seiner Inverkehrgabe ein Konformitätsbewertungsverfahren zum Nachweis der Erfüllung der sogenannten „Grundlegenden Anforderungen" (vgl. § 7 MPG) an die Sicherheit- und Leistungsfähigkeit des Produktes zu durchlaufen (vgl. § 6 MPG). Die Anforderungen an das Konformitätsbewertungsverfahren wiederum richten sich nach der Risikoklasse des jeweiligen Medizinproduktes. Diese unterfallen je nach ihrem Gefährdungspotenzial den Klassen I, IIa, IIb oder III. Für die Klassifizierung ist der Hersteller verantwortlich, indem er den Zweck seines Produktes festlegt (vgl. § 3 Nr. 10 MPG), da sich die Anwendung der Klassifizierungsregeln nach der Zweckbestimmung der Produkte richtet (Anhang IX, Teil II, Abschnitt 2.1. der Richtlinie 93/42/EWG). Maßgeblich für die Klassifizierung als Medizinprodukt ist demnach der Einsatzzweck der Software im Rahmen des digitalisierten OPs.

Besteht die vom Hersteller verfolgte Zielsetzung und Zweckbestimmung der Software allein in der Dokumentation und Archivierung von Patientendaten, Parametern, Werten usw., wie sie auch in einer papiergestützten Dokumentation (Krankenblatt bzw. Patientenakte) registriert werden und bietet sie gegebenenfalls neben der reinen Archivierung die Lieferung, Anzeige und Präsentation (Visualisierung) von Gesundheitsdaten zur Erkennung von Krankheitszuständen und -verläufen an, so handelt es sich nicht um ein Medizinprodukt, da das Produkt mithin lediglich allgemeine Dokumentationseigenschaften verkörpert, die keine diagnostischen oder therapeutischen Funktionalitäten aufweisen. Die Unterstützung des Arztes beschränkt sich auf die reine Präsentation von Daten. Findet dagegen eine automatisierte Be- und Verrechnung klinischer Daten mit assoziativen Trends, Entscheidungshilfen bis hin zur Planung von Therapiemaßnahmen anhand von hinterlegten Behandlungsleitlinien statt, ist wiederum von einem Medizinprodukt im Sinne des § 3 Nr. 1 MPG mit der Folge der Zertifizierungspflicht auszugehen.

Hat das Medizinprodukt bzw. die Medizinproduktesoftware das Konformitätsbewertungsverfahren erfolgreich durchlaufen, ist das Produkt mit einem CE-Zertifikat zu versehen (§ 6 Abs. 1 MPG). Das Produkt ist ab diesem Moment europaweit verkehrsfähig.

Risikomanagement für IT-Netzwerke mit Medizinprodukten

Seit März 2012 ist die IEC 80001-1 zum Risikomanagement für IT-Netzwerke mit Medizinprodukten in Kraft, einer Norm der International Electrotechnical Commission. Es handelt sich hierbei nicht um ein Gesetz, sondern um eine Empfehlung von Standards, die freiwillig befolgt werden können. Die IEC 80001-1 richtet sich an Krankenhäuser als Betreiber eines solchen Netzwerkes und gibt Hilfestellung, wie die „wesentlichen Eigenschaften"
- Sicherheit (für Patienten, Anwender und dritte Personen),
- Wirksamkeit medizinischer Prozesse und
- Daten- und Systemsicherheit

eines medizinischen IT-Netzwerks sichergestellt werden können, um so dem Gesundheitsdienstleister die zuverlässige Erbringung der Gesundheitsdienstleistung zu ermöglichen.

Gleichwohl gehen wir davon aus, dass die IEC 80001-1 auch für medizinische Netzwerke außerhalb von Krankenhäusern Anwendung findet. Zumindest ist ein Betreiber eines medizinischen Netzwerkes nicht gehindert, die Regelungen der IEC 80001-1 zumindest analog für sich anzuwenden und deren Erfüllung anzustreben, da im Vordergrund der „Empfehlung" der Betrieb von medizinischen Netzwerken und der Schutz der Anwender und Patienten steht und nicht der Ort des Betriebs.

Entscheidet sich ein Krankenhaus für die Einführung der IEC 80001-1, muss es einen Risikomanagement-Prozess für das im Krankenhaus installierte medizinische IT-Netzwerk einführen und anwenden, um unvertretbare Risiken beim Betreiben von Medizinprodukten im IT-Netzwerk zu vermeiden. Dazu gehört die Planung der Einbindung von Medizinprodukten (Gerät oder Software), aber auch die Berücksichtigung der Entfernung oder Änderung von Komponenten in diesem Netzwerk mit den entsprechenden Bewertungen und Maßnahmen. Dies geschieht durch die Einführung eines Risiko-Managers, der für die Beschreibung und Umsetzung von Sicherheitsmaßnahmen, Wirksamkeit sowie Daten- und Netzwerksicherheit, für die gesamte Dokumentation und die Durchführung der Risikoanalyse des medizinischen IT-Netzwerkes bei der Integration von Medizinprodukten verantwortlich ist [24].

17.3 Zusammenfassung

Die Technisierung und Digitalisierung der Medizin schreiten weiterhin – auch in der Chirurgie – voran. Damit verändern sich auch die Anforderungen an die Sorgfaltspflichten der Ärzte sowie die Anforderungen an Aufklärungs-, Beobachtungs-, Überwachungs-, Informations- und Überweisungspflichten. Innovationen unterliegen dabei einem fortlaufenden Bewertungsprozess. Sie migrieren vom Experimentalstadium weiter in den Standard.

In dieser Übergangszeit bestehen erhöhte Anforderungen an die Aufklärung des Patienten. Die Digitalisierung des Operationssaals bedingt naturgemäß auch eine erweiterte Beachtung des Datenschutzes mit möglicherweise zusätzlichen Anforderungen an schriftliche Einwilligungen. Wird intelligente Software im Behandlungsgeschehen eingesetzt, ist zusätzlich zu prüfen, ob das Medizinprodukterecht einschlägig ist.

Schlüsselwörter: Datenschutz, Medizinprodukterecht, Risikomanagement, Patientenaufklärung, Konformitätsbewertungsverfahren, Medizinrecht

17.4 Literatur und Anmerkungen

[1] http://www.spiegel.de (30.06.2009).
[2] http://www.stern.de, (22.09.2009).
[3] Vgl. einleitend zu dem Begriff des Standards: A. Laufs, Uhlenbruck W (Hrsg.): Handbuch des Arztrechts 3. Auflage, § 99, Rn. 1 ff.
[4] Deutsch E, Spickhoff A: Medizinrecht – Arztrecht, Arzneimittelrecht, Medizinprodukterecht und Transfusionsrecht. 6. Auflage, Springer Verlag, Heidelberg 2008, 6. neu bearbeitete und erweiterte Auflage, Rn. 215.
[5] Laufs A: Die medizinischen Standards. Behandlungsfehler. In [3], § 99, Rn. 3.
[6] Im Hinblick auf telemedizinische Verfahren: Kern BR: Telemedizin im Lichte von medizinischem Standard, Methodenfreiheit, Sorgfaltsmaßstab und Aufklärung. In: Niederlag W, Dierks C, Rienhoff O, Lemke HU (Hrsg.): Rechtliche Aspekte der Telemedizin. Health Academy, Band 2/2006, Dresden 2006, 24–36.
[7] Vgl. BGHZ 102, 17, 21; BGH NJW 1989, 2321; Uhlenbruck W, Laufs A: Die Pflicht des Arztes zur Einhaltung fester Bestelltermine. In [3], § 56, Rn. 5.
[8] BGH, NJW 1978, 584 (Intubationsnarkose im halbgeschlossenen System).
[9] Vgl. OLG Frankfurt, ArztR 1981, 67; Uhlenbruck W, Laufs A: Die Pflicht zur Anwendung der medizinischen Technik. In [3], § 55, Rn. 1.
[10] BGHZ 102, 17, 21; BGH NJW 1989, 2321, 2322; Giesen D: Arzthaftungsrecht. Verlag Mohr Siebeck, Tübingen 2009, Rn. 80.
[11] Vgl. BGH, Urt. v. 13.06.2006, Az.: VI ZR 323/04, „Robodoc" computerunterstütztes Fräsverfahren.
[12] Vgl. BGH, Urt. v. 13.06.2006, Az.: VI ZR 323/04, „Robodoc" – computerunterstütztes Fräsverfahren; Laufs A: Arztrecht. 5. Auflage, C. H. Beck Verlag, München 1993, Rn. 484, 486, 511, 673, 690, 393.
[13] So z. B.: BGH, Urt. v. 26.11.1991, Az.: VI ZR 389/90, NJW 1992, 754.

[14] BGH, NJW 2005, 1718; OLG Karlsruhe, MedR 2003, 229; LG Nürnberg-Fürth, Urt. v. 28.08.2008, Az.: 4 O 13193/04, Operationsroboter CASPAR.
[15] BGH, NJW 2005, 1718.
[16] BGH, VersR 1988, 179; LG Nürnberg-Fürth, Urt. v. 28.08.2008, Az.: 4 O 13193/04, Operationsroboter CASPAR.
[17] BGH, „Robodoc" m.w.N.
[18] BSG, Beschluss v. 10.12.2008, Az. B 6 KA 37/07 R.
[19] Vgl. Bundesbeauftragter für den Datenschutz und die Informationsfreiheit: 22. Tätigkeitsbericht für die Jahre 2007 und 2008, S. 26 f.
[20] Beschluss der obersten Aufsichtsbehörden für den Datenschutz im nichtöffentlichen Bereich („Düsseldorfer Kreis") am 04./05. Mai 2011: Datenschutzkonforme Gestaltung und Nutzung von Krankenhausinformationssystemen.
[21] Vgl. § 3 Nr. 10 MPG.
[22] So auch: OLG Frankfurt, Urteil v. 21.01.1999, Az. 6 U 71/98.
[23] Vgl. Gesetzesbegründung, Bt. – Drucksache 16/1225, Seite 26 und RL. 2007/47/EWG, Erwägungsgrund Nr. 6.
[24] Ausführlich hierzu: Gärtner A: Medizinische Netzwerke und vernetzte medizinische Systeme. Krankenhaus-IT 2 (2010), 32.

A. Manzeschke

18 Digitales Operieren und Ethik

18.1 Einleitende Überlegungen

„Robotik wird ganz allgemein im 21. Jahrhundert das Gesicht der Chirurgie massiv verändern. Dabei geht es aber nicht um eine oft als unmenschlich empfundene Apparatemedizin, die z. B. Leben um jeden Preis verlängert, sondern einzig um das Ziel, den Chirurgen völlig neue Möglichkeiten zu eröffnen und Operationen so sicher und schonend zu machen, wie das früher undenkbar war." [1]

Diese Prognose bietet ein starkes moralisches Argument für die fortschreitende Technisierung der Medizin im Allgemeinen und der Chirurgie im Besonderen. Zum Nutzen des Menschen – und keinesfalls gegen ihn – sollen mehr Maschinen und Roboter eingesetzt werden. Der Patient werde weniger leiden bei einer Operation, weil die verschiedenen bildgebenden Verfahren einen immer präziseren Einblick in die Strukturen und Prozesse des Körpers sowie die technische Instrumentierung zusammen mit einer digitalen Vermessung und Modellierung des Situs Operationen auf Bruchteile von Millimetern genau erlauben. Schließlich bieten die digitalen Archive, die Echtzeit-Konsile mit weit entfernten Kollegen sowie die computerunterstützte Planung und das Entscheidungsmanagement eine bessere Evidenzbasierung der Diagnostik und Therapie. Das alles bei einem minimal-invasiven Zugang in den Körper des Patienten.

»Nemine laedere« – so lautet eine der zentralen Maximen ärztlicher Standesethik: Niemandem schaden. Dieser Grundsatz soll durch die neuen minimal-invasiven, Roboter- und EDV-gestützten Methoden und Apparate besser verwirklicht werden, als es bisher möglich war. Zum Beispiel muss bei einer herkömmlichen Herzoperation dem Patienten das gesamte Brustbein aufgesägt und der Brustkorb gespreizt werden, um einen Zugang zum Operationsfeld zu schaffen. Der dabei zweifelsohne zugefügte Schaden (brachialer Eingriff in den Körper, Schmerzen, große Operationsnarbe) erweist sich aber – bei gutem Verlauf der Operation – als geringer als der operativ erreichte Nutzen. Nur so lässt sich der Eingriff individuell wie kollektiv rechtfertigen. Mit dem maschinengestützten Operieren verbindet sich nun die Erwartung, dass der „Kollateralschaden" chirurgischer Eingriffe noch sehr viel weiter gemindert und damit indirekt der Nutzen des Patienten noch weiter gesteigert werden könnte. Solange die Finanzierung der Technik nicht jenseits eines ökonomischen Grenznutzens liegt, scheint nichts gegen ihre Etablierung zu sprechen. Im Gegenteil: die Verbesserung der Patientensituation könnte sogar als eine moralische Forderung aufgestellt werden.

Das Zitat weist allerdings noch auf einen weiteren Aspekt hin, nämlich auf die Befürchtung, dass diese Technik sich als »unmenschlich« erweisen könnte. Auch wenn einer Entwicklung in diese Richtung eine klare Absage erteilt wird, so bleibt für die Ethik doch die Aufgabe, diesen Hinweis ernst zu nehmen und zu prüfen, was damit gemeint sein könnte und wie diesem Problem zu begegnen wäre.

Damit ist der Einstieg in ein Feld gebahnt, das sich auch noch für die technischen Disziplinen, vor allem aber für die Ethik, als ein Neuland erweist. Worin bestehen die ethischen Aspekte dieses neuen Ansatzes, der viele diskrete Techniken auf einer digitalen Basis miteinander vereint und über einen instrumentellen Technikgebrauch im herkömmlichen Sinne deutlich hinausgeht, sofern er die Wissensbasierung, die Instrumentensteuerung sowie die Entscheidung von einzelnen Schritten der Operation an Maschinen überträgt?

Dieser Beitrag ordnet den Topos des Digitalen Operierens zunächst in den allgemeinen Kontext der Entwicklung und Etablierung von Technik und Technologie in unserer Gesellschaft ein. Hierbei geht es einerseits um die Frage von Akzeptanz und andererseits um normative Orientierung bei Innovationen. In einem weiteren Schritt wird der Komplex des Digitalen Operierens systematisch entfaltet und auf Fragen hingewiesen, die für eine ethische Reflexion relevant erscheinen. Diese Fragen werden in einem folgenden Schritt dann ethisch bearbeitet, und zwar unter den Stichworten „Maschinen ersetzen menschliche Arbeit", „Wissen, Handeln und Verantwortung" sowie „Daten – Wissen – Entscheidungen". Abschließend werden diese Überlegungen resümiert und mit Empfehlungen für weitere Forschungsschritte verbunden.

18.2 Technik – Technologie – Ethik

Die Einführung neuer Technik bzw. (Hoch-)Technologie (zur Unterscheidung vgl. [2, 3]) ist abhängig von vielen Faktoren; Interessen der Industrie, des Verbrauchers bzw. Bürgers sowie die Interessen und Spielräume der Politik markieren drei wichtige, aber bei weitem nicht alle Gruppen bzw. Faktoren, die hierbei ihre Einflüsse geltend machen. Sehr vorsichtig kann man wohl sagen, dass seit den 1970er Jahren die Sensibilität der Öffentlichkeit allgemein und die Varianz der Interessengruppen stark zugenommen haben. Das bestimmt und verkompliziert den Diskurs und die Entscheidungen über die Einführung von Technik [4].

Neuer Technik bzw. Technologie wird häufig mit Bedenken begegnet, die sich auf die aktuellen oder auch fernerliegenden unerwünschten Folgen ihrer Anwendung beziehen. Demgegenüber finden sich Stimmen im gesellschaftlichen Diskurs, die von dieser Technik bzw. Technologie die Lösung großer menschlicher und gesellschaftlicher Probleme erwarten und deren Einführung als schlicht notwendig oder auch im Rahmen der menschlichen Entwicklungsgeschichte als zwangsläufig reklamieren. Wie realistisch die Eintrittswahrscheinlichkeit von Nutzen bzw. Schaden einer Technik bzw. Technologie, wie rational die Gründe für die vorgebrachten Bedenken bzw. Verheißungen, und wie zutreffend die jeweiligen gesellschaftspolitischen Hintergrundannahmen sind, ist strittig und empirisch schwierig bis gar nicht aufzuweisen [5, 6]. Gleichwohl kann eine moderne demokratische Gesellschaft nicht darauf verzichten, sich selbst Rechenschaft über ihre Entscheidungen zur weiteren Entwicklung abzulegen und hierbei auf allgemeine Standards von Rationalität (die ihrerseits selbst Gegenstand von Reflexion und Weiterentwicklung sind) zurückzugreifen [7–10]. Jenseits von ›Hope‹, ›Hype‹ und ›Fear‹ hat sie abzuwägen, welche Risiken sie sich zumuten mag, gerade weil sie keinesfalls vollständig die Folgen einer Technik bzw. Technologie prognostizieren kann [11].

Dass der Mensch durch Technik seine Umwelt – und damit auch sich selbst – verändert, ist Gegenstand immer neuer Anläufe einer Technikphilosophie, die auf die anthropologischen Grundlagen menschlicher Technikentwicklung und -verwendung reflektiert (vgl. exemplarisch [12–16]). Diese anthropogen veränderte Welt nennt Jürgen Mittelstraß eine „Leonardo-Welt", eine Welt, in welcher der Mensch schon immer Natur in Kultur verwandelt hat und sich als kulturelles Wesen zu dieser technisch-kulturellen Welt verhalten muss. Das heißt: er muss entscheiden und er muss handeln, weil sich das Leben in dieser Welt nicht von selbst versteht. Ohne Wissenschaft und Technik kann der Mensch in dieser Welt nicht entscheiden und handeln, aber mit ihnen schafft er sich ständig neue Probleme, die er wiederum nur mittels Wissenschaft und Technik bearbeiten kann: „In ihren *technischen* Strukturen gibt sich die Welt als das Produkt, als das Werk des Menschen zu erkennen. Eine solche Welt nenne ich gerne die Leonardo-Welt, nach dem großen Ingenieur, Baumeister, Wissenschaftler und Künstler Leonardo da Vinci. Es ist eine Welt, in der sich das rationale und technische Wesen des Menschen, in der sich die Verfügungsgewalt des Menschen, gestützt auf den wissenschaftlichen und den technologischen Verstand, eindrücklich zum Ausdruck bringen. [...] Wie die physische und die gesellschaftliche Welt wird auch der Mensch mehr und mehr zu einem Artefakt. Er hat weitaus konsequenter als dies frühere Gesellschaften taten, seine Evolution in die eigene, wissenschaftliche und technische Hand genommen." [17, 36].

Es erscheint mehr als ein Zufall zu sein, dass einer der verbreitetsten Operationsroboter den Namen DaVinci trägt. Er ist ein Produkt jener Leonardo-Welt und steht für eine fortschreitende Technologiebasierung der Medizin insgesamt und der Chirurgie im Besonderen. Technologiebasierung meint in diesem Fall, dass die für die Diagnose und Therapie notwendig erscheinenden Informationen zunehmend digital erfasst und verarbeitet werden. Das erfordert nicht nur vom medizinischen Personal ein erweitertes technisches Verständnis [18], sondern hat auch Folgen für die Kommunikation von Arzt und Patient, die zunehmend auf der Grundlage dieser vermehrten und verfeinerten Daten stattfindet. Insgesamt dürften die Entscheidungen im Behandlungsablauf aufgrund der sich erheblich vergrößernden Datenbasis und ihrer digitalen Verarbeitung zu Entscheidungen (Stichwort: Treatment Planning Unit) in ihrer Genese und Gestalt einen objektivierenden Charakter gewinnen. Dass aus diesen objektiven Daten und computertechnischen Workflows kein Sachzwang hinsichtlich der Behandlungsentscheidungen wird, dürfte wesentlich am Berufsethos und an der vertrauensbildenden Kommunikation des Arztes mit dem Patient hängen (vgl. auch [19]). Ethos und Vertrauen (vgl. [20]) unterscheiden sich kategorial von Technik-Akzeptanz; sie verweisen auf eine moralische Dimension des soziotechnischen Arrangements, die im Folgenden noch ausführlicher zu explorieren ist.

18.3 Akzeptanz gegenüber Technik in Politik und Ethik

Politik und Wirtschaft haben in den letzten Jahren die Erfahrung gemacht, dass ohne Akzeptanz in der Bevölkerung technische Neuerungen (z. B. Stromtrassen, Bahnhöfe oder Flughäfen, Gentechnik oder Hirnforschung) kaum durchzusetzen sind. Entweder sieht man sich hohen Opportunitätskosten (z. B. lang andauernde und kostspielige juristische Verfahren) gegenüber oder man riskiert gesellschaftliche Auseinandersetzungen, die subversive und sogar gewalttätige Formen annehmen können (z. B. Zerstörung von Anbauflächen mit genveränderten Pflanzen oder Castor-Transporte). So haben die Auseinandersetzungen um die Einführung und Nutzung bestimmter Technologien in den letzten Jahren dazu geführt, dass einige von ihnen gar nicht etabliert werden konnten (z. B. grüne Gentechnik oder embryonale Stammzellforschung).

Vor diesem Hintergrund kommen bei der Einführung neuer Techniken und Technologien immer stärker Akzeptanz beschaffende Verfahren – auch diese sind ihrerseits Ausdruck des technisch-wissenschaftlichen Handelns des Menschen – und Institutionen zum Zug: z. B. das Institut für Technikfolgenabschätzung und Systemanalyse (ITAS, Karlsruhe), das Büro für Technikfolgenabschätzung beim Deutschen Bundestag (TAB, Berlin), der Deutsche Ethikrat sowie die Ethikkommissionen der Länder und Universitäten für klinische bzw. vorklinische Studien. Auf der Seite der Verfahren wurden runde Tische, Wissenschaftsdialoge, Diskursprojekte, Formen der partizipativen Technikentwicklung und der Bürgerbeteiligung etabliert.

Die wesentlichen Aufgaben der genannten Institutionen lassen sich in folgenden Punkten zusammenfassen:
- Beschreibung der Technologie und ihrer absehbaren bzw. möglichen Folgen,
- Erhebung von erkennbaren bzw. erwartbaren Haltungen in der Bevölkerung und
- Empfehlungen zur Technikentwicklung und -einführung bzw. zur Schaffung oder Steigerung von Akzeptanz für die jeweilige Technik bzw. Technologie.

Hierzu zählen dann neben kommunikativen Strategien (vgl. [21]) auch partizipative Verfahren, mit denen betroffene Gruppen oder Bevölkerungen über die Technik sowie ihre Chancen und Gefahren sich selbst aufklären und eine Meinung bilden oder selbst an der Entwicklung und Gestaltung einer Technik mitwirken sollen.

Ein solches Vorgehen mag aus sozialwissenschaftlicher Sicht hinreichend erscheinen, welche Prozesse der Akzeptanzgewinnung als Anwendung von Gesetzen einer sozialen Physik auf die Gesellschaft begreift und gesellschaftliche Akzeptanz für ein hinreichendes Kriterium zur Rechtfertigung politischen oder unternehmerischen Handelns ansieht. Aus der Perspektive einer normativen Ethik kann es jedoch nicht nur darum gehen, mögliche Folgen einer Technik zu beschreiben und diese auf die Kosten-Nutzen-Kalküle bzw. die Akzeptanzbereitschaft der Gesellschaft hin abzubilden. Ihr muss es vielmehr darum gehen, normative Kriterien für oder gegen eine gesellschaftliche Entwicklung zu formulieren und im politischen Prozess zur Geltung zu bringen – freilich im Bewusstsein, dass ethische Argumente nicht die einzigen sind und diese die Mehrheit auch nicht immer überzeugen werden.

Formal gesprochen geht es in der ethischen Rekonstruktion, Reflexion und Begründung von normativen Kriterien zur Überprüfung gesellschaftlicher Entscheidungen darum, den Schluss vom Sein (vermutete bzw. eingetretene Folgen der Technik und Akzeptanzverhalten der Bevölkerung) auf das Sollen (Verbot bzw. Einführung einer Technik und ihre Gestaltung) rational zu begründen [22]. Nur weil die Bevölkerung mehrheitlich eine technische Neuerung akzeptiert, muss deren Einführung nicht zwangsläufig erfolgen, noch ist sie damit ethisch schon gerechtfertigt. Umgekehrt ist die mehrheitliche Ablehnung einer technischen Innovation vielleicht ein Akzeptanz- und damit politisches oder ökonomisches Problem, das sagt aber noch nicht genug über die ethische Rechtfertigung dieser Technik und ihre Vorzugswürdigkeit aus. Hierfür bedarf es eigener Argumente – und zwar hinsichtlich der Ziele, die mittels der Technik erreicht werden sollen, wie auch hinsichtlich der eingesetzten Mittel. In einem weiteren Schritt liefert die ethische Reflexion Regeln für Entscheidungen und Handlungen, die auf den Prinzipien zweckrationalen Handelns beruhen [22].

Ich gehe im Folgenden von einem Verständnis von Technikverwendung aus, die sich als „gerätegestütztes Handeln" [23] begreifen lässt. Für den Topos des Digitalen Operierens will ich den Begriff des gerätegestützten Handelns dahingehend präzisieren, dass in diesem Verwendungszusammenhang der Mensch die technischen Apparate nicht einfach instrumentell, also als Mittel einsetzt, um sein Handlungsziel zu verfolgen (i. e. Minderung des Schadens für Patienten, Erweiterung der chirurgischen Handlungsmöglichkeiten). Vielmehr ist hier der Mensch selbst Teil eines größeren und hybriden Entscheidungs- und Handlungssystems, das aus Menschen und Maschinen besteht [24]. Ich werde daher im Weiteren von einem hybriden und „systemgebundenen Handeln" sprechen.

18.4 Digitales Operieren – Technologie, Systeme, Anwendungen

Zunächst wird man feststellen müssen, dass die rasanten Entwicklungen im Bereich der Medizintechnik die medizinische Diagnostik und Therapie massiv verändern. Drei große Trends lassen sich hier benennen: Biomolekularisierung, Miniaturisierung und Computerisierung [25] verschaffen der Medizin zunehmend einen „technologiebasierten Charakter" (vgl. [26]). Mit Biomolekularisierung ist eine Entwicklung angesprochen, mittels technischer Geräte und Verfahren immer tiefer in organische Strukturen einzudringen und ihre Prozesse immer genauer erforschen, abbilden und schließlich beeinflussen zu können (vgl. [27]). Miniaturisierung meint einerseits die Möglichkeit, mit immer kleineren Apparaten aus dem klinischen Kontext in die ambulanten Umgebungen überzuwechseln und Patienten dort technisch zu begleiten (z. B. Monitoring nach Herzinfarkt, Heimbeatmung). Miniaturisierung bedeutet andererseits, dass die Interventionen in den menschlichen Körper weniger invasiv gestaltet werden können bzw. diese Interventionen auf einer immer kleinteiligeren Ebene des Organismus (z. B. Genom, Proteom, Metabolom) stattfinden können. Schließlich liefert die Computerisierung die Basis für alle diese Entwicklungen, weil mit ihr eine „digitale Sprache" die Verarbeitung der unterschiedlichsten Parameter (optisch, akustisch, haptisch, kalorisch, metrisch usw.) mit enormer Geschwindigkeit und höchster Präzision erlaubt und so verschiedene Handlungs-, Wahrnehmungs- und Entscheidungsebenen aufeinander abbilden kann.

Im Digitalen Operieren kommen alle diese Trends zum Tragen und verschränken sich in mehreren Handlungsebenen. Das macht ihre ethische Betrachtung als systemgebundenes Handeln so komplex. Die Anwendungen digitalen Operierens lassen sich in drei Handlungskategorien und eine handlungsbasierende Wissenskategorie unterteilen (vgl. zur Systematik insgesamt, aber mit verschiedenen Akzentuierungen [1, 28, 29]):

Assistive Systeme, welche die chirurgische Handlung unterstützen und gegebenenfalls erweitern: Endoskop- oder Instrumentenführung und chirurgische Haltesysteme. Bei Telemanipulationssystemen, die aus einer Master- und einer Slave-Einheit bestehen, gibt der Chirurg bzw. das assistierende Personal selbst am Master die Bewegungen vor, die auf unterschiedlichem Weg auf die Slave-Einheit übertragen werden. Master-Slave-Einheiten können mechanisch gekoppelt werden, das impliziert kurze Übertragungswege und einen größeren Aufwand in der Mechanik; Rechner auf der Master-Seite und Mechatronik auf der Slave-Seite erlauben einige Meter Kabelverbindung. Rechner zur Verarbeitung und Umsetzung der Signale auf beiden Seiten gestatten prinzipiell beliebige Entfernungen, wobei Funkverbindungen bei längeren Signalstrecken entsprechende zeitliche Verzögerungen aufweisen. Bei Master-Slave-Systemen ist die Kraftrückkoppelung wesentlich, damit der Operator ein ›Wissen‹ um die von ihm ausgeübten Kräfte hat; gerade bei einer digitalen Steuerung der Endeffektoren ist das von essenzieller Bedeutung. Der Vorteil solcher Telemanipulationssysteme ist ihre größere Präzision bei der Positionierung von Instrumenten und ihre dauerhafte Fixierungsgenauigkeit, die menschliches Personal so nicht oder nur schwer erreicht. So können bei der Kameraführung über eine beliebig lange Dauer verwackelungsfreie Bilder gewonnen und Positionen präzise angesteuert werden, die für einen Menschen anatomisch und ergonomisch schwer bis gar nicht zu erreichen sind. In der Erprobung begriffen sind derzeit Verknüpfungen von Telemanipulationssystemen mit Telepräsenz, Teleconsulting und Teleplanung (vgl. [28]).

Teilautonome Systeme führen die Instrumente an die digital zuvor beschriebenen Positionen und führen unter Kontrolle des Chirurgen Teilschritte im Operationsvorgang aus bzw. korrigieren den Chirurgen bei der Ausführung seiner Tätigkeiten

(z. B. Alarmfunktionen, wenn der Chirurg einen zuvor bestimmten Handlungskorridor beim Bohren oder Sägen verlässt). Außerdem fallen Chirurgie- und Biopsieroboter in diese Kategorie (vgl. [28]).

Autonome Systeme, die bestimmte Schritte im Operationsvorgang praktisch selbstständig ausführen; dem OP-Personal verbleibt als Intervention nur der Notausknopf (z. B. bei Fräsvorgängen an Knochen oder bei bestimmten Nähten) [28]. Insgesamt lässt sich in der auf eine mittlere Zukunft ausgelegten Entwicklung der Trend zu einer stärkeren Automatisierung und Autonomisierung der Systeme beobachten. Das hat seinen Grund auch darin, dass Prozeduren angestrebt werden, die ob ihrer Komplexität und Präzision nur mit einem steigenden Anteil maschineller Kapazität ausgeführt werden können.

Wissensbasierte Systeme, die das chirurgische Team durch Bildgebung, EBM-Recherche oder Dokumentation während der Operation sowie in der Lehre und im Training (durch Simulatoren) unterstützen. Diese wissensbasierten Systeme werden bei der Therapieplanung eingesetzt und liefern Module für das Entscheidungsmanagement. Je nach Grad ihrer Mächtigkeit und dem Einsatzzweck können sie Entscheidungen vorstrukturieren oder auch im Rahmen des Operationsvorgangs Teilentscheidungen vornehmen. Die wissensbasierten Systeme stehen gewissermaßen quer zu den anderen drei Handlungsebenen, weil sie als Wissensorganisationssysteme die Handlungsmächtigkeit der anderen drei Kategorien begründen und unterstützen (vgl. [30]). Sie bieten auch die Grundlage für das, was oben systemgebundenes Handeln genannt wurde: Der Mensch ist Teil eines größeren Entscheidungs- und Handlungsverbundes, in dem er seine Autorschaft möglicherweise schrittweise an das ›System‹ abtritt, was nicht zuletzt ethische Fragen nach sich zieht.

Bezüglich der Operabilität der Apparate ist außerdem noch zu unterscheiden, ob sie fixiert am Körper des Patienten während der Operation eingesetzt werden oder abgekoppelt. Im ersten Fall wird der technische Apparat durch einen definierten Eintrittspunkt in den Körper des Patienten eingeführt. Über diesen Kanal werden dann alle notwendigen Operationsinstrumente (Licht, Kamera, Sauger, Besteck u. a.) in den Körper geleitet. Allerdings sind mit diesem invarianten Eintrittspunkt (Trokarpunkt) immer gewisse Restriktionen hinsichtlich räumlicher Operationen gegeben. Im Gegensatz zur sogenannten chop-stick-Surgery stellen die telemanipulativen Systeme mit Manipulatoren und einer Operateurkonsole jedoch einen wesentlichen Fortschritt dar (vgl. [1]).

Demgegenüber sollen abgekoppelte Systeme als vollständige Einheit in den Körper des Patienten eingeführt und von außen drahtlos gesteuert werden. Abgekoppelte Systeme verfügen deshalb über eine wesentlich größere räumliche Operabilität. Ihre Nachteile sind derzeit jedoch die Stromversorgung, ihre präzise Steuerung in den organischen Strukturen und vor allem ihre sichere Entfernung aus dem Körper (vgl. [29]).

Digitales Operieren ist ein noch sehr neues Verfahren, bei dem sich neben einigen bereits im praktischen Betrieb etablierten Geräten und Verfahren vieles noch im Teststadium befindet oder als technische Möglichkeit anvisiert wird. Charakteristisch für dieses *gerätegestützte Handeln* ist seine digitale Wissensbasierung. Alle Daten über den Patienten werden digital verarbeitet und können dann in Echtzeit aufeinander bezogen werden. Hierbei können die Daten unterschiedlich gewonnen werden: radiologisch, optisch-molekular, per Ultraschall, genetisch o. a.; und sich auf unterschiedliche Strukturen beziehen: z. B. Informationen über den Gewebestatus des Patienten vor oder während der Operation. Dazu kommen Daten aus digitalen Modellen oder medizinischen Datenbanken [31], die während des Operationsprozesses eingebunden werden können. Ebenso werden die Daten zur Steuerung der Instrumente, einschließlich der haptischen Rückkoppelung (was technisch immer noch ein großes Problem darstellt) an den Chirurgen, digital verarbeitet. Die hohe Rechnerleistung erlaubt mittlerweile für viele Anwendungen Echtzeitbedingungen – was nicht zuletzt eine Frage der Finanzierungsbereitschaft ist (vgl. [32]).

Wichtige Anwendungsgebiete des Digitalen Operierens sind die endoskopische Chirurgie (Bauchraum, HNO), die Neurochirurgie und die Implantatchirurgie. „Die bisher sehr traumatischen offenen klassischen Operationsmethoden können durch diese präzisen Manipulatoren erstmals endoskopisch durchgeführt werden, was für die Patienten von großem Vorteil ist." [28]. Der minimalinvasive Zugang senkt das Operationsrisiko und steigert mittelbar auch den Patientennutzen. Auf der Seite des medizinischen und pflegerisches Personals erweitert das Digitale Operieren die chirurgische Präzision und schafft neue Freiheitsgrade, weil die digitale Ansteuerung der Instrumente und ihre mechatronische Umsetzung eine indexierte und skalierbare Bewegung der Instrumente und damit Operationsschritte erlaubt, die andernfalls anatomisch bzw. ergonomisch nur unter erschwerten Bedingungen oder gar nicht zu realisieren wären. Hierzu gehören auch die lange Haltesicherheit für Haken, die Verwacklungsfreiheit bei der Kameraführung einschließlich 3D-Aufnahmen sowie die Ausfilterung des Bewegungstremors des Chirurgen. Auf diese Weise kann auch kollisionsfrei neben pulsierenden Strukturen operiert werden, indem der Puls einberechnet wird und die Instrumente ›ausweichen‹. Ihre volle Mächtigkeit gewinnt das Digitale Operieren dort, wo es durch Einbindung verschiedener Wissensebenen das Entscheidungsverfahren komplexer, aber auch berechenbarer macht. Datenmaterial aus der Patientenanamnese kann dann mit Daten aus evidenzbasierten Studien, mit digitalen Normalmodellen korreliert und für die Therapieentscheidung herangezogen werden (TIMMS). Schließlich erlauben die Aufzeichnung, Auswertung und Archivierung der Operationsdaten eine kontinuierliche systematische Weiterentwicklung der OP-Technik mit entsprechender Routinisierung und Standardisierung gewisser OP-Prozeduren.

Diesen Vorteilen stehen hohe Anschaffungs- und Wartungskosten für die digitalen Systeme gegenüber. Die mit Sensoren ausgestatteten Instrumente für Operationsroboter sind enorm kostspielig im Vergleich zum üblichen Einmalbesteck und können jeweils nur für eng definierte Aufgaben verwendet werden. Außerdem haben Operationsroboter einen großen Raumbedarf, was ihren Einsatz in herkömmlichen

Operationssälen und besonders in der Notaufnahme schwierig macht. Die von den Befürwortern in Aussicht gestellte „Solochirurgie" [33], bei der der Chirurg auf Assistenzärzte verzichten kann, weil der Roboter die entsprechenden Arbeiten übernimmt, dürfte mit einem Abbau von Arbeitsplätzen im Bereich des ärztlichen Assistenzpersonals verbunden sein – was Auswirkungen auf die Ausbildungssituation hat. Im Gegenzug deutet sich an, dass für die Operationen technisches Personal präsent sein muss, „damit ein bestimmungsgemäßer Aufbau und Einsatz des Systems erfolgt und auftretende Probleme rechtzeitig erkannt und behoben werden können." [28].

Das Digitale Operieren ist eine noch sehr neue Technik, bei der man unterschiedliche Reifegrade der technischen Integration und Leistungsfähigkeit dieser Innovation betrachten muss. Die Liste der noch zu leistenden Entwicklungsschritte ist lang: einzelne technische Features funktionieren noch nicht befriedigend (z. B. die Rückmeldung haptischer Sensationen über digitale Kanäle); noch besteht keine einheitliche Plattform zur Integration verschiedener Hersteller und zur Integration in Krankenhausinformationssysteme; die Sprach- und Gestensteuerung ist noch nicht ausgereift und die Entwicklung von rechnergestützten Modellierungs- und Workflow-Systemen steht noch weitgehend am Anfang. Die mangelnde technische Reife kann jedoch kein Argument gegen die Technik selbst sein, sondern zeigt eher den Forschungs- und Entwicklungsbedarf auf, der unter medizinischen, technischen, ökonomischen [32] und schließlich auch ethischen Aspekten weiter auszuarbeiten ist. Das sind soziodynamische Faktoren, die eine technische Weiterentwicklung beschleunigen oder auch hemmen können, aber sie liefern per se noch keine ethischen Probleme. Diese stellen sich vor allem auf der Ebene der Handlungsverantwortung, auf der Ebene der Mensch-Maschine-Interaktion und auf der Ebene des Selbstverhältnisses des Menschen.

18.5 Ethische Evaluation

18.5.1 Vorbemerkungen

Der digitale Operationssaal ist ein Ort, den man nicht besuchen kann und den üblicherweise nur wenige – bei vollem Bewusstsein – zu Gesicht bekommen. Doch selbst in der Tagespresse sind Operationsroboter wie DaVinci als Thema von allgemeinem Interesse vorgestellt worden. Dort sieht man in Plastikfolien verpackte Maschinenteile, mit denen ein Operationsteam interagiert, das mehr auf Computerbildschirme als auf den Körper des Patienten zu achten scheint. Vielarmige, futuristisch anmutende Maschinen, die ähnlich wie in der Automobilindustrie eigenständig und hochpräzise am Patienten agieren. Was man auf diesen Bildern nicht sehen kann, was aber charakteristisch für diese Operationsroboter ist, das sind die Hochleistungsrechner, die mit einer großen Menge von patientenbezogenen Daten immer präzisere Einblicke und Eingriffe in die organischen Strukturen des Menschen erlauben. Krankenhäuser werben mit der neuen Technik, und in der Öffentlichkeit faszinieren und beunruhigen die Fortschritte in der Medizintechnik zugleich.

Ein zweiter Aspekt bezieht sich auf die Arbeitsplätze, die durch den Einsatz dieser Maschinen wegfallen könnten. Vermutlich hatte Gerhard Hirzinger diesen Aspekt nicht im Blick, als er von zu vermeidenden unmenschlichen Seiten einer Apparatemedizin schrieb. Gleichwohl ist es eine naheliegende und durch viele vergleichbare Fälle bekannte Tatsache, dass Maschinen (und Kapital) menschliche Arbeit ersetzen. Arbeit, die für den Menschen schwer, ungesund oder auch gefährlich ist, und die die Maschinen effizienter, präziser und billiger ausführen. In gewisser Weise könne sich diese Entwicklung nun auch für die bisherige Chirurgie anbahnen.

In welchem Maße die neue Technik ihrerseits neue Arbeitsplätze ›schafft‹, wie dies für die Digitalisierung ganz allgemein im Koalitionsvertrag der neuen Bundesregierung vom Dezember 2013 angekündigt worden ist, bleibt abzuwarten: „Die Digitalisierung eröffnet eine Vielzahl von Möglichkeiten, die das Leben der Menschen einfacher machen und neue Chancen für den Arbeitsalltag bieten." [34]. Ob man schließlich die hier in Fortfall kommenden menschlichen Kenntnisse, Fähigkeiten und Erfahrungen einmal vermissen wird, und ob es sich dabei eher um nostalgische Gefühle oder echte Verluste für die Menschheit handeln wird, lässt sich wohl erst mit geschichtlichem Abstand entscheiden.

Ein dritter Aspekt, der sich mit dem digitalen Operieren im Besonderen bzw. mit der immer stärker computerbasierten Medizin im Allgemeinen verbindet, ist die ungeheure Menge an personenbezogenen Daten, die hier erhoben und verarbeitet werden. Spätestens nachdem Edward Snowden die Aktivitäten der National Security Agency (NSA) aufgedeckt und einen Einblick in die Sammel- und Verwertungsbereitschaft der Staaten, aber auch der Wirtschaft, gegeben hat, ist allen politisch wachen Bürgerinnen und Bürgern klar, dass diese äußerst sensiblen Daten sehr gut geschützt werden müssen. Was im Feld des Politischen gilt, lässt sich ‚mutatis mutandis' auch auf das Medizinische übertragen: Die angestrebte Sicherheit darf nicht gegen die Freiheit des Einzelnen und der Gesellschaft ausgespielt werden – das wäre eine falsche Alternative.

Mit diesen drei Assoziationen ist nur ganz vorläufig und grob das Terrain abgesteckt, auf dem sich ethische, soziale und rechtliche Fragen stellen, die mit der Einführung von computerbasierten Innovationen ganz allgemein aufgegeben sind:
- Erwartungen an Wissensgewinn und dadurch bessere Leistungen zur Lösung gesellschaftlicher Herausforderungen;
- Erwartungen, dass neue Technik wirtschaftliche Wertschöpfung und neue Arbeitsplätze schafft, aber auch
- Befürchtungen, dass Maschinen besser und billiger als menschliche Arbeitskräfte sind und deshalb diese verdrängen;
- Befürchtungen, dass durch Technik Entscheidungen auf eine objektive(re) Grundlage gestellt und rational(er) umgesetzt werden, aber so das menschliche

Selbstverhältnis und das menschliche Miteinander kühler und entfremdeter werden könnte.

Hierzu gehört ganz allgemein die Befürchtung, durch die Erhebung von immer mehr personenbezogenen Daten zunehmend ein von Algorithmen bestimmtes Leben führen zu müssen (vgl. die fiktive Dystopie von Meckel [35]).

Die genannten Punkte gelten im Wesentlichen auch für das Digitale Operieren; ein neues Thema, das ethisch noch weitgehend unbearbeitet ist (vgl. [37, 38]). Aber auch ein Thema, bei dem moralische Sensibilitäten sehr schnell geweckt sind. Auf der einen Seite sind die Verheißungen, dass mit neuer Technik nicht nur gewichtige gesellschaftliche Probleme gelöst werden könnten, sondern zugleich der Wirtschaftsstandort gestärkt würde. Auf der anderen Seite werden Befürchtungen geltend gemacht, dass die neue Technik Arbeitsplätze vernichte, dass sie durch das inhärente machtförmige Wissen missbraucht werden könnte oder dass die Technik unkalkulierbare bzw. unkontrollierbare Folgen zeitige, die den Menschen als Gattungswesen einem Sachzwang unterwerfe und ihn entfremde, was im Eingangszitat als „unmenschliche Apparatemedizin" apostrophiert wurde (zur Technikkritik vgl. exemplarisch [39, 40]). Die skizzierten Erwartungen und Befürchtungen, die sich mit der Technik verbinden, sind nicht erst dann ethische Probleme, wenn durch Entwicklung, Erprobung und Anwendung solcher Technik Schäden für Mensch und Umwelt zu beobachten sind – ein relativ grobes Kriterium, das insgesamt auch zu spät greift, weil dann die Strukturen und die Folgen einer Technik nur noch schwer zu revidieren sind. Der Technikphilosoph David Collingridge hat das nach ihm benannte Dilemma in zwei Dimensionen beschrieben: Erstens eine Informationsdimension: Solange eine Technik noch nicht sehr bekannt und etabliert ist, weiß man sehr wenig über ihre Auswirkungen und möglichen unerwünschten Nebenwirkungen. Zweitens eine Macht- und Steuerdimension: Wenn eine Technik verbreitet und etabliert ist, kann man sie nur noch schwer kontrollieren oder gar zurücknehmen [41].

Ethische Probleme setzen sehr viel früher an, wenn nämlich mit den Entscheidungen für oder gegen die Entwicklung und Einführung einer Technologie ernste moralische Fragen verbunden sind, wie der Technikphilosoph Gernot Böhme sie markiert hat: Moralische Fragen – deren Durcharbeitung Aufgabe der Ethik ist – sind solche, „bei deren Entscheidung immer zugleich mit entschieden wird, was für ein Mensch man ist bzw. wie man als Mensch ist" und „in welcher Gesellschaft wir leben" [42]. Deshalb würde es aus der Perspektive der hier vorgestellten Ethik zu kurz greifen, die Technik als ein für sich stehendes Artefakt zu betrachten und isoliert nach ihren potenziellen Chancen und Gefahren zu fragen. Stattdessen geht es darum, das systemgebundene Handeln als eine Interaktion von Mensch und Maschine zu begreifen, als ein „soziotechnisches Arrangement" (vgl. [43]), das in seiner Wechselseitigkeit zu betrachten und zu bewerten ist. Bezogen auf die Handlung des Digitalen Operierens gilt es also zu bedenken, wie menschliche Interaktion und Kommunikation (zwischen ärztlichem und pflegerischem Personal, Patienten und Angehörigen, um nur die wichtigsten Beteiligten zu nennen) sich durch die Vermittlung der Technik verändert, wie diese Kommunikation auch die Entscheidungen prägt und was das für das individuelle Selbstverständnis („was für ein Mensch man ist bzw. wie man als Mensch ist") und das menschliche Miteinander („in welcher Gesellschaft wir leben") bedeutet. Die Fragen werden vielleicht noch anschaulicher, aber auch drängender, wenn sie in der ersten Person Singular formuliert werden: Wer und wie will ich als Mensch sein und in welcher Gesellschaft will ich leben?

Im Folgenden sollen die eingangs genannten ethischen Probleme genauer analysiert und evaluiert werden. Einschränkend füge ich hinzu, dass es sich hier um eine erste Skizze zu diesem Thema handelt, dem eine weitere empirische und theoretische Arbeit folgen muss.

18.5.2 Maschinen ersetzen menschliche Arbeit

Dass menschliche Arbeit in Unternehmen durch Maschinen ersetzt wird, ist in modernen Industriegesellschaften keine neue Erfahrung. Die Dynamik kapitalistischer Gesellschaften hat aber auch immer wieder neue Arbeitsplätze geschaffen. Den erweiterten Möglichkeiten und wachsenden Erwartungen, die in der Gesellschaft mit dem Digitalen Operieren verbunden werden, stehen Allokations- und Finanzierungsprobleme gegenüber. Der Markt in den USA wird mit 1 Mrd. US Dollar im Jahr 2008 und 14 Mrd. US Dollar für das Jahr 2014 taxiert [26]. Mit der Konzentration auf diesen Markt sind die Ressourcen für andere Sektoren verloren. Das sind Entscheidungen, die vielleicht nicht nur dem Markt überlassen werden sollten, zumal hier Moden und Marketing eigene Effekte zeitigen, die derzeit die Entwicklung und auch die Akzeptanz in den Fachgesellschaften oder der Öffentlichkeit mitbestimmen [44]. Betrachtet man die Stadien von technischen Innovationen, so befindet sich der Digitale Operationssaal derzeit im Stadium 2–3 [32]. Bezogen auf den Innovationszyklus gilt, dass dem Thema im Moment eine große Aufmerksamkeit und entsprechend Fördergelder und Investitionen zufließen, ohne dass man schon absehen könnte, ob alle Teilentwicklungen in diesem Bereich tatsächlich eine Marktreife erlangen. Hier gibt es im Moment weder ethisch noch ökonomisch scharfe Kriterien, die Auskunft darüber geben könnten, ob und wann eine Innovation das Potenzial für eine vom Markt getragene Anwendung hat bzw. ob in sie investiert werden sollte – auch wenn es ökonomisch nicht vertretbar erscheint.

Dass mit der Einführung von Operationsrobotern in einem quantitativen Sinne Arbeitsplätze verloren gehen werden, ist wahrscheinlich. Ob sie an anderer Stelle im gleichen Maße kompensiert werden, z. B. durch ›technisches OP-Personal‹, ist schwer vorauszusagen. Was der Verlust der Arbeitsplätze in einem qualitativen Sinne bedeutet, ist derzeit noch schwerer abzuschätzen. Nicht unwahrscheinlich ist es, dass spezifische chirurgische Fähigkeiten, die sich aus dem unmittelbaren Kontakt zwischen Chirurg und dem Körper des Patienten ergeben haben, in dem Maße schwinden, in dem sie durch technisch vermittelte und mit augmentierter Realität angereicherten Daten überlagert und verdrängt werden. Die Veränderung per se ist weder ein Argument für oder gegen eine Technologie bzw. eine Technik, zumal sich wie in vielen Fällen so auch hier Vorteile und Nachteile anführen lassen: „Die rasante Entwicklung endoskopischer Operationstechniken wird sich weiter fortsetzen, wobei ganze klassische Operationsfelder wegfallen werden. Dies wird einhergehen mit der weiteren Verfeinerung des Instrumentariums. Des Weiteren ist in der Chirurgie ein Trend zu Operationen über natürliche Körperöffnungen zu erkennen. Die Traumatisierung des Patienten wird weiter minimiert." [26].

Von ethischem Interesse ist weiterhin, wie sich der technische Wandel auf die professionelle Aus- und Weiterbildungssituation einerseits und auf das Arzt-Patienten-Verhältnis andererseits auswirken wird. Zum einen lässt sich sagen, dass bestimmte Fähigkeiten unter den neuen Operationsbedingungen nicht mehr gebraucht werden, dass aber neue gefordert sein werden. Dass Assistenzärzte per Simulator ihr ›Handwerk‹ vielleicht intensiver erlernen können – im Simulationsprogramm darf ›versagt‹ werden – und dass sie sogar an parallelen Manipulatoren die ›Handgriffe‹ des Operateurs mittelbar verfolgen und nachvollziehen können, erscheint als ein Gewinn für die Profession und in der Folge auch für den Patienten: „Mit Sicherheit kann durch VR-basierte Trainingssysteme eine Verbesserung der Lernkurve erreicht werden – und dies ohne Kontakt zum Patienten." [26].

Zum anderen lässt sich vermuten – und das Zitat legt es nahe, dass die fortschreitende Technisierung den unmittelbaren Arzt-Patienten-Kontakt weiter in den Hintergrund treten lässt. Diese Tendenz, die schon lange im industrialisierten Gesundheitswesen zu beobachten ist, hat wenig mit Gedankenlosigkeit der Professionellen zu tun, oder damit, dass sie selbst diesen Kontakt für unerheblich erachteten – im Gegenteil. Gespräche zwischen Arzt und Patient dauern in deutschen Krankenhäusern im internationalen Vergleich besonders kurz (vgl. zum Problem insgesamt [45, 46]). Auch wenn es hierzu bisher nur wenige Studien gibt, so ist die Vermutung durchaus naheliegend, dass eine weitere Technisierung der Diagnostik und Therapie diese Gespräche noch weiter verkürzen dürfte. Eine Entwicklung, die weder Ärzte noch Patienten und Angehörige begrüßen werden, die aber unter den absehbaren Rahmenbedingungen sehr wahrscheinlich ist – und entgegen Hirzingers Annahme der „unmenschlich empfundenen Apparatemedizin" doch zuarbeiten könnte.

In diesem Zusammenhang soll noch auf einen Faktor der digitalen Operationssysteme hingewiesen werden, der aus der ästhetischen Anmutung dieser Apparate resultiert. Operationsroboter wie DaVinci ähneln eher Industrierobotern, wie man sie aus der Autoindustrie kennt. Sie weisen keinerlei äußere Ähnlichkeit zu Menschen auf, wie etwa Serviceroboter, die derzeit für den häuslichen Bereich entwickelt und erprobt werden. Diese Unähnlichkeit könnte dazu beitragen, dass man – zunächst einmal von ärztlicher Seite, die mit den Apparaten umgeht – bereit ist, diesen Apparaten Präzision, Objektivität und Sachlichkeit zuzuschreiben. Das ist grundsätzlich nicht falsch, allerdings hat diese – hier hypothetisch unterstellte – Perzeption zur

Folge, dass die Entscheidungs- und Handlungsprozeduren in ihrem hybriden Charakter vom Menschen, der sich noch als alleiniges Handlungssubjekt versteht, unter Umständen nicht mehr kritisch hinterfragt werden. Humanoide Roboter, die dem Menschen ähnlich sind, evozieren nach der Theorie vom „uncanny valley" [47] bei ihrem menschlichen Gegenüber eher eine emotionale Ablehnung, was neben generellen Akzeptanzproblemen auch einen kritischeren Umgang mit dessen Empfehlungen oder Entscheidungen hinsichtlich der Operationsprozedur nach sich ziehen könnte.

Die Notwendigkeit, die maschinellen Anteile am Entscheidungsprozess kritisch zu kontrollieren und so die menschliche Oberhohheit über das Entscheidungsverfahren und die daraus resultierenden Handlungen zu behalten, wird also von zwei Seiten erschwert. Zum einen, darauf haben Wiener und Weizenbaum hingewiesen (vgl. Punkt 18.5.3.), fehlt dem Menschen die Zeit, um rechtzeitig die Computationen überprüfen zu können. Zum zweiten könnte die äußere Gestalt des Apparates gewissermaßen dessen menschenähnliche Entscheidungskapazität und seine Bedeutung im Entscheidungsprozess verbergen. Der Mensch „sieht" nur eine Maschine als Instrument im Rahmen seines intentionalen Handelns und übersieht ihren entscheidungskonstituierenden Status, der über einen instrumentellen klar hinausreicht. Man mag in dieser hypothetischen Konstruktion eher ein psychologisches Problem denn ein ethisches sehen, allerdings würden ethische Probleme aus dieser Konstellation folgen, wenn sie sich empirisch bestätigen sollte. Deshalb sind an dieser Stelle empirische Forschungen sowie entsprechende Schulungen des medizinischen und pflegerischen Personals erforderlich.

18.5.3 Wissen – Handeln – Verantwortung

Klassische Handlungstheorien kennen nur den Menschen als moralischen Akteur, dem einerseits Intentionen und andererseits Verantwortung für die Folgen seines Handelns oder Unterlassens zugeschrieben werden können [48, 49]. Betrachtet man die Verwendung von Technik als gerätegestütztes Handeln, bei dem menschliche Akteure selbst gesetzte Ziele durch geeignet erscheinende Mittel (hier: die Apparate und Technologien für das Digitale Operieren) intentional verfolgen, so wird ihnen für dieses Handeln bei Erfolg oder Misserfolg konsequenterweise die Verantwortung zugeschrieben (vgl. [50]). Nicht-moralischen Akteuren kann man keine Verantwortung abverlangen. Entsprechend wird auch für zunehmend automatisch oder autonom agierende Maschinen gefordert, dass ihre Aktionen eingebettet bleiben in einen Handlungskomplex, für den die Verantwortung bei moralischen Subjekten, also Menschen verbleiben muss (vgl. hierzu [51, 52]). Dasselbe sollte auch für hybrides, systemgebundenes Handeln gelten, wie ich es hier für den Bereich des Digitalen Operierens beschrieben habe. Aus einer ethischen Perspektive erscheint das sogar als ‚conditio sine qua non': „Moralische Verantwortung ist unaufgebbar, sie kann, selbst wenn sie faktisch nur schwer zuzuweisen und zu tragen ist, als normative Verantwortungszuschreibung nicht in programmierten Entscheidungssystemen aufgelöst werden." (Lenk, zitiert nach Maring [53]).

Diese theoretische Forderung lässt sich jedoch praktisch immer schwerer einlösen. Bei Systemen des digitalen Operieren kommen nicht nur verschiedene Technologien auf der Basis elektronischer Datenverarbeitung zusammen: Mechatronik, bildgebende Verfahren, Informations- und Kommunikationstechnologie u. a., sondern es können auch verschiedene Realitätsebenen wie realer, körperlich existierender Patient, virtuell erstelltes Bild vom Patienten vor oder während der Operation sowie Bilder vom organischen *Normalzustand* neben- oder übereinander dargestellt werden. Sie bilden die visuelle Basis für Abduktionen des weiteren Handelns. Die ethische Frage bleibt hier an eine epistemologische gekoppelt: Welche ›Wirklichkeit‹ liefert den Bezugsrahmen unseres Wissens und Handelns? Entsprechend komplizierter gestaltet sich diese Frage, wenn man sich vergegenwärtigt, dass die Bezugnahme auf Realität (bezogen auf Entitäten) und Wirklichkeit (bezogen auf Effekte) im Digitalen Operieren möglich ist. Und beide Ebenen können virtualisiert (virtuelle Realität und virtuelle Wirklichkeit) (vgl. [54]) und augmentiert werden (vgl. exemplarisch [55, 56]). Hubig weist auf eine Konsequenz dieser Aufschichtung und Verschränkung von Ebenen hin: „In beiden Fällen [von virtueller Realität und virtueller Wirklichkeit] ist unsere Handlungsumgebung informatisiert: Sie funktioniert auf der Basis von Informationen, welche aber nicht mehr als Zeichen, *Spuren* hinreichender Bedingungen des gezeitigten Ergebnisses gelesen werden können, sei es eine präsentierte Sachlage im Feld der virtuellen Realität oder sei es ein gezeitigter Effekt im Umgang mit virtuellen Wirklichkeiten. Deshalb werden mögliche Abduktionen, auf deren Basis unsere technische Handlungskompetenz sich entwickeln könnte, zunehmend fragil oder unmöglich.". Die Fragilität der menschlichen Handlungskompetenz im virtualisierten und augmentierten Feld ist die eine Konsequenz der Informatisierung der Handlungsumgebung (hier der Digitale Operationssaal). Die andere Konsequenz betrifft die Schwierigkeit, moralische Handlungsverantwortung in solchen komplexen Mehrebenenkontexten noch alltagspraktisch zuschreiben zu können. Sollte dies jedoch nicht gelingen, so ist zu befürchten, dass diese systemische Lücke problematische Folgen für das Handeln der menschlichen Akteure zeitigen könnte – auch wenn ihnen auf rechtlicher Ebene nach wie vor Verantwortung (vor allem retrospektiv) abverlangt werden dürfte.

Das Problem einer ethischen Verantwortungsdiffusion hat seine Entsprechung auf der Ebene des Wissens, das die Basis für verantwortliches Handeln darstellt. Menschliches Wissen, Denken und Handeln wird in diesen Systemen zunehmend eingebunden in ein Wissen, Entscheiden und Handeln, das keine diskret unterscheidbaren Träger mehr erkennen lässt. Das hier generierte und genutzte Wissen ist zwar eine Aggregation menschlichen Wissens (z. B. individuelles Expertenwissen, Studien und Metastudien aus Datenbanken), aber die Weise, wie diese immensen Datenmengen für Entscheidungen aufbereitet werden, wird an Algorithmen delegiert. Solche Algorithmen sind nun ihrerseits längst nicht mehr das Werk einzelner Programmierer, sondern ein unter Umständen kaum mehr durchschaubares Konglomerat mit einer verzweigten und weit zurückreichenden Genealogie. Josef Weizenbaum spricht deshalb auch von Systemen, die „incomprehensible" sind [57]. Er verweist in diesem Zusammenhang auf eine theoretische Überlegung Norbert Wieners: „Es ist gut möglich, dass wir aus prinzipiellen Gründen keine Maschine zu bauen vermögen, deren Verhaltenskomponenten wir nicht früher oder später verstehen können. Aber das bedeutet noch lange nicht, dass wir in der Lage sein werden, diese Komponenten innerhalb einer wesentlich geringeren Zeitspanne zu verstehen als sie erforderlich ist, um die Maschine zu installieren [...]. Das wirklich intelligente Begreifen des Funktionierens (einer Maschine) kann der Erledigung der Aufgabe, die ihr ursprünglich gestellt war, weit nachhinken [...]. Das bedeutet auch, dass Maschinen zwar theoretisch der menschlichen Kritik unterliegen, die Kritik aber nicht wirksam wird, weil sie zu spät kommt und nicht mehr relevant ist." (zitiert nach Weizenbaum [58]). Dies stellt aus ethischer Sicht insofern ein Problem dar, als eine kritische Evaluation maschineller Entscheidungsanteile für die systemgebundene Entscheidung und die daraus resultierende Handlung nicht mehr relevant werden kann, der Mensch also die Entscheidung nicht mehr überblickt und damit nicht mehr im vollen Sinne als verantwortlicher Akteur der Handlung angesehen werden kann.

Bezogen auf das ›Entscheidungsmanagement‹ und die daraus resultierenden Handlungen in diesen hybriden Systemen wird man also dem einzelnen Chirurgen oder auch den Behandlungsteams nicht ohne Weiteres ein auktoriales Handeln zuschreiben können, wie das in bisherigen Handlungstheorien getan wurde, die Handeln als intentionales zielgerichtetes und vor allem menschliches Tun verstanden haben. Im Unterschied zu Handlungen in Verbundsystemen (vgl. [51]), in denen viele Menschen gemeinsam an einer ›Verbundhandlung‹ zusammenwirken, werden im systemgebundenen Handeln in zunehmendem Maße Maschinen eingebunden, die aufgrund ihrer Rechenfähigkeit und ihrer Kapazität zu Künstlicher Intelligenz einen eigenen Anteil an der Entscheidung und damit an der Handlung haben, die vom Menschen selbst nicht intendiert und auch nicht mehr vollständig überblickt werden kann.

18.5.4 Daten – Wissen – Entscheidungen

Wie im Vorangegangenen gezeigt wurde, sind Daten der Rohstoff für Verknüpfungen, die als Wissen die Basis für Entscheidungen liefern. Entscheidungen für das Digitale Operieren werden zunehmend komplexer aufgrund der Quantität an Daten und der verschiedenen Klassen, denen sie angehören: Sensordaten (optisch, kalorisch, metrisch usw.), Vitaldaten des Patienten, Metadaten zum Krankheitsbild und zur Behandlung, Daten aus virtuellen Modellen vom Patienten, Daten zur Navigation der Instrumente u. a. Diese komplexen Entscheidungen stellen selbst wieder Daten einer weiteren Klasse dar, die für weitere Operationsentscheidungen relevant werden können – eine permanente Rekursion, mit der das System immer weiter lernt und die Basis für weitere Entscheidungen kontinuierlich verbreitert, was wiederum als Ausweis der Objektivität und Evidenzbasierung gelesen werden mag.

Es ist klar, dass die hier generierten und archivierten Daten ein hohes Maß an Begehrlichkeit bei verschiedenen Akteuren (z. B. Versicherungen, Arbeitgebern) wecken und deswegen ein hinreichend großer Aufwand für Datensicherheit und Datenschutz getrieben werden muss. Von juristischer Seite wird entsprechend auf Sorgfalts- und Aufklärungspflichten des Arztes hingewiesen sowie auf notwendige rechtliche Erweiterungen (vgl. [59]).

Jenseits der rechtlichen Fragen stellen sich ethische Fragen einerseits im Bereich sogenannter incidential findings, d. h. von Befunden, nach denen ursprünglich nicht gesucht wurde, die aber im Rahmen der umfangreichen diagnostischen Kapazität der Systeme „zufällig" und ungewollt auftreten (vgl. z. B. Tagung des Deutschen Ethikrats zur Bildgebung in der Neurologie [60]). Das generierte Wissen ist dann in der Welt und es muss mit ihm verantwortlich umgegangen werden.

Ein zweites ethisch heikles Thema, das mit der hier anfallenden Datenmenge verbunden ist, verweist in den Bereich der politischen Ethik: Es geht um das individuelle Recht auf informationelle Selbstbestimmung und um die gesellschaftliche Abwägung zwischen Sicherheit und Freiheit. Die Versicherung der Protagonisten des Digitalen Operierens, dass hier rechtlich alles Nötige getan werde, vermag angesichts der NSA-Aktivitäten und der technischen Möglichkeit, sich in praktisch alle Netze und Anlagen zu hacken und deren Funktionalität zu stören (vgl. Stuxnet-Angriff auf die iranischen Atomanlagen) nur wenig zu beruhigen. Neben dem missbräuchlichen Verwerten der hier generierten Daten ist die Vulnerabilität der technischen Systeme ein besonderes Problem, dass nur unter Zuhilfenahme ökonomischer, technischer und rechtlicher Mittel angegangen werden kann. Die Frage, welches Maß von Gefährdung durch technische Systeme wir als offene Gesellschaft für zuträglich halten, ist ihrerseits eine ethische, die nur im Raum des Politischen verhandelt werden kann.

Darüber hinaus ist dem Problem wohl nur durch erhöhte Aufmerksamkeit und Appell an die individuellen wie organisationalen Sorgfaltspflichten neben strengen technischen Regulierungen beizukommen. Die Ethik kann an dieser Stelle auf das Prinzip der Vorsicht und der Verantwortung [61] verweisen, die Ausarbeitung liegt aber vor allem im Bereich des Rechtlichen und Technischen.

18.6 Schlussüberlegungen

Dieser Aufsatz hat mit einem Zitat eines Technikers begonnen, der die Chancen von Operationsrobotern betont und eine unmenschliche Apparatemedizin als vermeidbaren Irrweg ansieht. Der Aufsatz schließt mit dem Zitat eines Mediziners und Medizinhistorikers, der die Geschichte der Medizintechnik beschrieben und sich mit dem Assessment von Medizintechnik intensiv auseinandergesetzt hat. Vor diesem Hintergrund stellt er stärker die Gefahren einer Technologisierung für die medizinische Disziplin – und in Folge davon für den Patienten – in den Vordergrund:

„Technologies that improve accuracy, and centralized organization that enhance efficiency and provide security, are essential factors in modern medicine. Yet accuracy, efficiency, and security are purchased at a high price when that price is impersonal medical care and undermining the physician's belief in his own medical powers. To be free to develop his medical skills to their highest point, to increase what is despite these problems a positive balance of benefit over harms, today's physician must rebel. He can use his strongest weapon – a refusal to accept bondage to any one technique, no matter how useful it may be in particular instance. He must regard them all with detachment, as mere tools, to be chosen as necessary for a particular task. He must accept the patient as a human being, and regain and reassert his faith in his own medical judgement." [62].

In diesem Zitat spiegelt sich eine wohl grundsätzliche Skepsis der medizinischen Profession zum Einsatz von Technik wider. Es besteht die Befürchtung von der Technologie bzw. Technik in der eigenen Professionalität korrumpiert zu werden und damit der gesellschaftlichen Funktion nicht mehr nachkommen zu können. Zugleich werden die Chancen und Vorzüge der Technik geschildert: erhöhte Präzision, Sicherheit, Effizienz. Alles Faktoren, die in einem Hochleistungsmedizinbetrieb und in einem Marktumfeld unverzichtbar sind, um als Organisation und als Profession bestehen bleiben zu können. Reisers Empfehlung zur Rebellion erscheint mir angesichts der seit 1978 stark veränderten Lage – die Technologisierung und Industrialisierung des Krankenhauses ist sehr viel weiter vorangeschritten – weder realistisch noch produktiv. Reisers Forderung, die medizinische Technologie und Technik als reine Instrumente ärztlichen Handelns anzusehen, ist meines Erachtens wenig realistisch. Wie gezeigt wurde, ist es für den einzelnen Arzt wie für die ärztliche Profession als ganze wohl nicht mehr zu leisten, das komplexe Geflecht aus Wahrnehmung, Wissen, Entscheidung und Handlung noch diskreten Akteuren zuzuordnen und als menschlicher Akteur in diesem Prozess die Autorschaft zu bewahren. Hier besteht meines Erachtens der entscheidende Schritt in der technologischen Entwicklung. Die technischen Systeme lassen sich nicht mehr auf Instrumente reduzieren, die dem menschlichen Akteur zur eigenen Disposition stehen.

„Die Schnittstelle [zwischen Mensch und Maschine] ist indisponibel.", wie es Christoph Hubig pointiert formuliert hat. Indisponibel in dem Sinne, dass die Schnittstellen zur Technik für den Menschen entweder „nicht (mehr) transparent sind, oder dass sie sich grundsätzlich einer weiteren Gestaltbarkeit entziehen" [54]. Das heißt, in einer informatisierten Umgebung wie dem Digitalen Operationssaal mit allen seinen technischen Features, ist die Unterscheidung von Mensch und Maschine, von Entscheidung und Kalkül, von Handlung und Ausführung einer Aufgabe, von Kompetenz und Kapazität prekär geworden. Hinter diese Prekarität kommen wir kaum mehr zurück – und wollen das angesichts der damit verbundenen Vorteile vielleicht auch gar nicht. Deshalb wird es entscheidend sein, diese Prekarität und Indisponibilität im hybriden, systemgebundenen Handeln bewusst zu halten und durch menschliche Reflexion und Kommunikation (Mensch-Mensch-Kommunikation) systematisch als Gegenüber und Komplement zur Mensch-Maschine-Interaktion parallel aufrecht zu erhalten. Wie diese produktiv in die Mensch-Maschine-Kommunikation eingespielt werden kann, hat Hubig anhand der dreifachen Parallelkommunikation skizziert [54]. Praktisch könnte dies bezüglich der dritten Form (gesellschaftliche Metakommunikation über Systemkommunikation) über strukturierte Evaluationen der konkreten soziotechnischen Arrangements mit dem Modell MEESTAR (vgl. [43]) durchgeführt werden. Damit besteht die Möglichkeit, die ›ernsten moralischen Fragen‹ systematisch und aus verschiedenen Akteurs- bzw. Betroffenenperspektiven ›durchzukonjugieren‹. Diese systematische ethische Evaluation lieferte auch das Material für die beiden anderen, von Hubig vorgeschlagenen Kommunikationsebenen (1: Verständigung über gemeinsam zu unterstellende Handlungsschemata, 2: Systemtransparenz on demand). Über diesen Schritt der praktischen Evaluation hinaus erscheint weitere empirische und theoretische Forschung erforderlich, die sich mit Fragen der Virtualisierung und der Virtualitätsverhältnisse beschäftigt und mit ihren Rückwirkungen auf die Beziehung von Person und Person bzw. Person und Gegenstand (vgl. [63]). Weiter wäre die veränderte Wahrnehmung von Sicherheit (als subjektive und objektive Größe) in einem digitalen und virtuellen Umfeld zu erforschen, in das der Körper, der Mensch und seine Behandlung eingebettet werden.

Neben diesen zweifelsohne wichtigen Detailfragen bleibt uns als Gesellschaft und als Individuen das Projekt der Aufklärung aufgegeben, nach dem Humanum zu fragen, das mit einer oder auch gegen eine Technisierung bewahrt werden soll. Ein zentrales Merkmal dieses Humanums war es bisher, dass der Mensch sich Gründe und eine kritische Deliberation dieser Gründe gewährt hat, um das eigene Tun und Unterlassen im Horizont des guten Lebens zu beurteilen und zu orientieren. Diesen Eigensinn sollte er sich bewahren.

18.7 Zusammenfassung

Medizinisches Wissen und Handeln nehmen zunehmend einen technologiebasierten Charakter an. Das beschert der Diagnostik und Therapie eminente Fortschritte, die mit den Begriffen Präzision, Effektivität und Evidenzbasierung zusammengefasst werden können. Diese Veränderungen schlagen sich in der (Selbst-)Wahrnehmung des Patienten, in der Beziehung zwischen Arzt und Patient sowie in den Strukturen des Krankenhauses nieder. Die Digitalisierung aller als entscheidungs- und handlungsrelevant eingestuften Parameter wird zu einer Verobjektivierung von medizinischen Entscheidungen beitragen, Operationsplanungssysteme werden Entscheidungen zunehmend über Algorithmen strukturieren und organisieren.

Der Beitrag liefert aus einer ethischen Perspektive erste Analysen und Einschätzungen des Digitalen Operierens als einem menschlichen, intentionalen Handeln, das seinen auktorialen Charakter zunehmend mit wissensgestützten Expertensystemen teilt.

Schlüsselwörter: Ethik, Technikethik, Medizintechnik, Robotik, Expertensysteme, Digitales Operieren, Digitaler Operationssaal

18.8 Literatur

[1] Hirzinger G: Maschinengestütztes Operieren, Mechatronik und Robotik. In: Wintermantel E, Suk-Woo Ha SW (Hrsg.): Medizintechnik. Life Science Engineering. 5. überarbeitete und erweiterte Auflage, Springer, Berlin-Heidelberg 2009, 2071–2078.
[2] Ropohl G: Allgemeine Technologie. Eine Systemtheorie der Technik. 3. Auflage, KIT Publishing, Karlsruhe 1999.
[3] Manzeschke A, Reiher M, Nagel E: Hochtechnologiemedizin und Ethik – Müssen wir Grenzen setzen? In: Niederlag W, Lemke HU, Nefiodow LA, Grönemeyer DHW (Hrsg.): Hochtechnologiemedizin im Spannungsfeld zwischen Ökonomie, Politik, Recht und Ethik. Health-Academy, Bd. 01/2005, Dresden 2005, 127–154.
[4] Radkau R: Technik in Deutschland. Vom 18. Jahrhundert bis heute. Campus, Frankfurt-New York 2008, 373 ff.
[5] Braun I, Joerges B (Hrsg.): Technik ohne Grenzen. Suhrkamp, Frankfurt am Main 1994.
[6] Dolata U: Wandel durch Technik. Eine Theorie soziotechnischer Transformation. Campus, Frankfurt-New York 2011.
[7] Schleissing S: Das Maß des Fortschritts. Zum Verhältnis von Ethik und Geschichtsphilosophie in theologischer Perspektive. Edition Ruprecht, Göttingen 2008.
[8] Weiß MG (Hrsg.): Bios und Zoë. Die menschliche Natur im Zeitalter ihrer technischen Reproduzierbarkeit. Suhrkamp, Frankfurt am Main 2009.
[9] Hagner M (Hrsg.): Wissenschaft und Demokratie. Suhrkamp, Berlin 2012.
[10] Rendtorff T (Hrsg.): Zukunft der biomedizinischen Wissenschaften. Nomos, Baden Baden 2013.
[11] Büro für Technikfolgenabschätzung beim Bundestag: Schwerpunkt-Thema: Hope-, Hype- und Fear-Technologien, TAB-Brief 39/2011, Berlin 2011.
[12] Ortega y Gasset J: Betrachtungen über die Technik. In: Ortega y Gasset J: Gesammelte Werke, Bd. IV. Bechtermünz, Augsburg 1996, 7–69.
[13] Moscovici S: Versuch über die menschliche Geschichte der Natur. Suhrkamp, Frankfurt am Main 1981.
[14] Hastedt H: Aufklärung und Technik. Grundprobleme einer Ethik der Technik. Suhrkamp, Frankfurt am Main 1991.
[15] De Carolis M: Das Leben im Zeitalter seiner technischen Reproduzierbarkeit. Diaphanes, Zürich-Berlin 2009.
[16] Lenk H: Das flexible Vielfachwesen. Einführung in die moderne philosophische Anthropologie zwischen Bio-, Techno- und Kulturwissenschaften. Velbrück Wissenschaft, Weilerswist 2010.
[17] Mittelstraß J: Die Angst und das Wissen – oder was leistet die Technikfolgenabschätzung? In: Gethmann CF, Gethmann-Siefert A (Hrsg.): Philosophie und Technik. Wilhelm Fink, München 2000, 25–41.
[18] Dietz A, M Hofer M, Fischer M, Bohn S, Lordick F, Meixensberger J, Boehm A: Ändert sich mit der Digitalisierung des Operationssaals das Berufsbild des Chirurgen? Beispiel: Kopf-Hals-Onkologie. In: Niederlag W, Lemke HU, Strauß G, Feußner H (Hrsg.): Der digitale

Operationssaal. Methoden, Werkzeuge, Systeme, Applikationen und gesellschaftliche Aspekte. Health Academy, Bd. 17, Dresden 2012, 201–213.

[19] Meixensberger J: Modellgestützte Therapie – Einfluss und Auswirkungen auf das Betätigungsfeld des Chirurgen. In: Niederlag W, Lemke HU, Meixensberger J, Baumann M (Hrsg.): Modellgestützte Therapie. Technische Möglichkeiten, potenzielle Anwendungen und gesellschaftliche Auswirkungen. Health Academy Bd. 13, Dresden 2008, 271–277.

[20] Hartmann M, Offe C (Hrsg.): Vertrauen. Die Grundlage des sozialen Zusammenhalts Campus, Frankfurt-New York 2001.

[21] Weitze MD, Pühler A, Heckl WM, Müller-Röber B, Renn O, Weingart P, Wess G (Hrsg.): Biotechnologie-Kommunikation. Kontroversen, Analysen, Aktivitäten (acatech Diskussion). Springer Vieweg, Berlin-Heidelberg 2012.

[22] Gethmann CF, Gethmann-Siefert A: Einleitung. In: Gethmann CF, Gethmann-Siefert A (Hrsg.): Philosophie und Technik. Wilhelm Fink München, 2000, 7–23.

[23] Gethmann CF: Ethische Probleme der Verteilungsgerechtigkeit beim Handeln unter Risiko. In: Gethmann CF, Gethmann-Siefert A (Hrsg.): Philosophie und Technik. Wilhelm Fink, München 2000, 61–73.

[24] Hubig C, Koslowski P (Hrsg.): Maschinen, die unsere Brüder werden. Mensch-Maschine-Interaktion in hybriden Systemen. Wilhelm Fink, München 2008.

[25] Dössel O: Medizintechnik 2025 – Trends und Visionen. In: Niederlag W, Lemke HU, Nagel E, Dössel O(Hrsg.): Gesundheitswesen 2025. Implikationen, Konzepte, Visionen. Health Academy, Bd. 12, Dresden 2008, 115–126.

[26] Müller-Wittig W: Virtuelle Realität in der Medizin. In: Kramme R (Hrsg.): Medizintechnik. Verfahren, Systeme, Informationsverarbeitung. 4. vollständig überarbeitete erweiterte Aufl., Springer, Heidelberg 2011, 847–858.

[27] Niederlag W, Lemke HU, Semmler W, Bremer C (Hrsg.): Molecular Imaging. Innovationen und Visionen in der medizinischen Bildgebung. Health Academy, Bd. 1/2006, Dresden 2006.

[28] Fischer H, Voges U: Medizinische Robotersysteme. In: Kramme R (Hrsg.): Medizintechnik. Verfahren, Systeme, Informationsverarbeitung. 4. vollständig überarbeitete erweiterte Aufl., Springer, Heidelberg 2011, 915–926.

[29] Wilhelm D, Gumprecht J, Fiolka A, Schneider A, Lüth L, Feußner H: Robotersysteme im OP-Saal. In: Niederlag W, Lemke HU, Strauß G, Feußner H (Hrsg.): Der digitale Operationssaal. Health Academy, Bd. 17, Dresden 2012, 105–122.

[30] Niederlag W, Lemke HU, Lehrach H, Peitgen HO (Hrsg.): Der virtuelle Patient. Zukünftige Basis für Diagnose und Therapie? Health Academy, Bd. 16, Dresden 2012.

[31] Niederlag W, Lemke HU, Meixensberger J, Baumann M (Hrsg.): Modellgestützte Therapie. Technische Möglichkeiten, potenzielle Anwendungen und gesellschaftliche Auswirkungen. Health Academy, Bd. 13, Dresden 2008.

[32] Lemke HU, Berliner L: Der digitale Operationssaal – Stand und zukünftige Entwicklungsphasen. In: Niederlag W, Lemke HU, Strauß G, Feußner H (Hrsg.): Der digitale Operationssaal. Methoden, Werkzeuge, Systeme, Applikationen und gesellschaftliche Aspekte. Health Academy, Bd. 17, Dresden 2012, 13–19.

[33] Kramme R (Hrsg.): Medizintechnik. Verfahren, Systeme, Informationsverarbeitung. 4. vollständig überarbeitete erweiterte Aufl., Springer, Heidelberg 2011, 921.

[34] http://www.bundesregierung.de/Content/DE/StatischeSeiten/Breg/koalitionsvertrag-inhaltsverzeichnis.html (26.01.2014)

[35] Meckel M: Next. Erinnerungen an eine Zukunft ohne uns. Rowohlt, Reinbek 2011.

[36] Mittelstraß J: Leonardo-Welt. Über Wissenschaft, Forschung und Verantwortung. Suhrkamp, Frankfurt am Main 1992.

[37] Sharkey N, Sharkey A: Robotic Surgery and Ethical Challenges. In: Gomes P (Ed.) Medical Robotics. Minimally invasive surgery. Woodhead Publishing, Philadelphia 2012.
[38] Sharkey N, Sharkey A: Robotic Surgery: On the Cutting Edge of Ethics. Computer 46 (2013), 56–64, http://doi.ieeecomputersociety.org/10.1109/MC.2012.424 (26.01.2014).
[39] Anders G: Die Antiquiertheit des Menschen. Über die Seele im Zeitalter der zweiten industriellen Revolution. Ch. H. Beck, München 1956.
[40] Mumford L: Hoffnung oder Barbarei. Die Verwandlungen des Menschen. Eichborn Frankfurt am Main 1981.
[41] Collingridge D: The Social Control of Technology. The Open University Press, Milton Keynes 1981.
[42] Böhme G: Ethik leiblicher Existenz. Über unseren moralischen Umgang mit der eigenen Natur. Suhrkamp, Frankfurt am Main 2008.
[43] Manzeschke A, Weber K, Rother E, Fangerau H: Ergebnisse der Studie „Ethische Fragen im Bereich Altersgerechter Assistenzsysteme". VDI/VDE, Berlin 2013.
[44] Burger O, Feußner H, Meinzer HP, Mildenberger P, Navab N, Strauß G, Lemke HU, Schlötelburg C: Erfordert der digitale Operationssaal ein Umdenken des Chirurgen? In: Niederlag W, Lemke HU, Strauß G, Feußner H (Hrsg.): Der digitale Operationssaal. Health Academy, Bd. 17, Dresden 2012, 227–241.
[45] Balint E, Norell JS (Hrsg.): Fünf Minuten pro Patient. Eine Studie über die Interaktion in der ärztlichen Allgemeinpraxis. Suhrkamp, Frankfurt am Main 1977.
[46] Kempf D: Untersuchung der Gesprächszeit mit Patienten und Angehörigen unter Zugrundelegung der Arbeitszeitverteilung von Krankenhausärzten. Dissertation, Freiburg 2007.
[47] Mori M: The uncanny valley. Energy 7 (1970), 33–35.
[48] Derbolav J: Art. „Handeln, Handlung, Tat, Tätigkeit". In: Ritter J (Hrsg.): Historisches Wörterbuch der Philosophie. Bd. III, Wissenschaftliche Buchgesellschaft, Darmstadt, 1974, 992–994.
[49] Lorenz K: Art: »Handlung«. In: Mittelstraß J (Hrsg.): Enzyklopädie Philosophie und Wissenschaftstheorie. Bd. 2, Bibliographisches Institut, Mannheim 1984, 33–37.
[50] Bayertz K (Hrsg.): Verantwortung. Prinzip oder Problem? Wissenschaftliche Buchgesellschaft, Darmstadt 1995.
[51] Bühl WL: Verantwortung für Soziale Systeme. Grundzüge einer globalen Gesellschaftsethik. Klett-Cotta, Stuttgart 1998.
[52] Sturma D: Ersetzbarkeit des Menschlichen? Robotik und menschliche Lebensform. Jahrbuch für Wissenschaft und Ethik 9 (2004), 141–162.
[53] Maring M: Mensch-Maschine-Interaktion. Steuerbarkeit – Verantwortbarkeit. In: Hubig C, Koslowski K (Hrsg.): Maschinen, die unsere Brüder werden. Mensch-Maschine-Interaktion in hybriden Systemen. Wilhelm Fink, München 2008, 113–129.
[54] Hubig H: Mensch-Maschine-Interaktion in hybriden Systemen. In: Hubig H, Koslowski P (Hrsg.): Maschinen, die unsere Brüder werden. Mensch-Maschine-Interaktion in hybriden Systemen. Wilhelm Fink, München 2008, 9–17.
[55] Stroetmann KA: The Virtual Physiological Human (VPH) – Von der europäischen Forschungsinitiative zur klinischen Praxis. In: Niederlag W, Lemke HU, Lehrach H, Peitgen HO (Hrsg.): Der virtuelle Patient. Zukünftige Basis für Diagnose und Therapie?, Health Academy, Bd. 16, Dresden 2012, 134–144.
[56] Rieger A, Friess F, Martignoni ME: Augmented Reality – Realität und Virtualität in der Medizin. In: Niederlag W, Lemke HU, Lehrach H, Peitgen HO (Hrsg.): Der virtuelle Patient. Zukünftige Basis für Diagnose und Therapie? Health Academy, Bd. 16, Dresden 2012, 211–225.
[57] Weizenbaum J: Der Mensch, nicht die Maschine ist das Maß! Ethische Aspekte der Informationstechnologie. In: Niederlag W, Lemke HU, Bondolfi A, Rienhoff O (Hrsg.): Ethik und

Informationstechnik am Beispiel der Telemedizin. Health Academy, Bd. 2/2003, Dresden 2003, 58–63.
[58] Weizenbaum J: Die Macht der Computer und die Ohnmacht der Vernunft. Suhrkamp Frankfurt am Main 1977.
[59] Dierks C, Backmann B, Hensmann J, Rosenberg S: Digitalisierung des OP-Saales – Rechtliche Aspekte. In: Niederlag W, Lemke HU, Strauß G, Feußner H (Hrsg.): Der digitale Operationssaal. Methoden, Werkzeuge, Systeme, Applikationen und gesellschaftliche Aspekte. Health Academy, Bd. 17, Dresden 2012, 214–225.
[60] Deutscher Ethikrat: Bildgebung in der Neurologie. http://www.ethikrat.org/veranstaltungen/weitere-veranstaltungen/neuroimaging (25.01.2014).
[61] Jonas H: Das Prinzip Verantwortung. Versuch einer Ethik für die technologische Zivilisation. Insel, Frankfurt am Main 1979.
[62] Reiser SJ: Medicine and the reign of technology. Cambridge University Press, London-New York-Melbourne 1978.
[63] Rehmann-Sutter C: Genomik als spezielle Form von Virtualität – Ethische und gesellschaftliche Aspekte. In: Niederlag W, Lemke HU, Lehrach H, Peitgen HO (Hrsg.): Der virtuelle Patient. Zukünftige Basis für Diagnose und Therapie? Health Academy, Bd. 16, Dresden 2012, 273–287.

Teil V: **Im Gespräch**

19 Erfordert der digitale Operationssaal ein Umdenken des Chirurgen?

Teilnehmer:
- Prof. Dr.-Ing. Oliver Burgert (Leipzig, Reutlingen)
- Prof. Dr. med. Hubertus Feußner (München)
- Prof. Dr.-Ing. Hans-Peter Meinzer (Heidelberg)
- Prof. Dr. med. Peter Mildenberger (Mainz)
- Prof. Dr. Nassir Navab (München)
- Prof. Dr. med. Gero Strauß (Leipzig)

Moderation:
- Prof. Dr.-Ing. Heinz U. Lemke (Berlin, Los Angeles/USA)
- Dr. Cord Schlötelburg (Frankfurt am Main)

5. Dresdner Symposium „Innovationen und Visionen in der medizinischen Bildgebung" am 3. September 2011, Palais im Großen Garten zu Dresden.

Heinz U. Lemke: Ich hoffe, Sie haben heute die Vorträge mit großem Interesse verfolgt. Wir haben intensiv über Methoden, Werkzeuge und auch über Systeme und Applikationen im modernen OP nachgedacht. In der kurzen Zeit, die uns noch für die Podiumsdiskussion zur Verfügung steht, werden wir nicht alle Themen noch einmal ansprechen und vertiefen können, deshalb möchte ich vorschlagen, dass wir uns zunächst einem grundsätzlichen Thema zuwenden.

Die kritische Frage, die sich bei mir nach den Vorträgen und auch durch frühere Beobachtungen aufdrängt, bezieht sich auf die Kultur der Zusammenarbeit zwischen Chirurgen und Ingenieuren: Ich war zum Beispiel vor Kurzem mit einem erfahrenen Chirurgen bei einer der bekannten Firmen, die sich mit dem integrierten OP auf dem Markt gut etablieren konnte. Uns wurde dort ein System vorgestellt, mit dem Chirurgen durch Gestenkommunikation die Steuerung von Funktionen im OP gestalten können. Mein chirurgischer Begleiter hat dann diese Art im OP zu kommunizieren kurz ausgetestet und allen Anwesenden zu verstehen gegeben, dass ein Chirurg sich nie und nimmer mit einer solchen Gestenkommunikation anfreunden wird und dabei impliziert, dass praktizierende Chirurgen wohl zu wenig in der Anforderungsanalyse und der Entwicklung dieses Kommunikationsansatzes eingebunden wurden.

Das bringt mich gleich zu dem Vortrag von Herrn Tobias Blum, der sich mit dieser Thematik seit längerer Zeit intensiv beschäftigt hat. Tobias Blum und Nassir Navab, glaube ich, gehören wohl zu den Experten auf diesem Gebiet.

Zunächst aber noch eine kleine weitere Beobachtung. Vor vielen Jahren habe ich eine längere Diskussion mit Herrn Höhne gehabt, dem „Vater" des auf radiologischen Bildern basierten Voxel-Man-Systems [1]. Wir sprachen über die Zusammenarbeit seines Informatik-Instituts mit Radiologen und er kam wohl offensichtlich nach ein paar Jahren zu dem Schluss, dass manche Zusammenarbeit nicht unbedingt von großem Nutzen sei, insbesondere nicht, wenn neue und kreative Lösungen zu nicht ausformulierten Problemen gesucht werden. Die Zusammenarbeit mit den Radiologen könnte dann sogar hemmend wirken, weil sie sich auf neue kreative Lösungen nur schwerlich einstellen können. Man sollte solche kreativen Ansätze erst einmal im Alleingang bearbeiten und später den potenziellen Anwendern zeigen.

So gesehen haben wir also einen gewissen Konflikt: Inwieweit arbeiten die Systementwickler erstmal alleine und ohne Feedback der Anwender, um etwas Neues und hoffentlich Sinnvolles aufzubauen, oder sollte man die Anwender, z. B. Chirurgen oder Radiologen, von Anfang an mit ins Boot nehmen und in Kauf nehmen, dass unter Umständen sehr kreative Ansätze blockiert werden?

Tobias und Nassir, wie steht ihr zu dieser Thematik? Macht es mehr Sinn, gleich am Anfang der Entwicklung eines Systems, das auf euren Ideen basiert, Chirurgen einzubinden und mit ihnen gemeinsam die Entwicklung zu gestalten oder ist für eine gewisse Zeit erst einmal ein Alleingang angesagt?

Nassir Navab: It is my feeling that the Sciences and surgeons have to work together. I believe, both disciplines need to have very regular feedback. Surgeons are very practical people and they want the results yesterday. This is a very complicated issue and I think, we should learn how to work with each other.

I'm one of the people who believe, if we don't get regular feedback, then, what we produce will not satisfy the surgeons. It is good when surgeons observe, when they communicate with us, we all can really influence the result. Surgeons also have to test our systems and then they can give us much more serious feedback. I think it's really good to work together, however, I think we have to find a suitable culture of working together and may be also institutionalised ways of doing so.

In Germany is not usual to have, for example, a full professor of technology and surgery in the same department. When a radiological department hires a technical guy and they are working on the same level together, one clinical expert with one scientific or technical expert, I believe, that would be a good step in the right direction.

I think the current setup in Germany is not assisting the collaboration, when this is restricted to take place only between different institutions. Being at the same institution, but having the two roles, would improve the spirit of cooperation.

Tobias Blum (Technische Universität München): In unserem Fall war es sogar so, dass die Ärzte auf uns zugekommen sind und mit uns dieses Projekt machen wollten. Unsere Erfahrung ist, dass es durchaus Ärzte gibt, die solchen technischen Entwicklungen aufgeschlossen gegenüberstehen. Unsere Erfahrung ist aber auch, dass eine konstruktive und vertrauensvolle Zusammenarbeit zwischen Ärzten und Ingenieuren für den Erfolg eines Projektes unabdingbar ist.

Heinz U. Lemke: Wir haben ja das Glück, dass sowohl Chirurgen als auch interventionell tätige Radiologen hier unter uns sind, die eine langjährige Zusammenarbeit mit den Technikern eingegangen sind. Herr Feußner und Herr Strauß arbeiten seit vielen Jahren sehr eng mit Technikern zusammen. Wie kommt es, dass Sie dazu bereit sind und doch eine Menge Zeit in diese Zusammenarbeit investieren? Warum macht das die chirurgische Community nicht generell? Nach meinem Gefühl gehören Sie beide sicherlich noch zu den wenigen Ausnahmen.

Hubertus Feußner: Zunächst zu Ihrer Eingangsfrage, Herr Lemke: Ich hielte es für ausgesprochen vermessen, wenn sich der auch noch so gut qualifizierte Ingenieur allein Lösungen für anstehende Probleme sucht. Die Chirurgie ist eine Wissensdomäne, die können Sie sich beim besten Willen nicht mal nebenbei anlesen. Sie können auch zehn oder fünfzehn Jahre Erfahrung mit konkreten chirurgischen Problemen nicht so erfassen, dass Sie eine passende Lösung dazu finden.

Das heißt, wir sollten unbedingt einen Dialog finden. Ich gebe Herrn Navab völlig recht, die Zusammenarbeit wird von allen gefordert, die Praxis ist aber weitaus schwieriger und natürlich auch für den Chirurgen unbequem. Hinzu kommt noch, dass man innerhalb seines Fachgebietes auch gern wissenschaftlich weiterkommen und sich gegebenenfalls auch habilitieren möchte. Die Beschäftigung mit der Medizintechnik gehört nicht unbedingt zu den Favoriten in dieser Richtung. Da ist es schon interessanter, sich als onkologischer Chirurg zu profilieren oder in die Molekularbiologie zu gehen. Hier ist ein Umdenken notwendig, dass in der Chirurgie allerdings noch aussteht.

Abschließend noch eine persönliche Anmerkung: Ich war einer der Ersten, der im Jahr 1990 mit der minimal-invasiven Chirurgie begonnen hat und musste erfahren, wie unglaublich wichtig gute Tools in den Händen des Chirurgen sind und dass wir ein großes Interesse daran haben müssen, noch bessere zu entwickeln.

Gero Strauß: Ich halte es für ganz wichtig, sich vorher zu fragen, was man erreichen will. Wenn es sich um inkrementelle Entwicklungsschritte handelt – also Schritte auf Grundlage einer schon bestehenden Lösung – muss man unbedingt mit dem Operateur reden. Wenn man dagegen tatsächlich etwas ganz Neues vorhat, sollte man meines Erachtens auch zulassen, dass der Ingenieur mit einer Idee oder schon mit einem Lösungsvorschlag auf einen zukommt. Man sollte dann schon seinen Groll verbergen, dass er etwas gemacht oder erdacht hat, ohne uns vorher zu fragen. Es kommt aber schnell der Punkt, wo man unbedingt tagtäglich miteinander reden muss. Warum uns das jetzt besser gelingt als anderen, ist schwer zu sagen. Vielleicht haben wir in unserem Fachgebiet ja die Nische entdeckt.

Heinz U. Lemke: Herr Mildenberger, wie ist die Sichtweise des Radiologen dazu?

Peter Mildenberger: Wenn wir schon bei den Verallgemeinerungen sind: Es ist natürlich immer einfach zu sagen, der Chirurg will nicht mit den Medizininformatikern zusammenarbeiten oder der Radiologe ist ungeeignet dafür. Meines Erachtens ist es immer auch eine Frage von Personen.

Wir haben ja das Gebiet der Medizinphysik, die in Deutschland durchaus viele Lehrstühle besetzt hat und „auf Augenhöhe" mit den Radiologen agiert. Aber was erleben wir dort? Wir sehen, dass oft ein Fokus ganz eng auf gewisse Applikationen der MR-Bildgebung gesetzt wird und dass ein großes anderes Gebiet der Radiologie – die CT-Technologie – oft formal in diesen Lehrstühlen durchaus vorhanden ist, aber nicht wahrgenommen bzw. ernst genommen wird.

Also, wenn wir schon verallgemeinern wollen, sind nicht nur die Ärzte „problematisch". Ich denke, es sind immer Personen, die miteinander auskommen müssen. Wenn man zusammen diskutiert, wenn man zu solchen tollen Veranstaltungen wie diese hier kommt, dann sollten beide Berufsgruppen davon profitieren und mit neuen Ideen nach Hause gehen können.

Heinz U. Lemke: Gibt es weitere Fragen an das Podium?

Martin Staemmler (Fachhochschule Stralsund): Meine Frage geht in eine andere Richtung. Sie haben heute sehr stark von Modularisierung und Modellbildung im Operationssaal gesprochen. Wie funktioniert das vor dem Hintergrund des Medizinproduktegesetzes (MPG)? Wie soll man denn das Problem lösen, wenn man von verschiedensten Herstellern Produkte kombiniert, insbesondere wenn man auch Software als Medizinprodukt verwendet, um Entscheidungen zu Diagnose und Therapie zu treffen?

Heinz U. Lemke: Ich sehe das so ähnlich wie beim PACS [2]. Entweder hat das Krankenhaus eine eigene Abteilung, die die Verantwortung für die Integration trägt oder man delegiert die Gesamtverantwortung an einen Generalunternehmer, der sich darum kümmert. Also in dem Sinne sehe ich keinen Unterschied zum traditionellen radiologischen PACS – da funktioniert es.

Hans-Peter Meinzer: Meine Frage zielt auf die Koordinierung der Forschungsaktivitäten bzw. auf die Forschungskooperation. Lieber Heinz, du bist ja jemand, der immer auch von außen auf die Wissenschaften schaut, der durch die CARS [3] von Anfang an auch einen guten Überblick hat über die vielen Gruppen, die es weltweit zu der hier diskutierten Thematik gibt. Deshalb meine Frage an Dich: Die Kernphysiker haben irgendwann einmal gesagt: „Wenn wir wirklich Kernforschung betreiben wollen, dann können wir das nicht mehr am Lehrstuhl X in München und am Lehrstuhl Y in Hamburg und am Lehrstuhl Z in Stanford machen, sondern dann müssen wir zusammenkommen. Dann müssen wir europäisch zusammenkommen, dann müssen wir weltweit zusammenkommen, dann brauchen wir so etwas wie einen CERN [4], und dann müssen wir wissenschaftlich koordiniert vorgehen. Wir müssen auch entsprechend in der Mitteleinwerbung vorgehen und verlässliche Forschung machen." Ich bin der Meinung, dass das Gebiet, das wir hier heute diskutiert haben, in der Komplexität und wissenschaftlichen Reichweite durchaus vergleichbar mit solchen Unternehmungen ist.

Wenn wir aber die wissenschaftliche Landschaft anschauen, dann gibt es möglicherweise weltweit ca. hundert Gruppen, die alle ungefähr an demselben Thema und an denselben Fragestellungen mehr oder weniger erfolgreich arbeiten. Ich wage die These, wenn diese Gruppen koordiniert vorgingen, hätten sie eine Chance. Wenn wir aber so unkoordiniert wie bisher weitermachen, werden wir wahrscheinlich auch in zwanzig Jahren das gesteckte Ziel nicht erreichen. Was glaubst du sind die Hindernisse, dass wir das nicht tun?

Heinz U. Lemke: Also du sprichst mir aus der Seele und dass du das so deutlich machst, motiviert mich natürlich, für diesen Weg weiter zu kämpfen. Warum tun wir es nicht? Ich glaube, es gibt derzeit noch zu viele Eigeninteressen in allen Instituten und zuwenig Interesse der chirurgischen Community, dieses zu wollen. Die Wissenschaft möchte das sicherlich dem Grunde nach auch, sicherlich auch die meisten, die hier sitzen und in wissenschaftlichen Instituten arbeiten. Wenn man aber mit Chirurgen und mit den Markführern im OP-Bereich spricht, dann ist die Begeisterung dafür noch nicht so sehr groß. Ich habe eine ganze Reihe von Kontakten zu diesen Marktführern und ich versuche sie hier einzubinden. Ich muss aber immer wieder feststellen, dass die Motivation dieser Firmen einfach noch nicht vorhanden ist. Ich führe dann immer wieder das Beispiel PACS an, das ja nun wirklich schon sehr breit den Einzug in die Krankenhäuser gehalten hat und eine Erfolgsgeschichte ist. Im Falle der Modularisierung des OP-Bereiches sind die Hürden sowohl in der Industrie zu suchen als auch bei den Chirurgen, die sich nicht bewusst sind, dass eine Modularisierung letzten Endes für alle eine Win-Win-Situation darstellt, ganz besonders auch für die Industrie.

Ich kann mich noch gut an die Zeit erinnern, als die großen Unternehmen der Bildgebung Anfang der 1990er Jahre voll gegen den DICOM-Standard gewesen sind. Damals konnten europaweit nicht mehr als etwa fünfzig PAC-Systeme untergebracht werden. Als sich dann der DICOM-3-Standard wirklich durchgesetzt hat und die Unternehmen keine andere Wahl hatten, als diesen Standard zu akzeptieren, haben sich die Installationen dramatisch erhöht.

Cord Schlötelburg: Wir haben vorhin in dem Vortrag von Nassir Navab und Thomas Neumuth gehört, dass jede Innovation im computerassistierten OP oder im digitalen OP immer vom OP-Workflow ausgehen sollte. So habe ich das zumindest verstanden. Da stellt sich bei mir die Frage, ist das wirklich sinnvoll? Oder anders gefragt: Lässt das eigentlich Raum für etwas wirklich Neues, wenn man das konsequent befolgt?

Nassir Navab: In principle, the answer is yes. But this means, that the resulting new innovative tools will only improve the existing workflows and not totally new solutions which may substantially change the workflow of the surgical procedure in question. We started with workflows to really understand the need in surgery and then propose how technology can improve the procedure by providing, for example, new visualisations or better user interfaces for existing workflow. When we fully understand a surgical domain, hopefully in cooperation with surgeons, we can propose a totally new workflow. We are the help of the surgeons and from my point of view. They should be the leading partner.

Heinz U. Lemke: Vielleicht doch noch direkt dazu: Je mehr Workflows aus unterschiedlichen chirurgischen Disziplinen dokumentiert und modelliert werden, je größer ist zum Beispiel die Wahrscheinlichkeit, an diesen Modellen Gemeinsamkeiten zu erkennen.

Diese Gemeinsamkeiten über mehrere Workflows und ihre Ausführungshäufigkeit in einem gegebenen Zeitrahmen könnten Hinweise darüber geben, ob eine Verbesserung in einem bestimmten Workflow-Abschnitt angestrebt werden sollte. In diesem Bereich sollte dann in die Forschung und Entwicklung investiert werden und auch geprüft werden, ob damit eine Verbesserung in mehreren chirurgischen Disziplinen möglich ist.

Oliver Burgert: Wenn man einen solchen Workflow analysiert, sollte man nach dem Zweck eines jeden Arbeitsschrittes und natürlich nach dem Zweck des Eingriffs insgesamt fragen. Danach kann man dann Überlegungen anstellen, auf welchem Abstraktionsniveau dieser Eingriff zu verbessern ist. Versucht man, beispielsweise einen bestimmten Handhabungsschritt durch ein neues Gerät zu verbessern, kann man solche Workflow-Unterstützungstools verwenden. Wenn man aber einen grundsätzlich anderen Weg gehen möchte, beispielsweise von einem schneidenden Eingriff zu einer Ablation, muss man auch den Workflow neu ausrichten. Man muss überlegen, wie dieser Prozess neu ausgestaltet und technisch optimal unterstützt werden kann, um das chirurgische Ziel – beispielsweise den Tumor zu entfernen – optimal zu erreichen. Man kann also auf allen Abstraktionsniveaus über diese Prozessanalysen und Prozessbetrachtungen weiterkommen.

Hubertus Feußner: Was Sie sagen ist ganz richtig und das ist eine Botschaft für uns, für die Kliniker: Wir müssen auch bereit sein, andere therapeutische Paradigmen zu entwickeln und die zu erproben: Beispielsweise statt Resektion Radiofrequenzablation. Das muss in die Chirurgie hinein. Oder, wenn Herr Peitgen wunderbar thermoabladieren kann, aber Probleme hat mit der Kühlung, durch danebenliegende Gefäße, können wir zum Beispiel intraoperativ mit einem Pringle-Manöver die Blutzufuhr unterbrechen. Dieses reizvolle Wechselspiel, der Austausch von gegenseitigen Ideen, der wird uns weiterbringen.

Cord Schlötelburg: Gibt es noch weitere Anfragen bzw. Anmerkungen aus dem Auditorium?

Bernhard Preim (Universität Magdeburg): Ich möchte doch nochmals auf die Problematik Workflow zurückkommen: Ich kann in vielem zustimmen was wir gerade gehört haben, trotzdem möchte nochmals kritisch nachfragen. Es ist mehrmals gesagt worden von Nassir Navab, von Thomas Neumuth und auch von Gero Strauss, dass die Workflow-Analyse so weit geführt hat, dass man intraoperativ genau die Informationen darstellen konnte – auf Basis der Workflow-Analyse –, die gerade gebraucht werden. Das erinnert mich daran, dass Microsoft Word auch ständig glaubt, ich will einen Brief schreiben oder eine Liste anfertigen und mir dann Vorschläge macht, die ich aber gar nicht will. Das heißt, ich muss eher den Vorschlag wieder korrigieren und habe damit mehr Aufwand. Könnte man das vielleicht ein wenig kritisch diskutieren, wo die Grenzen sind und ob wirklich genau die Information präsentiert wird, die gerade gebraucht wird. Das kann doch wohl nicht in 100 % der Fälle stimmen!

Gero Strauß: Das ist eine der Vorstellungen, die wir haben. Im ganz einfachen Fall kann es ja sein, dass man einen Zeittaster hat, mit dem man den Workflow steuert. Nehmen wir z. B. eine Operation der Nasennebenhöhle. Dort haben wir vier Abschnitte und ich weiß, beim dritten Abschnitt brauche ich immer das CT der Keilbeinhöhle. Wenn ich nun dreimal auf die Taste drücke, dann erscheint eben dieses CT. Das ist zwar zugegebenermaßen nicht sehr wissenschaftlich, aber ich glaube, jeder hat die Kraft sich vorzustellen, dass es dafür ein intelligentes System geben wird. Manchmal ist ja auch das, was bei Microsoft Word an Vorschlägen kommt, durchaus sinnvoll.

Oliver Burgert: Ich stimme Ihnen vollkommen zu. Das sind die Visionen und Hoffnungen, die wir haben. Auch ich persönlich glaube nicht, obwohl ich mich ja auch schon sehr lange mit dem Workflow im OP beschäftige, dass wir in den nächsten zehn Jahren in der klinischen Routine ausgereifte Lösungen sehen werden. Die Lösungen, an denen jetzt gerade in München gearbeitet wird, sind ein erster Schritt für einen relativ einfachen chirurgischen Eingriff mit einem relativ starren Ablauf. Auch das Katarakt-Beispiel, das Thomas Neumuth gezeigt hat, ist ein relativ einfacher Eingriff im Verhältnis zu dem, was die Chirurgie insgesamt zu bieten hat. Wenn ich mir dagegen überlege, was man alles beachten muss, um eine komplexe Herzklappen-OP durchzuführen oder eine Hüfte neu zu implantieren, wird es wesentlich schwieriger. Ich bin mir sicher, wir werden uns noch in den nächsten zehn bis fünfzehn Jahren von wissenschaftlicher Seite mit dieser Thematik intensiv beschäftigen müssen.

Hans-Peter Meinzer: Ich möchte Herrn Preim recht geben. Ich halte die Diskussion über die Workflow-Analyse für sehr hübsch, aber sehr esoterisch. Natürlich muss man wissen, was abläuft, welche Rolle das spielt und ob die richtigen Vorschläge kommen. Das ist für den Chirurgen meiner Meinung nach absolut zweitrangig.

Ich komme aber nochmals zurück auf unsere erste Frage: Wie kommt die Innovation zustande? Meine Abteilung hat den strikten Befehl, ausschließlich Projekte zu beginnen, bei denen uns die Mediziner die Fragestellung und die Relevanz erklären konnten. Ohne die Mediziner fangen wir gar nicht an und ohne Mediziner machen wir auch nicht weiter. Ich kenne sehr viele Kollegen von uns, die überaus talentiert sind und nur zu gern irgendwas „zusammenbasteln", weil es technisch geht. Oft interessiert das innerhalb von drei Tagen den Chirurgen schon gar nicht mehr. Also das heißt, die müssen zusammenbleiben und es müssen Freundschaften entstehen auf gleicher Ebene zwischen den Medizinern und den Ingenieuren. Und wenn wir die dann in Ruhe lassen, kommen sie mit Lösungen, die viel besser sind als das, was wir uns vorstellen können.

Deutlich geworden ist dieses Konzept innerhalb des Sonderforschungsbereichs (SFB) und des Graduiertenkollegs, wo nur die Projekte wirklich zu nennenswerten Ergebnissen gekommen sind, die mit zwei Leuten besetzt waren – mit einem Ingenieur bzw. Informatiker und einem Mediziner. Da hat man allerdings das Problem, dass die Mediziner firmenintern so ausgebeutet werden, dass sie zu der Aufgabe, für die sie von der Deutschen Forschungsgemeinschaft (DFG) bezahlt werden, kaum kommen. Wenn man die nicht „festschraubt", werden sie von den OP-Planungsleuten so verplant, dass man sie dann nur abends zur Verfügung hat – und da will man natürlich nicht so einen „völlig ausgelutschten" medizinischen Partner haben. Das heißt, man muss die Mediziner auch freistellen. Also wir haben im Moment Probleme einen SFB-Antrag von allerhöchster Dringlichkeit zu schreiben, weil die Chirurgen nicht in der Lage sind, ein/zwei Leute für diese Arbeit freizustellen.

Zum Schluss nun noch zu einem Problem, das unterschwellig gerade bei Nassir Navab aufgetaucht ist. Wenn ich mir anmaßen würde, eine medizinische Fragestellung anzugehen, würden die Radiologen bzw. Chirurgen mit Recht über mich herfallen. Was bilde ich mir denn ein, mit meinem technischen Hintergrund eine medizinische Frage zu diskutieren oder mir zu erlauben, einen dort Arbeitenden anzuleiten! Diese Bescheidenheit ist allerdings auf der medizinischen Seite in der Regel nicht vorhanden. Unsere Radiologen sind selbstverständlich in der Lage, Informatiker in ihren Gruppen zu führen und anzuleiten und das leider auf dem kümmerlichsten aller möglichen Niveaus, weil sie selber keine Ahnung von Informatik haben. Deshalb ist die einzige wirkliche Lösung, auf gleicher Ebene – wenn es geht unter einem Dach – zwei Professuren einzurichten, eine für medizinische Fragestellungen und eine, um völlig davon unabhängige informationstechnische, physikalische oder medizintechnische Fähigkeiten zu etablieren. Die dreiste Annahme von unseren Radiologen, dass sie das mit erledigen könnten, hat nachweisbar in den letzten zehn Jahren zu sichtbaren und extrem peinlichen Lieferschwierigkeiten gegenüber Versprechungen nach draußen geführt – was diese aber in ihrem Ego nicht erschüttert.

Heinz U. Lemke: Was du da gerade über die Radiologen gesagt hast, ist das auch anwendbar auf die Chirurgen?

Hans-Peter Meinzer: Ja, selbstverständlich.

Nassir Navab: I should say that I totally agree with the last point. When we talk about workflow, we are not saying the idea that workflow is an important issue for the surgeon. I think as an engineer providing solutions. If you don't understand the workflow, it is difficult to provide the right solutions.

As for the surgeons, they do not need the explicit workflow. They know what is their workflow? But if we don't understand the workflow then, from my point of view: we can not contribute correctly to it.

Heinz U. Lemke: An important point! This is also what I try to teach my informatics students at Technical University of Berlin. One of the first exercises in a course on Technical Informatics in Biomedicine is, that the student must work on the workflow of a particular example of surgery before she or he proceeds with providing informatics solution to the selected domain of discourse.

From the educational point of view, I think workflow understanding is the appropriate entry point to bring a scientist or informatics expert into a clinical application field. This is also generally a good way to introduce a newcomer to a new field.

Gero Strauß: An Herrn Peitgen eine Anmerkung und eine Frage. Ihr komplexes, multivariables Modell des Patienten, das Sie uns in Ihrem Beitrag vorgestellt haben, ermutigt mich, dass wir im wesentlich weniger komplexen Kopfbereich auch von diesen Modellen profitieren werden. Wenn die von Ihnen beschriebenen Modelle so komplex und aufwendig sind, wäre es da nicht erfolgversprechender, das Ablationsergebnis über intraoperative Sensoren zu messen?

Heinz-Otto Peitgen (Universität Bremen, Fraunhofer Mevis): Ja, selbstverständlich. Es gäbe viele gute Ideen zu verfolgen, wie man den Ablationserfolg anders verifizieren könnte. Die MR-gestützte Thermometrie wäre beispielsweise ein wunderbares Verfahren, wenn es nicht so teuer wäre. Thermometrie ist bezüglich Aufnahmezeit im MR kostbar lang, würde also die Kosten der Intervention dramatisch nach oben treiben. Heute ist eine solche Intervention im Bereich von einigen hundert Euro, mit MR-Unterstützung kämen wir sicher in einen Bereich von mehreren tausend Euro. Gleichzeitig wäre zu fragen: Sind die Radiologen bereit für die lange Zeit, die man dann braucht, den Workflow im MR zu unterbrechen? Es wäre möglich und das wäre sicher die Methode der Wahl, wenn man eine rein wissenschaftliche Fragestellung hat. Klar ist, für die Routineanwendung sprechen die Kosten dagegen. Was aber auch dagegen spricht ist, dass das Nachkontrollieren ja nicht bedeutet, dass ich es dann sicher destruieren kann. Oder anders gesagt: Wenn ich schon durch die Planung erkennen kann, dass eine Destruktion mit an Sicherheit grenzender Wahrscheinlichkeit nicht möglich ist, dann spare ich natürlich noch mehr Kosten. Dann mache ich das erst gar nicht und erspare auch dem Patienten die Prozedur. Der andere ganz wunde Punkt ist, wenn ich während der Intervention kontrolliere, ist die Chance der Nacharbeit relativ beschränkt. Ganz einfach deshalb, weil die Bildgebung zwar den Hinweis darauf liefert, was ich abladiere, aber leider gestört wird durch eine ganze Vielzahl von Phänomenen. Ich will Ihnen nur ein Beispiel nennen: Über etwa zehn Jahre hat die Community geglaubt, man kann ultraschallgestützt monitoren. Dann hat eine Hamburger Arbeitsgruppe herausgefunden, dass Ultraschall aber überhaupt nicht belastbar ist, weil nämlich bei der Koagulation Wasser in Dampf übergeht (jedenfalls lokal) und dieser Dampf die Ultraschallbildgebung so massiv stört, dass die Ultraschallbildgebung praktisch wertlos ist für die Erfolgskontrolle. Nachdem man das zehn Jahre lang so gemacht hat, haben dann die Hamburger gezeigt, dass das überhaupt nicht geht.

Also, das sind spannende Detailfragen, aber ich gebe Ihnen vollkommen recht, wenn man eine einfache, schnelle, handhabbare und preiswerte Möglichkeit hätte, den Ablationserfolg zu kontrollieren, könnte man sich einen Teil dieser mühsamen Vorplanungen vielleicht sparen.

Bernhard Preim: Die computergestützte Chirurgie wird auf klinischer Seite im Moment stark von der HNO-Chirurgie, der Neurochirurgie, der Orthopädie und der Abdominalchirurgie getragen. Als ich angefangen habe, mich für dieses Thema zu interessieren, dominierten noch die MKG-Chirurgen. Heinz, hast du eine Idee, warum MKG-Chirurgie in der Computer-Assisted-Surgery-Community eigentlich nicht mehr sichtbar ist?

Heinz U. Lemke: Deine Beobachtung ist richtig. Am Anfang war die MKG-Community im CAS-Bereich sehr dominant [5]. Ich kann mich noch gut an die erste CAR im Jahr 1985 erinnern, nahezu alle chirurgischen Anwendungen kamen aus der Mund-, Kiefer- und Gesichtschirurgie, der plastischen Chirurgie usw. Es ist mir auch aufgefallen, dass diese Anwendungen langsam in den Hintergrund treten. Sicherlich liegt es auch daran – wenigstens teilweise – dass die anderen Gebiete dominanter werden. Der gesamte Anwendungsbereich, nehmen wir jetzt mal die Leber und andere Soft-Tissue-Anwendungen dazu, worüber wir heute mehrere Vorträge gehört haben, ist viel breiter geworden, speziell auch mit hohen Fallzahlen pro Jahr, sodass die Sichtbarkeit einer einzelnen chirurgischen Disziplin wie die MKG, dadurch relativiert wird.

Wir haben beispielsweise etwa 120.000 Hüftgelenk-Endoprothesen-Eingriffe in Deutschland pro Jahr und wenn diese computerunterstützt geplant werden können, hat das einen großen Impact. Dagegen sind Mund-, Kiefer- und Gesichtschirurgie, ich kenne jetzt nicht die genauen Zahlen, im Vergleich zu den Fallzahlen der Anwendungen, die wir hier in den Dresdner Symposien gestern und heute diskutiert haben, vernachlässigbar.

Hans-Peter Meinzer: Der Punkt ist doch, dass die genannten Männer alle habilitiert sind und danach den „wissenschaftlichen Löffel" aus der Hand haben fallen lassen.

Heinz U. Lemke: Da bin ich mir nicht so sicher. In Amerika wird nicht habilitiert und da wird das Thema auch weniger behandelt als andere Themen und das hat deshalb also nichts mit der Habilitation zu tun.

Nassir Navab: I have my personal explanation. I think for maxillo facial applications and related fields, if you really want to contribute, we need micron navigation precision and other solutions which are not there yet. The very first solution was relatively easy to do and easy to show but if you want to really contribute to patients, we need to go to micron and other solutions.

When a surgeon comes to me, I say: „My navigation is not ready for you." The first steps were easy but enabling now contributions within PACS and the large number of patients, we need a further step in technology.

Heinz U. Lemke: Vielleicht sollten wir mal unsere Kliniker fragen? Es sind nur die Techniker, die geantwortet haben. Gero, hast du eine Antwort darauf?

Gero Strauß: Ich denke, da gibt es mehrere Aspekte. Einer ist sicher auch die Mühe der Ebene. Wir haben vorhin ja auch diesen Hype um daVinci® diskutiert oder die Begeisterung für Navigation. Das haben wir in unserem Fach auch erlebt und irgendwann ist der Marketingeffekt vorbei, die Kliniken haben davon profitiert, dass sie in den regionalen Zeitungen standen. Bei den Implantologen war es so, dass das enormen Zulauf für die Praxen bedeutete, und dann ist der Effekt, den ich so beeindruckend finde, wenn man dann unter vier Augen spricht mit dem klinischen Oberarzt, dann sagt er: „Na ja, heute mach ich es mal ohne, weil, es muss schnell gehen." – und das ist ein Bekannter von mir – und diesen Effekt muss man abwarten und der dauert zwischen fünf und zehn Jahren. Erst wenn das durchstanden ist, wie für HF-Chirurgie oder NOTES oder so viele Entwicklungen, dann kann man da von Erfolg sprechen. Das Zweite, ganz kurz, ist – glaube ich – den Kieferchirurgen fehlt aufgrund der Komplexität des Mittelgesichtes und der ganzen Simulationen, die dann von ihrer Seite kommen müssten, ein bisschen das Gesamtsystem. Also die hatten die Navigation – Punkt. Da ging es immer nur darum, es müsste noch genauer und einfacher zu bedienen sein, aber das ist ja nicht der Impact. Also insofern eher, da muss man demutsvoll herangehen, das ist die Mühe der Ebene die dann kommt.

Hubertus Feußner: Das heißt einfach: Es gibt eben auch „Moden" in der Chirurgie.

Heinz U. Lemke: Lassen sich aus den heute vorgetragenen und in diesem Podium diskutierten manchmal doch sehr unterschiedlichen Sichten wenigstens ein paar richtungweisende Erkenntnisse gewinnen? Lassen Sie es mich versuchen:
- Wir sind erst am Anfang eines langen Weges in der Evolution vom konventionellen Operationssaal (OP) zum digitalen Operationssaal (DOR).

- Ausschlaggebende Bedeutung in der Entwicklung des DORs hat die interdisziplinäre Zusammenarbeit zwischen den Forschungseinrichtungen, Kliniken und der Industrie. Ein übereinstimmendes Verständnis der im Fokus für den DOR liegenden Arbeitsabläufe ist hierfür eine Voraussetzung.
- Standardisierungsarbeiten zum DOR sind initiiert (z. B. im Rahmen von DICOM und IHE), sollten aber mit mehr Ressourcen und Energie vorangetrieben werden.
- Wegen der hohen Komplexität von Workflow- und patientenspezifischen Modellen im DOR sind Forschungs- und Entwicklungsarbeiten an Workflow- sowie Wissens- und Entscheidungsmanagementsystemen essenziell.

Viele Fragen und Probleme bleiben dennoch im Raum, beispielsweise:
- Wie können Forscher, Kliniker und Vertreter der führenden DOR-Industrie zur Erarbeitung von Standards an einen Tisch gebracht werden?
- Wie lassen sich Optimierungen für perioperative und intraoperative Prozesse bezüglich ihres Patienten-Outcomes evaluieren?
- Welche Rolle wird die modellgestützte Chirurgie (Workflow- und patientenspezifische Modelle) in der Evolution des DORs in den nächsten zehn bis fünfzehn Jahren einnehmen?

Ich hoffe, wir haben Gelegenheit die Thematik zum DOR in einem der nächsten Health-Academy-Symposien weiter zu vertiefen und wünsche allen Teilnehmern des 5. Dresdner Symposiums „Der digitale Operationssaal" ein erfolgreiches Arbeiten an den noch zu lösenden Fragestellungen.

19.1 Anmerkungen

[1] Prof. Dr. Karl Heinz Höhne ist Medizininformatiker und ein Pionier der medizinischen Bildverarbeitung und Computergraphik. Er entwickelte mit seinem Forschungsteam Anfang der 1990er Jahre einen dreidimensionalen virtuellen anatomischen Menschen auf der Grundlage realistischer CT- und MRT-Bilddaten (VOXEL-MAN-Projekt).

[2] PACS (Picture Archiving an Communication System) ist ein Softwaresystem, das die digitale Bildkommunikation und Bildarchivierung auf der Grundlage des DICOM-Standards ermöglicht.

[3] Die CARS (Computer Assisted Radiology and Surgery) ist ein seit 1985 jährlich stattfindender internationaler Kongress, der neueste Forschungs- und Entwicklungsergebnisse von computerassistierten Systemen und ihrer Anwendung in der Radiologie und der Chirurgie vorstellt und diskutiert.

[4] Das CERN (Organisation Européenne pour la Recherche Nucléaire) ist eine Europäische Großforschungseinrichtung für Kernforschung in der Nähe von Genf/Schweiz. Das Zentrum wurde 1953 gegründet, derzeit gehören dem CERN 20 Mitgliedsstaaten an, es verfügt über ca. 3.200 Mitarbeiter, mehr als 10.000 Gastwissenschaftler aus 85 Ländern sind direkt oder indirekt in die CERN-Forschungsprojekte eingebunden.

[5] CAS (Computer Assisted Surgery) ist ein chirurgisches Konzept, bei dem Informationstechnologie zur Operationsplanung und zur Operationsausführung zur Anwendung kommt.

Teil VI: **Contra Punctus**

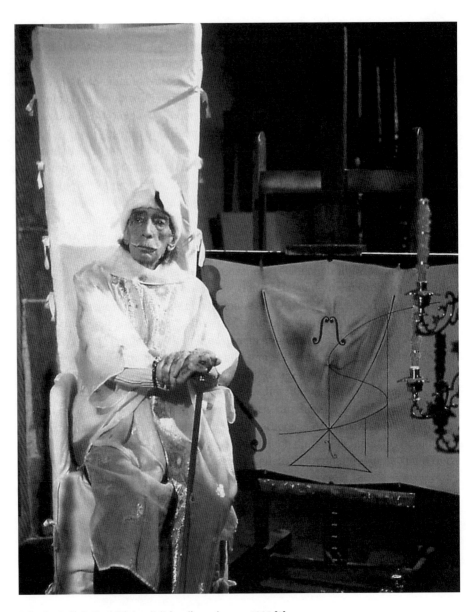

Salvador Dalí: Selbstbildnis mit Schwalbenschwanz. 1983 [3].

Roland Z. Bulirsch

20 Virtuelle Realität – Symbiose von Wissenschaft und Kunst

20.1 Dürer und die Perspektive

„Keiner lese mich, in meinen Werken, der nicht Mathematiker ist." – Leonardo da Vinci (1452–1519) spricht so von sich. Leonardos Arbeiten und sein visionärer Blick erwecken noch heute Bewunderung. Der andere Große, Raffael (1483–1520), sieht sich mehr als Geometer denn als Maler. In seiner *Schule von Athen* [1] feiert er die Geometrie, zeigt uns Philosophen und Geometer und stellt sich selbst zur Gruppe der Geometer rechts ins Bild (Abb. 20.1).

In der Renaissance entdeckt die Kunst die Geometrie. Verschüttete mathematische Dogmen architektonischer Vollkommenheit werden wieder ausgegraben. Die großen Baumeister der Renaissance waren überzeugt, dass die sichtbare Welt, dort wo sie sich in geometrisch vollendeter Kirchenarchitektur zeigt, die metaphysische

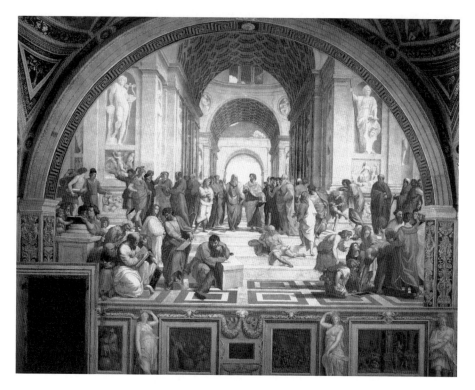

Abb. 20.1: Raffaello Santi: Die Schule von Athen. Wandmalerei in der Stanza della Segnatura des Vatikanischen Palastes, 1509–1511. © Vatikanische Museen Rom.

Welt erschließt. Die Renaissance und das „neue Sehen": Die italienischen Künstler hüteten das Wissen um die neu entdeckte Perspektive als großes Geheimnis. Aus Venedig schreibt Albrecht Dürer (1471–1528), ein Freund Raffaels, im Jahre 1506 an Willibald Pirckheimer in Nürnberg: „... werde ich nach Bologna reiten, um der Kunst in geheimer Perspektive willen, die mich einer lehren will. ... Danach will ich mit dem nächsten Boten kommen." Geometrie ist für Dürer Offenbarung der Naturgesetze. Einer, der nicht Algebra und Geometrie sowie alles, was man über Astronomie und Naturwissenschaften lernen kann, beherrscht, ist für ihn kein ganzer Maler. Er studierte den Johannes Müller (1436–1476), einen Erneuerer der Mathematik der Renaissance. Die Welt kennt ihn als *Regiomontanus*. Columbus und Amerigo Vespucci sollen nach den Sternkarten des Regiomontanus gesegelt sein. Die Schriften eines anderen Großen – Nikolaus von Kues, Cusanus, Kardinal Nikolaus von St. Peter in den Ketten (1401–1464) – liest Dürer mit entzückter Verblüffung.

Berühmt war Cusanus schon zu Lebzeiten. Giordano Bruno (1548–1600), der große Italiener und Rebell, rühmte den Cusaner in seiner Schrift *De mathematica perfectione*: „... daß er dem Pythagoras nicht gleich sei, sondern ein Größerer. ... Mathematische Einsichten führen uns zum beinahe absolut Göttlichen und Ewigen ...". Mit Kurven- und Flächenmessung hatte sich Cusanus beschäftigt und beinahe auch die Integralrechnung erfunden, 250 Jahre vor dem großen Leibniz.

In Nürnberg packte Albrecht Dürer alle seine Erkenntnisse über das neue Sehen in sein Werk „Underweysung der Messung mit dem Zirckel und Richtscheyt ..." und dem Pirckheimer schreibt er: „Dieweil aber dies die eigentliche Grundlage aller Malerei ist, habe ich mir vorgenommen ... eine Grundlage zu schaffen ... um daraus die rechte Wahrheit zu erkennen ... gar leicht verlieren sich die Künste, ... schwer nur ... werden sie wieder erfunden ... Und habe ich Euch dieses Büchlein aus besonderer Zuneigung und freundlicher Absicht zugeschrieben." Dürer hatte sein Buch mit Herzblut geschrieben und schätzte es höher als seine Kunstwerke.

Die Renaissance war eine große Zeit für die Mathematik im Heiligen Römischen Reich. In Augsburg erschienen Bücher über Mathematik. Sie wurden als bedeutende Wissenschaft angesehen, sogar Augsburger Patrizier, die Fugger, interessierten sich dafür, zeichneten als Herausgeber der Werke des Euklid. In der Benediktinerabtei St. Ulrich und Afra verfasste der gelehrte Mönch Vitus Rechenanleitungen: In seinen deutschen Texten aus dem Jahre 1500 erscheint zum ersten Mal das Wort *computus, computi (computing)*.

Aber was kann uns heute Dürer bedeuten, uns, die wir uns so klug glauben und im Computerzeitalter leben? Was kann uns schon einer bedeuten, der seit fast 500 Jahren tot ist? Jeder Computer geht bei der perspektivischen Bilderzeugung genau wie Dürer vor, der Computer kann es nur schneller als Dürer, viel schneller ... Wir sehen Erkenntnisse der Wissenschaft, um die jahrhundertelang gerungen wurde, heute als größte Selbstverständlichkeit und leider manchmal auch als trivial an.

20.2 Mathematik und die moderne Malerei

Perspektivisches Sehen in der Kunst ist heute nicht mehr alles. Van Gogh (1853–1890), Monet (1840–1926) und Cezanne (1839–1906) führen uns in andere Kunstwelten; aber auch die Seherfahrung hat sich geändert, und Computer waren daran beteiligt.

Große Maler teilten Dürers Begeisterung für streng rationale Wissenschaften. Paul Klee (1879–1940) war überzeugt davon, dass es eine mathematische Grundlage aller Daseinsbereiche gibt. Die *Cardinal-Progression* (Folge 1, 2, 4, 8, 16, ...) hatte es ihm angetan, und er setzte sie in seinen Bilder um (Abb. 20.2).

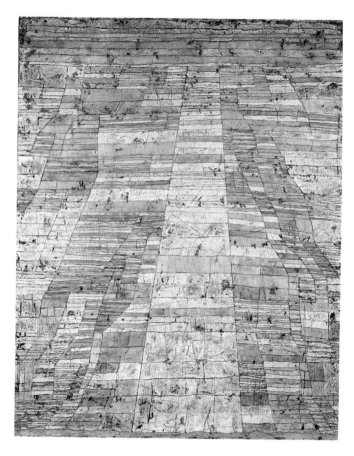

Abb. 20.2: Paul Klee: Hauptweg und Nebenwege. 1929, Museum Ludwig Köln.

Wassily Kandinsky (1866–1944) war der Ansicht: „Es kann alles als eine mathematische Formel ... dargestellt werden." Von *Kunst als mathematischer Struktur* spricht der Schweizer Max Bill (1908–1994) und meinte sogar, dass es möglich sei, Kunst weitgehend auf Grund mathematischer Denkweisen zu entwickeln sowie Natur und Kunst in der Mathematik zu verbinden.

Im Jahre 1972 erschien ein Buch des französischen Mathematikers René Thom (1923–2002): Stabilität und Morphogenese [2]. Thom untersucht in diesem Buch mathematische Beziehungen, die den plötzlichen Umschlag von einem Zustand in einen anderen Zustand beschreiben, so etwa, wenn Wasser plötzlich zu Eis friert, oder Wasser verdampft. Thom beschreibt den Umschlag durch mathematische Gleichungen, die sich als Flächen darstellen lassen. Eine nennt er z. B. *Schwalbenschwanz*, eine andere Schmetterling. Thoms Buch ist mit einer Fülle interessanter Bilder ausgestattet. Er prägte für seine von ihm untersuchten Zustandsänderungen den Namen *Katastrophen*, catastrophe elementaire usw. Als *Katastrophentheorie* läuft die von Thoms Buch ausgelöste seismische Welle durch die Medien. Er ist darüber nicht glücklich, denn seine Katastrophen haben mit unseren Lebenskatastrophen wenig zu tun.

Dalí (1904–1989) liebte Thoms Buch [3], immer wieder ließ er sich daraus vorlesen. Er malte nur noch Thoms-Bilder. Eines seiner letzten trägt den Titel Topologische Loslösung Europas, Hommage à René Thom (Abb. 20.3). Der Thom'sche Schwalbenschwanz – mathematische Abstraktionen in Dalís künstlerischer Welt (siehe auch die Abbildung auf S. 266 [3].

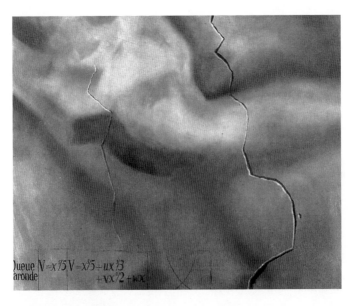

Abb. 20.3: Salvador Dali: Topologische Loslösung Europas – Hommage à René Thom, 1983 [3].

Frank oder François, eigentlich František Kupka (1871–1957) war einer der anderen Großen [4]. Der Tscheche aus Opočno in Böhmen, noch in der österreichisch-ungarischen Monarchie geboren, ging über Prag und Wien nach Paris. In Frankreich blieb er bis zu seinem Tode. Dort hört er Vorlesungen an der École polytechnique und an der Medizinischen Fakultät. Er vertiefte sich in das Studium der Naturwissenschaften, Physik, Biologie, Medizin, Astronomie. Jeder moderne Künstler müsse eine solche Ausbildung haben, meinte er, und verstand moderne Maler nicht, die sich nicht zumindest eines Teleskops oder eines Mikroskops bedienten. Kupka, der auch das Deutsche beherrschte, studierte Kant, Schopenhauer, Nietzsche. Goethes ästhetische Theorien hat er bewundert. Kupka, hoch diszipliniert, hoch gebildet, besaß wissenschaftliche Kenntnisse wie keiner seiner anderen künstlerischen Weggefährten. Er malte zunächst gegenständlich, und es sei eigens hervorgehoben, fotografisch genau!

Aber seine Sicht der Dinge ändert sich, und er malte später Bilder, die merkwürdig berühren. Kupka baute sein Werk auf unregelmäßigen unsichtbaren Formen auf, die aber, wie er sagte, in der Natur existierten, Naturphänomene in andere Wirklichkeiten umgestaltet (Abb. 20.4).

Jahrzehntelang stand die etablierte Kunstkritik dem Werk Kupkas ratlos gegenüber, sowohl die französische als auch die tschechische; zu intellektuell sei er, befan-

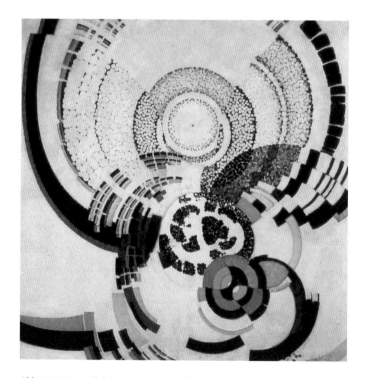

Abb. 20.4: František Kupka: Rund um den Punkt, 1927–1930 [4].

den sie, taten ihn als Randfigur ab. Abseits aller modischen Strömungen arbeitend, hatte Kupka eher Spott auf sich gezogen. Ein *nichtlinearer Denker* sei er, meinten manche. Wie richtig! Und Kupka wurde fast vergessen.

Heute weiß man: Kupkas Bilder sind visionär geschaute Momentaufnahmen von kompliziert ablaufenden Prozessen in der Natur, die sich durch fraktale Geometrie, (also Mathematik) beschreiben lassen. Die inneren Augen des Künstlers haben sie gesehen, lange bevor die exakten Wissenschaften solche Prozesse genau beschreiben und sie in Bilder umsetzen konnten. Erst 80 Jahre später sieht man Kupkas Bilder wieder, von anderen als Kupka geschaffen: im Computer nach streng mathematischen Gesetzen erzeugt (Abb. 20.5) [5]. Kupkas Bilder: Momentaufnahmen fraktaler Folgen. Kupka wusste nichts von fraktaler Geometrie, diese mathematische Disziplin gab es damals noch nicht.

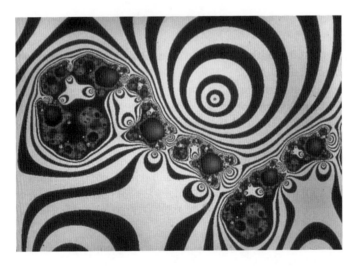

Abb. 20.5: Zur fraktalen Geometrie [10].

20.3 Goethes fraktales Gebirge

Noch einer muss etwas geahnt haben! In Goethes undatierten Aufzeichnungen lesen wir [6]: „... es gibt ein allgemeines Gesetz nach welchem alle materielle Massen sich gestalten, und dieses Gesetz offenbaren uns die Gebirge ... Gestaltung einer Masse setzt ... voraus ... daß sie auf eine entschiedene Weise in ... untereinander ähnliche Teile sich trenne. Das unorganische ist die geometrische Grundlage der Welt ...". Selbstähnliche Mengen, die fraktale Geometrie kennt diesen Begriff: Unterteilt man Punktmengen nach den Gesetzen dieser Disziplin (Abb. 20.6a), unterteilt sie immer weiter, generiert eine unendliche Folge untereinander ähnlicher Teile (Abb. 20.6b/6c), erhält man verblüffende Ergebnisse. Bleibt man im Zweidimensionalen, entstehen Umrisse von Kontinenten, Küstenlinien, Flächen wie man sie in der Natur sehen kann (Abb. 20.6d); sind die Ausgangsmengen dreidimensional, erhält man, je nachdem wie die Rechnung geführt wird, Bilder von Gebirgsformationen und vieles andere mehr [5].

Gebirgskonturen als Resultate mathematischer Prozesse, die unendliche Folgen selbstähnlicher Teile sind! Was Goethes inneres Auge gesehen hat, wissen wir nicht, können uns nur vom Computer nach mathematischen Gesetzen algorithmisch erzeugte Bilder ansehen. Goethes sinnliche Phantasie als Bindeglied zwischen Kunst und Wissenschaft?

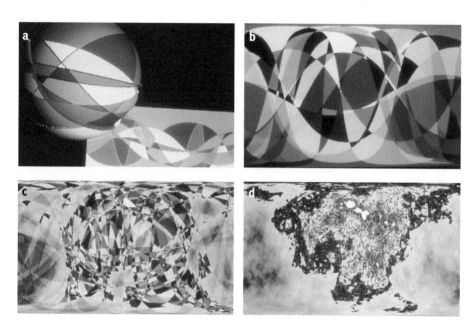

Abb. 20.6: Fraktale Geometrie, Folge von Zerlegungen [5].

20.4 Bilderzeugung im Computer (Virtuelle Welten [7])

Die *neue Archäologie, virtuelle Reisen in die Vergangenheit* ist der Titel eines Buches von Maurizio Forte und Alberto Siliotti [8]. Man sieht die Überreste antiker Kulturen, vertraute Bilder, und daneben Rekonstruktionen dieser Bauwerke – im Rechner erzeugt (Abb. 20.7).

Der Bildgeber bzw. Bilderzeuger ist der Computer. Mit Hilfe der Mathematik lassen sich Bilder der Wirklichkeit berechnen. Das weiß man seit Langem, half aber wenig, weil mathematische Strukturen nicht sichtbar gemacht werden konnten. Heute ist das anders. Das mächtige Hilfsmittel dazu ist der Computer. Aber wie macht er das?

Cluny, das große Kloster in Burgund mit seiner gewaltigen fünfschiffigen Kirche, die über 200 Meter lang war und sieben Türme hatte, war in der französischen Revo-

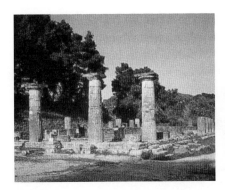 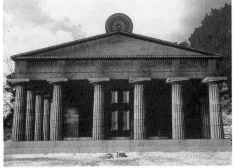

Abb. 20.7: Virtuelle Welten, Rekonstruktion eines antiken Tempels [8].

lution zerstört worden. Im Großrechner wurde die Kirche wieder „aufgebaut". Cramer und Koob haben es in einem Buch dokumentiert [9]: Ein Drahtmodell wird erstellt, die Formen zurückgeführt auf regelmäßige Grundkörper der Geometrie, und durch Vereinigung und Verschneidung werden neue Formen gebildet. Einzelne Bauteile werden zu Bauteilgruppen zusammengefasst, Stützen, Arkaden, Untergarden und Obergarden. Und dann wird alles „zusammengebaut" nach alten, erhalten gebliebenen Plänen.

Die zur Bildherstellung erforderlichen Rechenleistungen sind gewaltig, erst recht, wenn bewegte Bilder erzeugt werden müssen. *Numerische Simulation*, also die explizite Lösung mathematischer Gleichungen und ihre Umsetzung in Bilder auf Computern nach den Gesetzen der Darstellenden Geometrie, ist von immenser Bedeutung für die moderne Wirtschaft, für Schlüsselindustrien wie den Automobil- und Flugzeugbau, die Raumfahrt, die Medizin, die Elektro- und Chemieindustrie. Fortschritte in der industriellen Produktion und Forschung sind ohne numerische Simulation nicht mehr vorstellbar.

20.5 Metamorphose der Pflanzen im Rechner

Auf die Seiten eines Dreiecks setzen wir kleinere Dreiecke, auf deren Seiten noch kleinere und so fort bis ins Unendliche. Schneeflocken sehen (fast) so aus (Abb. 20.8). Noch ein Kuriosum: In ein Quadrat setzen wir kleinere Quadrate, in diese noch kleinere, bis in alle Ewigkeit. Ergebnis? Ein Streckenzug, der ein Quadrat ganz ausfüllt! Die Gesetze, nach denen beide Kurven erzeugt werden, lassen sich in Form einer genauen Berechnungsvorschrift, eines Algorithmus, aufschreiben. Ein Computer kann in Verbindung mit einem Bildschirm die so erzeugten Kurven sichtbar machen.

Goethes Metamorphose der Pflanzen: die Ableitung aller Pflanzen aus einer Urpflanze nach dem Gesetz der Zusammenziehung und der Ausdehnung, versehen mit einer Spiraltendenz in einem Vertikalsystem. So hat Goethe das Pflanzenreich geschaut und sich dafür den Hohn der Zeitgenossen – auch der Nachwelt – eingehandelt. Es hat Goethe tief getroffen, aber Zeit seines Lebens hielt er selbstbewusst an dieser Idee fest: „... wie von einer Leidenschaft eingenommen und getrieben, mich ... durch alles übrige Leben hindurch damit beschäftigen musste ...". Begeistert hatte er schon 1787 aus Rom an Frau von Stein geschrieben: „Die Urpflanze wird das wunderlichste Geschöpf von der Welt ... Mit ... dem Schlüssel dazu kann man ... noch Pflanzen ins Unendliche erfinden, ... die, wenn sie auch nicht existieren, ... eine innerliche Wahrheit und Notwendigkeit haben." Mathematische Wissenschaften liefern einen solchen Schlüssel. Der Schlüssel: Computerprogramme, in denen „Zusammenziehung", „Ausdehnung", „Drehung", „Spiraltendenz" und anderes durch geometrische Transformationen algorithmisch mit größter Geschwindigkeit und in großer Mannigfaltigkeit erzeugt werden. Durch Festlegung von Eingangsparametern, Einsetzen von Zahlenkombinationen, erzeugt das Programm Gebilde, die wie natürliche Pflanzen aussehen. Ändert man die Eingangsparameter, erhält man neue Pflanzen [10–12]. Durch Variation dieser Parameter wird eine unübersehbare Fülle botanischer Objekte erzeugt, Pflanzengestalten, eine virtuelle künstliche Welt aus dem Rechner – die „materialisierte" Idee der Urpflanze (Abb. 20.9).

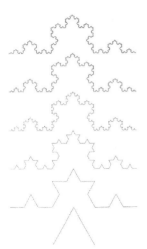 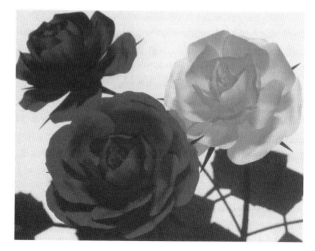

Abb. 20.8: Die Koch-Kurve.   **Abb. 20.9:** Virtuelle Pflanzen aus dem Computer [10, 12].

20.6 Leben der Sonne

Sterne werden wie wir selbst geboren. Im Orionnebel blicken wir in eine der Werkstätten der Schöpfung; dort werden gerade neue Sterne, neue Sonnen, erschaffen. Sterne sind aber auch sterblich – wie wir selbst. Große Sterne explodieren am Ende ihres Lebens mit unvorstellbarer Gewalt in gleißender Lichtfülle. Die vom Explosionsherd ausgehenden Schockwellen rasen dann für Jahrtausende durch das Weltall, verdichten dort vorhandene Materie und leiten die Geburt neuer Sterne ein. Auch die Sonne und die Erde verdanken mit großer Wahrscheinlichkeit ihr Leben der Explosion eines Riesensterns, die vor unendlichen Zeiten stattgefunden hat. Im Sternbild des Orion sehen wir einen sterbenden Stern, eine sterbende Sonne, die Beteigeuze.

Kein Stern ist uns so wichtig wie die Sonne. „Ihr Anblick gibt den Engeln Stärke" lässt Goethe den Erzengel Raphael die Sonne preisen [13].

Tief im Sonneninnern wird Wasserstoff zu Helium „verbrannt", dabei entsteht Energie in Form kurzwelliger Röntgenstrahlung; auf dem langen, Jahrmillionen dauernden Weg zur Sonnenoberfläche wird sie in Licht und Wärme umgewandelt. In jeder Sekunde lösen sich 4 Mio. Tonnen Materie in Strahlung auf, und in jeder Sekunde wird die Sonne um 4 Mio. Tonnen leichter. Aber die Sonne ist so riesig, selbst nach Milliarden Jahren ist der Verlust für sie klein. Der nach außen wirkende Gasdruck und die nach innen ziehende Gravitationskraft halten die Sonne im stabilen Gleichgewicht.

Die Sonne: Ein gigantischer, aus ionisiertem Wasserstoff und Helium bestehender, frei im Raum schwebender und sich selbst regulierender Kernfusionsreaktor, der von seiner eigenen Schwerkraft zusammengehalten wird.

Das Leben eines Sterns lässt sich durch ein System von partiellen Differentialgleichungen beschreiben und die Lösungen Druck, Temperatur, Leuchtkraft, Masse, chemische Häufigkeiten usw. als Funktionen von Ort und Zeit berechnen. Wir lösen die zugehörigen Differentialgleichungen für die Sonne. Ein hochnichtlineares System von partiellen Differentialgleichungen vom parabolischen Typus, vollständig hingeschrieben füllen sie mehrere Seiten. Es ist ein freies Randwertproblem mit drei freien (beweglichen) Rändern. Das Leben der Sonne, vom Zünden der Kernfusion vor etwa viereinhalb Mrd. Jahren bis zu ihrem Ende in etwa siebeneinhalb Mrd. Jahren kann man im Rechner abbilden. Leben wird die Erde noch eineinhalb Mrd. Jahre tragen können, eine unendlich lange Zeit, dann wird es so heiß werden, dass die Weltmeere verdampfen. Die Sonne wird noch weitere sechs Mrd. Jahre leuchten, vor ihrem Ende wird sie sich zu einem rötlich leuchtenden Riesenstern ausdehnen, der – von der Erde aus gesehen – fast den halben Himmel einnehmen und so groß wie die Merkurbahn sein wird. Die Sonne wird dann in rascher Folge ihre Gashülle abstoßen, sich zusammenziehen, sich wieder ausdehnen, erneut Gasmassen abstoßen …, ein planetarer Gasnebel bildet sich, der bald im Weltraum entschwindet und einen winzigen, aber sehr schweren, langsam verlöschenden Zwergstern zurücklässt. Ein cm^3 Materie von ihm wiegt etwa 12 Tonnen.

Wäre die Sonne nur wenig größer, würde sie, die Lösungen der mathematischen Gleichungen zeigen es, so schnell brennen, dass sich kein Leben auf einem Planeten entwickeln könnte. Bei nur 20 % größerem Durchmesser, nicht sehr viel also, wäre schon nach einer Mrd. Jahren alles vorbei und … wenn die Sonne zehnmal so viel Masse hätte, wäre schon nach ein paar Millionen Jahren – Millionen, nicht Milliarden! – aller Brennstoff der Sonne verpufft. Wäre die Sonne kleiner, wäre es besser, aber sie würde jetzt nicht heiß genug sein und die Planeten müssten sie dichter umkreisen, wären dann intensiver (Röntgen)Strahlung ausgesetzt und mächtige Gezeiten würden auf ihnen toben, für das Leben höchst gefährlich, es hätte sich gar nicht entwickeln können. – Wer hätte die Sonne besser bauen können?

20.7 Literatur und Anmerkungen

[1] Fichtner R: Die verborgene Geometrie in Raffaels Schule von Athen. Deutsches Museum, München 1984.
[2] Thom R: Stabilité Structurelle et Morphogenèse. Paris 1972.
[3] Descharnes R, Néret G: Salvador Dalí. Benedikt Taschen Verlag, Köln 1993.
[4] Kosinsky D, Anděl J: František Kupka. Die abstrakten Farben des Universums. Verlag Gerd Hatje, Ostfildern-Ruit 1998.
[5] Peitgen HO, Saupe D: The Science of Fractal Images. Springer, Heidelberg 1988.
[6] Wahrscheinlich um 1817 entstanden: Goethe JW: Werke. Band 11.2. Carl Hanser Verlag, München 1985, 550.
[7] Virtuell oder virtual: vom mittellateinischen virtualis, der Kraft nach vorhanden, aber noch nicht wirklich.
[8] Forte M, Siliotti A: Die neue Archäologie. Virtuelle Reisen in die Vergangenheit. Lübbe Verlag, Köln 1997.
[9] Cramer H, Koob M: Cluny. Architektur als Vision. Edition Braus, Berlin 1993.
[10] Lintermann B, Deussen O: Interactive modelling and animation of branching botanical structures. Computer Animation and Simulation. Springer-Verlag, Wien-New York 1996, 139–151.
[11] Pflanzenmodellierprogramm siehe unter http://www.greenworks.de (28.08.2012).
[12] Prusinkiewicz P, Lindenmayer A: The Algorithmic Beauty of Plants. Springer, New York 1990.
[13] Goethe JW: Faust. Vers 247.

Teil VII: **Anhang**

21 Autorenverzeichnis

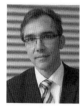

Prof. Dr. rer. nat. Jürgen Popp

Jahrgang 1966, ist Direktor des Instituts für Physikalische Chemie der Friedrich-Schiller-Universität Jena und Wissenschaftlicher Direktor des Instituts für Photonische Technologien e. V. Jena.

Studium der Chemie an den Universitäten Erlangen und Würzburg, Promotion 1996 an der Universität Würzburg. Als DFG-Stipendiat für ein Jahr an der Yale University, New Haven/USA. 2001 Habilitation in Physikalischer Chemie an der Universität Würzburg. 2002 Ruf auf einen Lehrstuhl für Physikalische Chemie an die Friedrich-Schiller-Universität Jena. Seit 2006 Wissenschaftlicher Direktor des Instituts für Photonische Technologien e. V. Jena. Sprecher des BMBF-Forschungsschwerpunktes Biophotonik, Koordinator des Europäischen Exzellenznetzwerkes „Photonics-4Life". Herausgeber der Zeitschrift „Journal of Biophotonics". Seit 2009 „Fellow of the Society for Applied Spectroscopy" und seit 2012 „SPIE fellow".

Institut für Photonische Technologien e. V.
Postfach 100239, 07702 Jena
Tel.: +49 (0)3641/20 63 00
E-Mail: juergen.popp@ipht-jena.de
www.ipht-jena.de
www.iccas.de

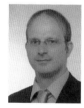

Dr. rer. med. Thomas Neumuth

Jahrgang 1975, ist Wissenschaftlicher Direktor am Innovation Center Computer Assisted Surgery (ICCAS) in Leipzig.

1997–2001 Studium des Wirtschaftsingenieurwesen an der HTWK Leipzig. 2001–2005 Studium Automatisierungstechnik an der HTWK Leipzig. 2009 Promotion an der Universität Leipzig. Seit 2007 Geschäftsführer der Scientific Workflow Analysis GmbH Leipzig (SWAN). 2008–2010 Leiter der Arbeitsgruppe „Workflow and Knowledge Management" am ICCAS Leipzig. Seit 2011 Wissenschaftlicher Direktor der Arbeitsgruppe „Modellbasierte Automation und Integration" am ICCAS Leipzig.

Universität Leipzig, Innovation Center Computer Assisted Surgery (ICCAS)
Semmelweisstraße 14, 04103 Leipzig
Tel.: +49 (0)341/971 20 10
E-Mail: thomas.neumuth@iccas.de
www.iccas.de

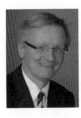

Prof. Dr. med. Peter Mildenberger

Jahrgang 1958, ist Radiologe in der Klinik für Diagnostische und Interventionelle Radiologie der Universitätsmedizin Mainz.
1977–1983 Studium der Medizin an der Johannes Gutenberg-Universität Mainz. 1991 Facharzt für Radiologie. 1988 Abschluss der Habilitation. 2004–2008 Forschungspartner in verschiedenen nationalen und internationalen Projekten, u. a. Kooperationspartner für Mainz im VICORA-Projekt (Koordination MeVis, Bremen). Vorsitzender der AG Informationstechnologie der Deutschen Röntgengesellschaft. 2002–2008 User Co-Chair des DICOM Standards Committee. 2008–2011 Chairman des ICT Subcommittee der European Society of Radiology (ESR). Chairman des ESR Subcommittee on Management in Radiology seit März 2011. Mitglied des Executive Board von IHE-Europe seit 2010. Gutachter für die DFG und diverse Fachzeitschriften. Aktuelle Forschungsschwerpunkte sind die kardio-vaskuläre Bildbgebung, Einsatzmöglichkeiten von „eLearning" in der Ausbildung von Studenten und in der Weiterbildung sowie die digitale Bildverarbeitung (PACS, CAD, Kompression, Teleradiologie).

Universitätsmedizin der Johannes Gutenberg-Universität Mainz
Klinik und Poliklinik für Diagnostische und Interventionelle Radiologie
Langenbeckstraße 1, 55131 Mainz
Tel.: +49 (0)6131/17 71 26
E-Mail: peter.mildenberger@unimedizin-mainz.de
www.uni-mainz.de/FB/Medizin/Radiologie

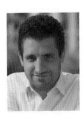

Dipl.-Phys. Sven Arnold

Jahrgang 1974, ist geschäftsführender Gesellschafter der LOCALITE GmbH in St. Augustin bei Bonn.
1994–2000 Studium der Physik an der Universität Bonn. 2001–2005 Wissenschaftlicher Mitarbeiter am Institut für Angewandte Informationstechnik der Gesellschaft für Mathematik und Datenverarbeitung/Fraunhofer-Gesellschaft. Industrie- und Forschungsprojekte u. a. auf den Gebieten Scientific Datamanagement für High Content Screening und Chirurgische Navigation. Entwicklung des navigierten 3D-Ultraschall für die Kopf- und Leberchirurgie.
Seit 2006 Geschäftsführer der LOCALITE GmbH. Entwicklung und Vertrieb von chirurgischen Planungs- und Assistenzsystemen.

LOCALITE GmbH
Schloss Birlinghoven, 53757 Sankt Augustin
Tel.: +49 (0)2241/14 21 74
E-Mail: info@localite.de
www.localite.de

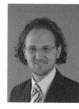

Prof. Dr. sc. hum. Werner Korb

Jahrgang 1975, ist Stiftungsprofessor für Simulation und Ergonomie in der operativen Medizin an der Hochschule für Technik, Wirtschaft und Kultur (HTWK) Leipzig und Wissenschaftlicher Direktor der Forschungsgruppe „Innovative Surgical Training Technologies" (ISTT) am Forschungszentrum der HTWK Leipzig.
1995–2000 Studium der Technischen Mathematik/Computerwissenschaften an der Technischen Universität Wien/Österreich. 2000–2002 Wissenschaftlicher Mitarbeiter am Deutschen Krebsforschungszentrum in Heidelberg und 2002–2005 an der Klinik für Mund-Kiefer-Gesichtschirurgie des Universitätsklinikums Heidelberg. 2005 Promotion in Medizinischer Informatik/Medizinische Physik an der Universität Heidelberg. 2005–2010 Nachwuchsgruppenleiter am Innovation Center Computer Assisted Surgery (ICCAS) der Universität Leipzig. Seit 2010 wissenschaftlicher Direktor am ISTT. Seit 2011 Stiftungsprofessur an der Fakultät Elektrotechnik und Informationstechnik der HTWK Leipzig. Forschungsschwerpunkte: Computerassistierte Chirurgie, Chirurgierobotik, Mensch-Maschine-Interaktion, Ergonomie und mechatronische Simulationssysteme in der Chirurgie. Mitglied in mehreren Fachgesellschaften und Ausschüssen im Bereich Ergonomie und biomedizinischer Technik, u. a. im Wissenschaftlichen Beirat der Deutschen Gesellschaft für Biomedizinische Technik (DGBMT).

Innovative Surgical Training Technologies (ISTT)
Forschungszentrum der HTWK Leipzig
Postfach 30 11 66, 04251 Leipzig
Tel.: +49 (0)341/30 76 31 01
E-Mail: korb@istt.htwk-leipzig.de
www.istt.htwk-leipzig.de

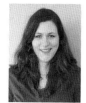

Dipl.-Inform. Julia Benzko

Jahrgang 1981, ist Wissenschaftliche Mitarbeiterin und Promotionsstudentin am Lehrstuhl für Medizintechnik der RWTH Aachen.
2001–2008 Studium der Informatik an der Universität Karlsruhe (TH), 2005–2006 Auslandsstudium an der Chalmers University, Göteborg/Schweden. Seit 2008 Wissenschaftliche Mitarbeiterin und Promotionsstudentin am Lehrstuhl für Medizintechnik der RWTH Aachen.

RWTH Aachen, Helmholtz-Institut für Biomedizinische Technik,
Lehrstuhl für Medizintechnik
Pauwelsstraße 20, 52074 Aachen
Tel.: +49 (0)241/802 38 68
E-Mail: benzko@hia.rwth-aachen.de
www.meditec.hia.rwth-aachen.de

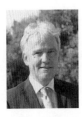

Prof. Dr.-Ing. Klaus Radermacher

Jahrgang 1964, ist Universitätsprofessor für Medizintechnik in der Fakultät für Maschinenwesen der RWTH Aachen und Mitglied des Direktoriums des Helmholtz-Instituts für Biomedizinische Technik der RWTH Aachen.
1983–1988 Maschinenbaustudium an der TH Darmstadt. 1988–1990 Studium der Humanmedizin an der Johannes Gutenberg-Universität Mainz (Physikum 1990). 1999 Promotion am Fachbereich Maschinenwesen der RWTH Aachen. 1988–1990 Mitarbeiter am Institut für Arbeitswissenschaft der TH Darmstadt. 1990–2001 Mitarbeiter der Forschungsgesellschaft für Biomedizinische Technik e. V. (Aachen) in den Arbeitsbereichen Ergonomie, Biomechanik und Aufbau des neuen Bereiches Chirurgische Therapietechnik. 2001–2005 Leiter der Arbeitsgruppe Chirurgische Therapietechnik an der Medizinischen Fakultät der RWTH Aachen. 2001–2005 Gründungsvorstand der SurgiTAIX AG, Aachen (jetzt Herzogenrath). Seit 2005 W3-Professur für Medizintechnik in der Fakultät für Maschinenwesen der RWTH Aachen und Mitglied des Direktoriums des Helmholtz-Instituts für Biomedizinische Technik der RWTH Aachen. Seit 2008 Vorstandsvorsitzender des Centrums für Medizinproduktergonomie und -gebrauchstauglichkeit (CeMPEG gem. e. V.).

**RWTH Aachen, Helmholtz-Institut für Biomedizinische Technik
Lehrstuhl für Medizintechnik**
Pauwelsstraße 20, 52074 Aachen
Tel.: +49 (0)241/802 38 73
E-Mail: meditec@hia.rwth-aachen.de
www.meditec.rwth-aachen.de

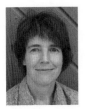

Dr. rer. nat. Marion Jürgens

Jahrgang 1969, ist Wissenschaftliche Mitarbeiterin am Institut für Photonische Technologien e. V. in Jena.
Studium der Chemie an den Universitäten Münster, Kassel und der TU München, 1998 Promotion. 1998–2004 zunächst Wissenschaftliche Redakteurin, dann Leiterin Marketingkommunikation bei der Bruker Daltonik GmbH, Bremen/Leipzig. 2006–2007 Fernstudium Fachjournalismus an der Deutschen Fachjournalistenschule, Abschluss als Fachjournalistin DFJS. 2007–2010 Wissenschaftliche Mitarbeiterin an der Universität Jena, Öffentlichkeitsarbeit für den BMBF-Forschungsschwerpunkt Biophotonik. Seit 2012 Wissenschaftliche Mitarbeiterin am IPHT Jena.

Institut für Photonische Technologien e. V.
Postfach 100239, D-07702 Jena
Tel.: +49 (0)36628/95 57 48
E-Mail: marion.juergens@ipht-jena.de
www.ipht-jena.de

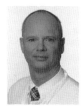

Prof. Dr. med. Dr. h. c. Jörg Schipper

Jahrgang 1963, ist Direktor der Universitäts-HNO-Klinik der Heinrich-Heine-Universität Düsseldorf.
1983–1989 Studium der Medizin an der Rheinischen Friedrich-Wilhelms-Universität Bonn, 1990 Promotion. 1994 Facharzt für Hals-Nasen-Ohren-Heilkunde, 1996–2006 Klinischer und Leitender Oberarzt an der Universitäts-HNO-Klinik Freiburg, 1999 Habilitation an der Albert-Ludwigs-Universität Freiburg. 2004 Vorstand der Spanisch-Deutschen Gesellschaft für HNO. Seit 2006 C4-/W3-Professur für HNO an der Universität Düsseldorf, 2008 Erteilung der Ehrendoktorwürde der Universität Ufa/Baschkirien. Seit 2009 Präsident der Deutschen Gesellschaft für Computer- und Roboterassistierte Chirurgie (CURAC), 2009 Vorstandsmitglied der Deutschen Gesellschaft für Schädelbasischirurgie (DGSB), 2012 Vizepräsident der MEDICA e.V.

Universitätsklinikum Düsseldorf, Hals-Nasen-Ohren-Klinik
Moorenstraße 5, 40225 Düsseldorf
Tel.: +49 (0)211/811 75 70
E-Mail: eschenbruch@med.uni-duesseldorf.de
http://hno-duesseldorf.eu

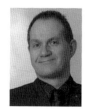

PD Dr.-Ing. Thomas Wittenberg

Jahrgang 1964, ist Leitender Wissenschaftler (Chief Scientist) und Leiter der Gruppe „Biomedizinische Forschung" am Fraunhofer-Institut für Integrierte Schaltungen IIS in Erlangen.
Bis 1992 Studium der Informatik an der Christopher Newport University, Newport News/USA und der Friedrich-Alexander-Universität Erlangen-Nürnberg. 1992–1993 Wissenschaftlicher Mitarbeiter, Fraunhofer IIS, Erlangen. 1993–1999 Wissenschaftlicher Assistent an der HNO-Klinik Erlangen. 1998 externe Promotion am Lehrstuhl für Technische Elektronik, Universität Erlangen. 1999–2009 Gruppenleiter „Medizinische Bildverarbeitung", Fraunhofer IIS, Erlangen. Seit 2008 stellvertretender Abteilungsleiter „Bildverarbeitung und Medizintechnik", Fraunhofer IIS. Seit 2009 Leitender Wissenschaftler und Gruppenleiter „Biomedizinische Forschung", Fraunhofer IIS. 2006–2011 stellvertretender Leiter des Fachausschusses „Medizinische Bild- und Signalverarbeitung" der GMDS, seit 2008 Gastwissenschaftler bei The Hopkins University, Baltimore/USA, seit 2010 Fachausschussleiter bei der DGBMT.

Fraunhofer-Institut für Integrierte Schaltungen IIS, Abteilung Bildverarbeitung und Medizintechnik
Am Wolfsmantel 33, 91058 Erlangen
Tel.: +49 (0)9131/776 73 30
E-Mail: thomas.wittenberg@iis.fraunhofer.de
www.iis.fraunhofer.de/med

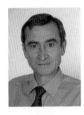

Prof. Dr. med. Hubertus Feußner

Jahrgang 1954, ist stellvertretender Klinikdirektor der Chirurgischen Klinik und Poliklinik des Klinikums rechts der Isar der Technischen Universität München. 1973–1979 Studium der Humanmedizin an der Philipps-Universität Marburg. 1982 Promotion, 1989 Facharzt für Chirurgie. 1981–1983 tätig an der Heinz Kalk-Klinik Bad Kissingen, seit 1983 an der Chirurgischen Klinik und Poliklinik des Klinikums rechts der Isar der Technischen Universität München. Sein klinischer Schwerpunkt liegt auf dem Gebiet der minimal-invasiven Chirurgie, zu deren Einführung er in den frühen 1990er Jahren maßgeblich beigetragen hat. Gründer und klinischer Leiter des seit 1999 bestehenden Instituts für Minimal-invasive Interdisziplinäre therapeutische Intervention (MITI), in dem Chirurgen, Ingenieure, Gastroenterologen und Radiologen gemeinsam innovative Techniken und Verfahren für die klinische Anwendung entwickeln. Mitglied zahlreicher medizinischer und ingenieurwissenschaftlicher Fachgesellschaften. Er ist Vorsitzender der Sektion für Computer- und Telematik-assistierte Chirurgie der Deutschen Gesellschaft für Chirurgie.

Klinikum rechts der Isar der TU München, Chirurgische Klinik und Poliklinik
Ismaninger Straße 22, 81675 München
Tel.: +49 (0)89/41 40 20 30
E-Mail: hubertus.feussner@tum.de
www.chir.med.tu-muenchen.de

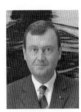

Prof. Dr. med. Dr. iur. Christian Dierks

Jahrgang 1960, ist Rechtsanwalt, Fachanwalt für Sozialrecht und Medizinrecht sowie Facharzt für Allgemeinmedizin in der Anwaltssozietät Dierks + Bohle in Berlin.
Studium der Humanmedizin an den Universitäten Regensburg, Hamburg und Kapstadt und der Rechtswissenschaften in Regensburg und München. Promotion zum Dr. med. und zum Dr. iur. 1994 Zulassung als Rechtsanwalt, 1999 Habilitation in Gesundheitssystemforschung an der Charité Berlin. Lehre: Gesundheitssystemforschung am Zentrum für Human- und Gesundheitswissenschaften der Charité Berlin. Spezialgebiete: Recht der gesetzlichen Krankenversicherung, Arzneimittelrecht und Telemedizinrecht. Generalsekretär der Deutschen Gesellschaft für Medizinrecht (DGMR).

Rechtsanwälte Dierks + Bohle
Walter-Benjamin-Platz 6, 10629 Berlin
Tel.: +49 (0)30/327 78 70
E-Mail: office@db-law.de
www.db-law.de

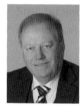

Prof. Dr. med. Franz Porzsolt

**Jahrgang 1946, ist Leiter des Fachgebietes Gesundheitsökonomie/
Klinische Ökonomik an der Universität Ulm.**
1967–1973 Studium der Humanmedizin an der Philipps-Universität in Marburg. Facharzt für Innere Medizin mit dem Schwerpunkt Hämatologie/Internistische Onkologie. 1984 Habilitation im Fach Innere Medizin. 1985–1993 Oberarzt der Abteilung Hämatologie und internistische Onkologie, 1993–1995 geschäftsführender Oberarzt der Medizinischen Universitätsklinik Ulm. 1995 Gründung der Arbeitsgruppe Klinische Ökonomik. 1996 Mitglied des Centers for Evidence-Based Medicine, Oxford/UK. 2005 Visiting Professor an der Mayo Clinic, Rochester/USA, 2008 Leitung der Projektgruppe Kosten-Nutzen-Bewertung. Seit 2009 Visiting Professor an der Universidade Federal Fluminense in Niterói/RJ/Brasilien. 2011 Mitglied im Lenkungskreis des Nationalen Strategieprozesses „Medizintechnik". Seit 2011 Aufbau einer Arbeitsgruppe Versorgungsforschung an der Universität Ulm.

**Universität Ulm, Klinische Ökonomik am Institut für Geschichte,
Theorie und Ethik in der Medizin**
Frauensteige 6, 89075 Ulm
Tel.: +49 (0)731/50 03 99 19
E-Mail: franz.porzsolt@uniklinik-ulm.de
www.uniklinik-ulm.de

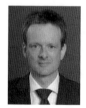

Dr. rer. nat. Cord Schlötelburg

**Jahrgang 1969, ist Geschäftsführer der Deutschen Gesellschaft
für Biomedizinische Technik (DGBMT) im VDE.**
Studium der Biotechnologie mit Schwerpunkt Bioverfahrenstechnik an der Technischen Fachhochschule Berlin. Promotion auf dem Gebiet der molekularen Mikrobiologie am Institut für Mikrobiologie und Hygiene des Universitätsklinikums Charité der Humboldt-Universität zu Berlin. Danach bis 2002 Wissenschaftlicher Mitarbeiter an der Charité – Universitätsmedizin Berlin. 2002–2009 Berater bei der VDI/VDE-IT GmbH in Berlin für unterschiedliche Innovationsfragestellungen im Kontext von Biotechnologie und Medizintechnik: 2004–2007 Leitung des Kompetenzfeldes Life Sciences des VDI/VDE-IT. 2007–2009 Senior Manager des Instituts für Innovation und Technik des VDI/VDE-IT. Seit 2010 Geschäftsführer der Deutschen Gesellschaft für Biomedizinische Technik (DGBMT) im VDE.

Deutsche Gesellschaft für Biomedizinische Technik im VDE
Stresemannallee 15, 60596 Frankfurt am Main
Tel.: +49 (0)69/630 82 08
E-Mail: dgbmt@vde.com
www.vde.com/dgbmt

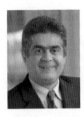

Prof. Dr. Nassir Navab

Jahrgang 1946, ist Inhaber des Lehrstuhls für Informatikanwendungen in der Medizin & Augmented Reality der Technischen Universität München.
1983–1985 Studium der Mathematik und Physik an der Universität Nizza/Frankreich. 1985–1988 Studium der Computerwissenschaften an der University of Technology of Compiègne/Frankreich. 1988–1993 Promotionsstudium am Institut National de Recherche en Informatique et en Automatique, Paris/Frankreich. 1993–1994 Postdoc am MIT in Boston/USA. 1994–2003 in verschiedenen Funktionen am Siemens Corporate Research (SCR) tätig: 1997–1998 Senior Member of Technical Staff, 1989–2002 Projektleiter für Augmented Reality. 2005–2007 im Vorstand des Zentralinstituts für Medizintechnik der Technischen Universität München (IMETUM). Seit 2007 Inhaber des Lehrstuhls für Informatikanwendungen in der Medizin & Augmented Reality der Technischen Universität München.

Technische Universität München,
Lehrstuhl für Informatikanwendungen in der Medizin und Augmented Reality
Boltzmannstraße 3, 85748 Garching bei München
Tel.: +49 (0)89/28 91 70 57
E-Mail: navab@cs.tum.edu
www.cs.tum.edu

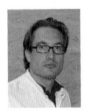

Dr. med. Dirk Wilhelm

Jahrgang 1973, ist Oberarzt für Allgemeinchirurgie am Klinikum rechts der Isar der Technischen Universität München.
1994–1995 Studium der Elektrotechnik an der Universität Karlsruhe. 1995–2001 Studium der Humanmedizin an der Universität Mainz und der Technischen Universität München. 2000 Gründungsmitglied der Arbeitsgemeinschaft Minimalinvasive Therapie und Intervention MITI am Klinikum rechts der Isar. 2001–2003 Arzt im Praktikum und 2003–2007 Assistenzarzt an der Chirurgischen Klinik des Klinikums rechts der Isar, 2007 Facharzt für Allgemeinchirurgie. Seit 2008 Sektionsleiter Telematik/Navigation der CTAC der Deutschen Gesellschaft für Chirurgie, 2010 Konsiliararzt Benediktus Krankenhaus Feldafing, seit 2007 MPG- und POCT-Beauftragter der Chirurgischen Klinik, 2010 Weiterbildungsbeauftragter der Chirurgischen Klinik, seit 2011 Oberarzt der Chirurgischen Klinik des Klinikums rechts der Isar. 2012 Zusatzbezeichnung Intensivmedizin.

TU München, Klinikum rechts der Isar, Chirurgische Klinik und Poliklinik
Ismaninger Straße 22, 81675 München
Tel.: +49 (0)89/41 40 21 95
E-Mail: wilhelm@chir.med.tu-muenchen.de
www.chir.med.tu-muenchen.de

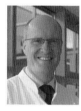
Prof. Dr. med. Andreas Dietz

Jahrgang 1962, ist Professor für Hals-Nasen-Ohrenheilkunde und Direktor der HNO-Universitätsklinik Leipzig.
1985–1991 Studium der Humanmedizin an den Universitäten in Budapest, Giessen und Heidelberg. 1991–1995 Facharztausbildung an der HNO-Universitätsklinik Heidelberg, dort 1995–2004 Oberarzt und Leiter der Sektion Onkologie. 2000 Habilitation. 2004 Ruf auf Lehrstuhl HNO der Universitätsklinik Leipzig. 2009 Ernennung zum medizinisch wissenschaftlichen Leiter des Departments für Kopf- und Zahnmedizin Universitätsklinik Leipzig. 2010 Ernennung zum Direktor der IRDC Academy Leipzig. Vorstandsmitglied ICCAS Leipzig, 2010 Wahl zum Vorsitzenden der Arbeitsgemeinschaft Onkologie der Deutschen Gesellschaft für HNO-Heilkunde, Kopf- und Halschirurgie, 2012 Ernennung zum Vorsitzenden der AHMO (Arbeitsgemeinschaft HNO, MKG) der Deutschen Krebsgesellschaft (DKG). Autor bzw. Coautor von über 300 pubmed gelisteten Originalarbeiten. Ehrenmitgliedschaften der Königlich Belgischen HNO-Gesellschaft, der Indischen Kopf-Hals-Krebsgesellschaft und der Österreichischen HNO-Gesellschaft.

Universitätsklinik Leipzig
Klinik und Poliklinik für Hals-, Nasen-, Ohrenheilkunde/Plastische Operationen
Liebigstraße 10, 04103 Leipzig
Tel.: +49 (0)341/972 17 00
E-Mail: andreas.dietz@medizin.uni-leipzig.de
http://hno.uniklinikum-leipzig.de

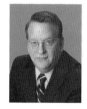
Prof. Dr. Leonard Berliner, MD

Jahrgang 1950, ist Leiter der Interventionellen Radiologie der Radiologischen Abteilung im New York Methodist Hospital.
1972–1976 Studium der Humanmedizin an der State University New York, 1977 Medical Degree vom Downstate Medical Center New York. 1977–1980 Tätigkeit in der Radiologischen Abteilung des New York University Medical Centers (NYMC). 1981 Facharzt für Diagnostische Radiologie. 1981–2005 im Staten Islands University Hospital in verschiedenen Funktionen tätig, zuletzt als Vizedirekor im Image Guided Surgery Program. 2005 Leitung der Interventionellen Radiologie im St. John's Queens Hospital. Seit 2005 Leiter der Interventionellen Radiologie am New York Methodist Hospital. Deputy Editor des International Journal of Computer Assisted Radiology and Surgery.

New York Methodist Hospital, Department of Radiology
506 Sixth Street, Brooklyn, N. Y. 11215, USA
Tel.: +1 (0)718/780 58 25
E-Mail: leonardb@aol.com
www.nym.org

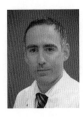

Prof. Dr. med. Gero Strauß

Jahrgang 1971, ist Chefarzt der ACQUA Klinik Leipzig sowie Vorstand für Entwicklung und Geschäftsführung des ICCAS an der Medizinischen Fakultät der Universität Leipzig.
1991–1996 Studium der Humanmedizin an der Universität Leipzig. 1997–1999 Arzt im Praktikum an der Klinik und Poliklinik für HNO-Heilkunde/Plastische Operationen des Universitätsklinikums Leipzig. 1999 Promotion an der Universität Leipzig. 2003 Facharzt für HNO-Heilkunde. 1999–2004 Schriftführer der Interdisziplinären Arbeitsgruppe Bildgestützte Chirurgische Navigation und Medizinische Robotik (IGSN) an der Medizinischen Fakultät der Universität Leipzig. Seit 2000 Mitarbeit im Zentrum für Schädelbasischirurgie der Universität Leipzig. 2002 Tagungssekretär der Gründungsveranstaltung der CURAC in Leipzig. Seit 2003 Oberarzt der Klinik und Poliklinik für HNO-Heilkunde/Plastische Operationen des Universitätsklinikums Leipzig. Seit 2004 Vorstandsmitglied des BMBF-Innovation Center Computer Assisted Surgery (ICCAS). 2006 Habilitation im Fach Hals-Nasen-Ohrenheilkunde. 2011 Chefarzt ACQUA Klinik Leipzig. 2012 Vorstand für Entwicklung und Geschäftsführung ICCAS, Medizinische Fakultät der Universität Leipzig.

Universität Leipzig, Medizinische Fakultät, ICCAS
Semmelweisstraße 14, 04103 Leipzig
Tel.: +49 (0)341/33 73 31 60
E-Mail: gero.strauss@medizin.uni-leipzig.de
www.irdc-leipzig.de

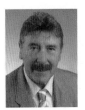

Prof. Dr. rer. nat. Dr. h. c. mult. Roland Z. Bulirsch

Jahrgang 1932, ist Professor Emeritus an der Technischen Universität München (TUM) und Mitglied der Bayrischen Akademie der Wissenschaften.
1954–1959 Studium der Mathematik und Physik an der Universität und der Technischen Hochschule München. 1961 Promotion, 1966 Habilitation. 1967–1969 Associate Professor an der University of California, San Diego/USA. 1969–1973 ord. Professor für Angewandte Mathematik an der Universität zu Köln. Seit 1973 ord. Professor für Höhere und Numerische Mathematik an der TU München. Diverse Mitgliedschaften, seit 1990 ord. Mitglied der Bayrischen Akademie der Wissenschaften. 1998–2001 Senator der TUM. Mitherausgeber diverser mathematischer Fachzeitschriften. Zahlreiche Ehrungen, u. a. Bayrischer Maximiliansorden für Wissenschaft und Kunst.

Technische Universität München, Zentrum Mathematik (M2)
Boltzmannstraße 3, 85748 Garching bei München
Tel.: +49 (0)89/28 91 74 61
E-Mail: roland@bulirsch.eu
www.bulirsch.eu

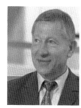

Prof. Dr.-Ing. Heinz U. Lemke

Jahrgang 1941, ist Research Professor für Radiologie an der USC in Los Angeles und Gastprofessor für Computerassistierte Chirurgie an der Universität Leipzig. 1966–1970 Studium der Computer Science an den Universitäten London und Cambridge, 1970 Promotion. 1974–2006 Professur für Informatik (Computer Graphics and Computer Assisted Medicine) an der TU Berlin. Mitgründer und Vorstandsmitglied der „International Society of Computer-aided Surgery (ISCAS)" und der „Deutschen Gesellschaft für Computer- und Roboter-Assistierte Chirurgie (CURAC)". Mitherausgeber bzw. im Wissenschaftlichen Beirat folgender Fachzeitschriften: Journal of Digital Imaging, Diagnostic Imaging Europe, IEEE Transactions on Information Technology in Biomedicine, Academic Radiology, IJCARS. Gastprofessuren in den USA, Japan, China, Ägypten und der Schweiz. Ehrenmitgliedschaft verschiedener internationaler Gesellschaften, u. a. des British Institute of Radiology. Gründer und Organisator der Kongress-Serie „CARS". Seit 2006 Research Professor of Radiology an der University of Southern California, Los Angeles/USA.

University of Southern California Los Angeles (USA) and IFCARS Office
Im Gut 15, 79790 Küssaberg
Tel.: +49 (0)7742/914 40
E-Mail: hulemke@cars-int.de
www.cars-int.de; www.iccas.de

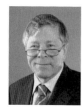

Prof. Dr. rer. nat. Wolfgang Niederlag

Jahrgang 1945, ist Abteilungsleiter im Krankenhaus Dresden-Friedrichstadt.
1964–1969 Studium der Physik an der Technischen Universität Dresden (TUD), 1969–1972 Forschungsstudium, 1973 Promotion, 1972–1976 Wissenschaftlicher Mitarbeiter. 1984 Fachphysiker für Medizin. Seit 1976 im Krankenhaus Dresden-Friedrichstadt tätig, 1976–1979 Klinikphysiker, 1979–1990 Leiter der Forschungsgruppe Biosignalgewinnung, seit 1990 Aufbau und Leitung der Abteilung Zentraler Klinikservice. Lehraufträge an der TUD, der Hochschule Mittweida, der Dresden International University und der BA Bautzen. 2010 Honorarprofessur an der Hochschule Mittweida. Gründung und Sprecher der Fachausschüsse Telemedizin sowie Medizintechnik und Gesellschaft der Deutschen Gesellschaft für Biomedizinische Technik (DGBMT), seit 2010 im Vorstand der DGBMT. Mitglied im Expertenrat AAL beim BMBF. Mitherausgeber bzw. im Editorial Board mehrerer wissenschaftlicher Fachzeitschriften.

Krankenhaus Dresden-Friedrichstadt
Friedrichstraße 41, 01067 Dresden
Tel.: +49 (0)351/480 43 00
E-Mail: wolfgang.niederlag@khdf.de
www.health-academy.org

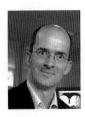

Prof. Dr.-Ing. Horst Karl Hahn

Jahrgang 1972, ist Professor für Medical Imaging an der Jacobs University und kommissarischer Institutsleiter am Fraunhofer-Institut für Bildgestützte Medizin MEVIS in Bremen.
1992–1998 Studium der Physik in Bayreuth, Toulouse/Frankreich und Heidelberg. 1999–2005 wissenschaftlicher Mitarbeiter bei MeVis, Centrum für Medizinische Diagnosesysteme und Visualisierung gGmbH, Bremen. 2005 Promotion im Fachbereich Informatik an der Universität Bremen. 2006–2008 Forschungsleiter und Prokurist der MeVis Research gGmbH, Bremen. 2007–2011 Adjunct Professor für Medical Visualization an der Jacobs University Bremen. 2009–2012 stellvertretender Institutsleiter des Fraunhofer-Instituts für Bildgestützte Medizin MEVIS. Seit 2011 Professor für Medical Imaging an der School of Engineering and Science der Jacobs University. Januar 2012 Gastprofessor am Radboud University Nijmegen Medical Center, Nijmegen/NL. Seit 2012 kommissarischer Institutsleiter von Fraunhofer MEVIS.

Fraunhofer MEVIS, Institut für Bildgestützte Medizin
Universitätsallee 29, 28359 Bremen
Tel.: +49 (0)421/218-59002
E-Mail: horst.hahn@mevis.fraunhofer.de
www.mevis.fraunhofer.de

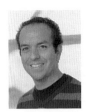

Dr. sc. hum. Alexander Seitel

Jahrgang 1980, ist Postdoktorand der Juniorgruppe „Computer-assistierte Interventionen" am Deutschen Krebsforschungszentrum (DKFZ) Heidelberg sowie des DFG-Graduiertenkollegs 1126 „Intelligente Chirurgie".
2001–2007 Studium der Informatik an der Universität Karlsruhe (jetzt Karlsruher Institut für Technologie (KIT)) mit dem Abschluss zum Diplom-Informatiker.
2008–2012 Doktorand am DKFZ, Abteilung medizinische und biologische Informatik, 2012 Promotion in Medizinischer Informatik an der Universität Heidelberg, 2008 einmonatiger Gastaufenthalt am Massachusetts Institute of Technology (MIT). 2012–2014 Postdoktorand der Juniorgruppe „Computer-assistierte Interventionen" am DKFZ sowie des DFG-Graduiertenkollegs 1126 „Intelligente Chirurgie". Seit 2014 Postdoctoral fellow an der University of British Columbia, Vancouver/Kanada. Forschungsschwerpunkte: Computer-assistierte Interventionen, medizinische Bildverarbeitung, Softwareentwicklung insbesondere für das open-source Medical Imaging Interaction Toolkit.

Deutsches Krebsforschungszentrum (DKFZ)
Juniorgruppe Computer-assistierte Interventionen (E131)
Im Neuenheimer Feld 280, 69120 Heidelberg
Tel.: +49 (0) 6221/42-3550
E-Mail: a.seitel@dkfz-heidelberg.de
www.dkfz.de/de/mbi/people/Alexander_Seitel.html

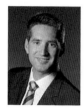
Jun-Prof. Dr. Christian Hansen

Jahrgang 1980, ist Juniorprofessor für Computerassistierte Chirurgie an der Otto-von-Guericke-Universität Magdeburg.
2000–2006 Studium der Computervisualistik mit Anwendungsfach Medizin an der Otto-von-Guericke-Universität Magdeburg, 2006-2013 Wissenschaftlicher Mitarbeiter am Fraunhofer Institut für Bildgestützte Medizin (MEVIS) in Bremen, 2012 Promotion an der Jacobs Universität in Bremen. Seit 2013 Juniorprofessor für Computerassistierte Chirurgie an der Otto-von-Guericke-Universität Magdeburg.

Otto-von-Guericke-Universität Magdeburg, Institut für Simulation und Graphik
Fakultät für Informatik
Universitätsplatz 2, 39106 Magdeburg
Tel.: +49 (0)391/6752861
E-Mail: chistian.hansen@ovgu.de
isgwww.cs.uni-magdeburg.de/cas/

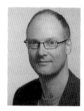
PD Dr. theol. habil. Arne Manzeschke
Jahrgang 1962, ist Leiter der Fachstelle für Ethik und Anthropologie im Gesundheitswesen am Institut Technik Theologie Naturwissenschaften an der Ludwig-Maximilians-Universität München.
1985–1991 Studium der Theologie und Philosophie an den Universitäten München, Tübingen und Erlangen. 1995 Promotion zum Dr. theol. an der Universität Erlangen. 1995–2001 Pfarrdienst in der Ev.-Luth. Kirche in Bayern. 2001–2004 Wissenschaftlicher Mitarbeiter am Institut für Systematische Theologie der Universität Erlangen, 2004–2006 Wissenschaftlicher Mitarbeiter am Institut für Medizinmanagement und Gesundheitswissenschaften der Universität Bayreuth, dort Leiter der Abteilung Ethik und Anthropologie. 2007 Habilitation an der Universität Erlangen-Nürnberg. 2007–2012 Leiter der Arbeitsstelle für Theologische Ethik und Anthropologie an der Universität Bayreuth. Seit 2009 Lehrauftrag für Ethik und Anthropologie im Studiengang »Advanced Palliative Care« an der IFF der Universität Klagenfurt. 2012 Leiter der ethischen Begleitstudie des BMBF zu altersgerechten Assistenzsystemen (AAL). Seit 2013 Leiter der ELSA-Begleitforschung im Bayerischen Forschungsverbund ForIPS (Erforschung des idiosynkratischen Parkinson anhand humaner pluripotenter Stammzellen).
Forschungsschwerpunkte im Bereich der Bio-, Wirtschafts- und Technikethik.
2008 Erster Ethikpreis der Deutschen Wirtschaftsgilde für Forschungen zur Ökonomisierung im deutschen Krankenhauswesen.

Leiter der Fachstelle für Ethik und Anthropologie im Gesundheitswesen
Institut Technik Theologie Naturwissenschaften an der Ludwig-Maximilians-Universität München
Marsstr. 19/V, 80331 München
Tel.: +49 (0)89/5595602
E-Mail: arne.manzeschke@elkb.de
www.ttn-institut.de/FEAG

Weitere Autoren

Backmann, B., Dierks + Bohle Rechtsanwälte, Walter-Benjamin-Platz 6, 10629 Berlin

Blondin, D., Heinrich-Heine-Universität Düsseldorf, Universitätsklinikum Düsseldorf, Institut für Diagnostische und Interventionelle Radiologie, Moorenstraße 5, 40225 Düsseldorf

Boehm, A., Universitätsklinikum Leipzig AöR, Klinik und Poliklinik für HNO-Heilkunde, Liebigstraße 10–14, 04103 Leipzig

Bohn, S., Universität Leipzig, Innovation Center Computer Assisted Surgery (ICCAS), Semmelweisstraße 14, 04103 Leipzig

Dietz, A., Universitätsklinikum Leipzig AöR, Klinik und Poliklinik für HNO-Heilkunde, Liebigstraße 10–14, 04103 Leipzig

Fiolka, A., Technische Universität München, Klinikum rechts der Isar, Arbeitsgruppe, Minimalinvasive Interdisziplinäre therapeutische Intervention, Trogerstraße 26, 81675 München

Fischer, M., Universitätsklinikum Leipzig AöR, Klinik und Poliklinik für HNO-Heilkunde, Liebigstraße 10–14, 04103 Leipzig

Franz, A. M., Deutsches Krebsforschungszentrum (DKFZ) Heidelberg, Junior-Gruppe Computerassistierte Interventionen, Im Neuenheimer Feld 280, 69120 Heidelberg *und* Deutsches Krebsforschungszentrum (DKFZ) Heidelberg, Abteilung Medizinische und Biologische Informatik, Im Neuenheimer Feld 280, 69120 Heidelberg

Gillen, S., TU München, Klinikum rechts der Isar, Chirurgische Klinik und Poliklinik, Ismaninger Straße 22, 81675 München

Grunst, G., Fraunhofer-Institut für Angewandte Informationstechnik FIT, Schloss Birlinghoven, 53754 Sankt Augustin

Gumprecht, J., Technische Universität München, Lehrstuhl für Mikrotechnik und Medizingerätetechnik, Boltzmannstraße 15, 85748 Garching bei München

Heckel, F., Universität Leipzig, Innovation Center Computer Assisted Surgery (ICCAS), Semmelweisstraße 14, 04103 Leipzig *und* Fraunhofer MEVIS, Institut für Bildgestützte Medizin, Universitätsallee 29, 28359 Bremen

Hensmann, J., Dierks + Bohle Rechtsanwälte, Walter-Benjamin-Platz 6, 10629 Berlin

Hofer, M., Universitätsklinikum Leipzig AöR, Klinik und Poliklinik für HNO-Heilkunde, Liebigstraße 10–14, 04103 Leipzig

Ibach, B., RWTH Aachen, Helmholtz-Institut für Biomedizinische Technik, Lehrstuhl für Medizintechnik (mediTEC), Pauwelsstraße 20, 52074 Aachen

Köny, M., RWTH Aachen, Helmholtz-Institut für Biomedizinische Technik, Lehrstuhl für Medizinische Informationstechnik (medIT), Pauwelsstraße 20, 52074 Aachen

Kranzfelder, M., TU München, Klinikum rechts der Isar, Chirurgische Klinik und Poliklinik, Ismaninger Straße 22, 81675 München

Kubitz, R., Universitätsklinikum Düsseldorf, Klinik für Gastroenterologie, Hepatologie und Infektionologie, Moorenstraße 5, 40225 Düsseldorf

Leonhardt, S., RWTH Aachen, Helmholtz-Institut für Biomedizinische Technik, Lehrstuhl für Medizinische Informationstechnik (medIT), Pauwelsstraße 20, 52074 Aachen

Lordick, F., Universitätsklinikum Leipzig AöR, Universitäres Krebszentrum Leipzig (UCCL), Liebigstraße 20, 04103 Leipzig

Lüth, T., Technische Universität München, Lehrstuhl für Mikrotechnik und Medizingerätetechnik, Boltzmannstraße 15, 85748 Garching bei München

Maier-Hein, L., Deutsches Krebsforschungszentrum (DKFZ) Heidelberg, Junior-Gruppe Computerassistierte Interventionen, Im Neuenheimer Feld 280, 69120 Heidelberg *und* Deutsches Krebsforschungszentrum (DKFZ) Heidelberg, Abteilung Medizinische und Biologische Informatik, Im Neuenheimer Feld 280, 69120 Heidelberg

Marschollek, B., RWTH Aachen, Helmholtz-Institut für Biomedizinische Technik, Lehrstuhl für Medizinische Informationstechnik (medIT) und Lehrstuhl für Medizintechnik (mediTEC), Pauwelsstraße 20, 52074 Aachen

Matthäus, C., Institut für Photonische Technologien e. V., Postfach 100239, 07702 Jena

Meinzer, H.-P., Deutsches Krebsforschungszentrum (DKFZ) Heidelberg, Abteilung Medizinische und Biologische Informatik, Im Neuenheimer Feld 280, 69120 Heidelberg

Meixensberger, J., Universität Leipzig, Innovation Center Computer Assisted Surgery (ICCAS), Semmelweissstraße 14, 04103 Leipzig

Nolden, M., Deutsches Krebsforschungszentrum (DKFZ) Heidelberg, Abteilung Medizinische und Biologische Informatik, Im Neuenheimer Feld 280, 69120 Heidelberg

Ojdanic, D., Fraunhofer MEVIS, Institut für Bildgestützte Medizin, Universitätsallee 29, 28359 Bremen

Rosenberg, S., Dierks + Bohle Rechtsanwälte, Walter-Benjamin-Platz 6, 10629 Berlin

Schenk, A., Fraunhofer MEVIS, Institut für Bildgestützte Medizin, Universitätsallee 29, 28359 Bremen

Schneider, A., Technische Universität München, Klinikum rechts der Isar, Arbeitsgruppe, Minimalinvasive Interdisziplinäre therapeutische Intervention, Trogerstraße 26, 81675 München

Stallkamp, J., Fraunhofer-Institut für Produktionstechnik und Automatisierung IPA, Nobelstraße 12, 70569 Stuttgart

Zelzer, S., Deutsches Krebsforschungszentrum (DKFZ) Heidelberg, Abteilung Medizinische und Biologische Informatik, Im Neuenheimer Feld 280, 69120 Heidelberg

Zidowitz, S., Fraunhofer MEVIS, Institut für Bildgestützte Medizin, Universitätsallee 29, 28359 Bremen

22 Reminiszenzen zum 5. Dresdner Symposium „Der digitale Operationssaal"

Fotos: R. Figula, S. Hunger, Dr. B. Theilig

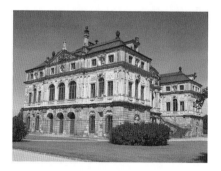

Palais im Großen Garten zu Dresden.

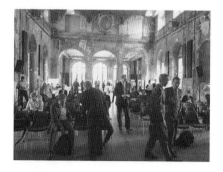

Vor der Veranstaltung.

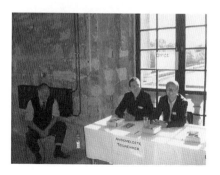

Empfang der Tagungsteilnehmer durch Herrn Dr. Graf und Herrn Tschuck.

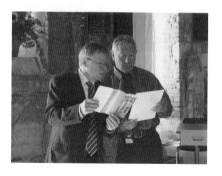

Prof. Niederlag und Prof. Lemke.

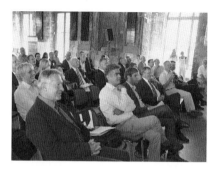

Das Auditorium.

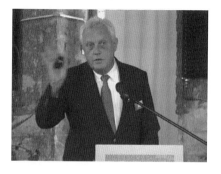

Vortrag: Prof. Meinzer.

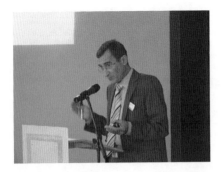
Vortrag: Prof. Feußner.

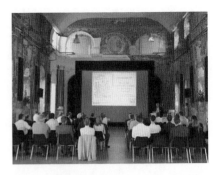
Blick in den Tagungssaal.

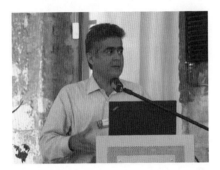
Vortrag: Prof. Navab.

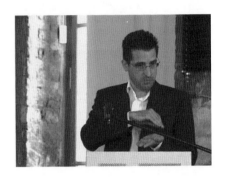
Vortrag: Dr. Arnold.

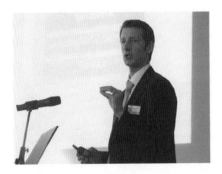
Vortrag: Prof. Burgert.

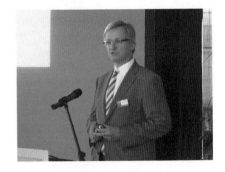
Vortrag: Prof. Mildenberger.

22 Reminiszenzen zum 5. Dresdner Symposium „Der digitale Operationssaal" — 299

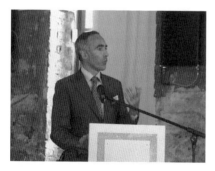

Vortrag: Prof. Strauß.

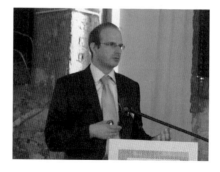

Vortrag: Dr. Neumuth.

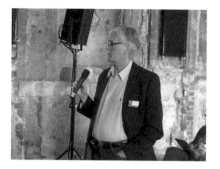

Vortrag: Prof. Peitgen.

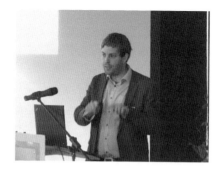

Vortrag: Dr. Blum.

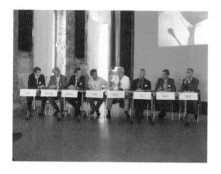

Podiumsdiskussion: Prof. Burgert, Prof. Mildenberger, Dr. Schlötelburg, Prof. Navab, Prof. Meinzer, Prof. Lemke, Prof. Feußner, Prof. Strauß (v. l. n. r.).

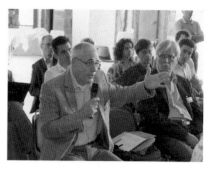

Prof. Gehring und Prof. Peitgen während der Podiumsdiskussion.

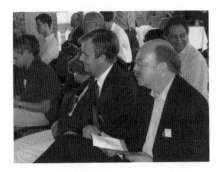

Tagungsteilnehmer.

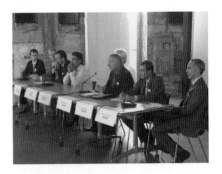

Podiumsdiskussion: Prof. Burgert, Prof. Mildenberger, Dr. Schlötelburg, Prof. Navab, Prof. Meinzer, Prof. Lemke, Prof. Feußner, Prof. Strauß (v. l. n. r.).

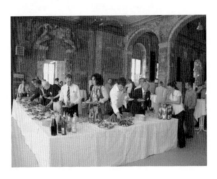

Pausenbuffet.

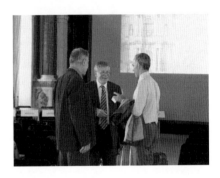

Im Gespräch: Prof. Lemke, Prof. Niederlag und Prof. Strauß (v. l. n. r.).

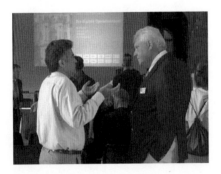

Im Gespräch: Prof. Navab und Prof. Meinzer.

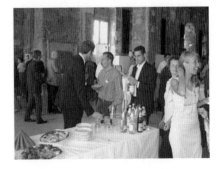

Pausengespräche.

23 Schriftenreihe Health Academy

In der Schriftenreihe Health Academy sind bisher folgende Publikationen erschienen:

HA 1/2001 Verbesserung der radiologischen und kardiologischen Bildgebung durch digitale großflächige Flachbild-Detektoren
Herausgeber: W. Niederlag (Dresden), H. U. Lemke (Berlin), 64 Seiten, Broschüre.

HA 2/2001 Digital Imaging and Image Communication between Hospitals in the Free State of Saxony, Germany (SaxTeleMed Reference Model Program)
Editors: W. Niederlag (Dresden), H. U. Lemke (Berlin), 64 Seiten, Broschüre.

HA 1/2002 Telemonitoring und Tele Home Care – Methodische Grundlagen, technische Voraussetzungen, organisatorische Konzepte, praktische Erfahrungen, medizintechnische Produkte
Herausgeber: W. Niederlag (Dresden), A. Bolz (Karlsruhe), H. U. Lemke (Berlin), 160 Seiten, Broschüre.

HA 2/2002 Advances in Medical Imaging (I)
Editors: W. Niederlag (Dresden), H. U. Lemke (Berlin), 90 Seiten, Broschüre, Preis: 10 Euro.

HA 1/2003 Telemedizin und Ökonomie – Ökonomische Effekte, Abrechnungsmodalitäten, Geschäftsmodelle
Herausgeber: W. Niederlag (Dresden), H. Burchert (Bielefeld), H. U. Lemke (Berlin), 160 Seiten, Broschüre.

HA 2/2003 Ethik und Informationstechnik am Beispiel der Telemedizin
Herausgeber: W. Niederlag (Dresden), H. U. Lemke (Berlin), A. Bondolfi (Lausanne/Schweiz), O. Rienhoff (Göttingen), 240 Seiten, Hardcover.

HA 1/2004 Telekardiologie – Methodische Grundlagen, technische Lösungen, praktische Erfahrungen, integrierte Versorgungskonzepte
Herausgeber: W. Niederlag (Dresden), B. Lüderitz (Bonn), A. Hempel (Dresden), H. U. Lemke (Berlin), 400 Seiten, Hardcover.

HA 2/2004 Smart Cards in telemedizinischen Netzwerken
Herausgeber: W. Niederlag (Dresden), O. Rienhoff (Göttingen), H. U. Lemke (Berlin), 304 Seiten, Hardcover.

HA 1/2005 Hochtechnologiemedizin im Spannungsfeld zwischen Ökonomie, Politik, Recht und Ethik
Herausgeber: W. Niederlag (Dresden), H. U. Lemke (Berlin), L. A. Nefiodow (St. Augustin), D. H. W. Grönemeyer (Bochum), 240 Seiten, Hardcover.

HA 1/2006 Molecular Imaging – Innovationen und Visionen in der medizinischen Bildgebung
Herausgeber: W. Niederlag (Dresden), H. U. Lemke (Berlin), W. Semmler (Heidelberg), C. Bremer (Münster), 312 Seiten, Hardcover.

HA 2/2006 Rechtliche Aspekte der Telemedizin
Herausgeber: W. Niederlag (Dresden), C. Dierks (Berlin), O. Rienhoff (Göttingen), H. U. Lemke (Berlin), 328 Seiten, Hardcover.

HA 12 Gesundheitswesen 2025 – Implikationen, Konzepte, Visionen
Herausgeber: W. Niederlag (Dresden), H. U. Lemke (Berlin), E. Nagel (Augsburg, Bayreuth), O. Dössel (Karlsruhe), 2008, 376 Seiten, Hardcover.

HA 13 Modellgestützte Therapie – Technische Möglichkeiten, potenzielle Anwendungen, gesellschaftliche Auswirkungen
Herausgeber: W. Niederlag (Dresden), H. U. Lemke (Berlin), J. Meixensberger (Leipzig), M. Baumann (Dresden),2008, 376 Seiten, Hardcover.

HA 14 Personalisierte Medizin – Sind wir auf dem Weg zu einer individualisierten Gesundheitsversorgung?
Herausgeber: W. Niederlag (Dresden), H. U. Lemke (Berlin), O. Golubnitschaja (Bonn), O. Rienhoff (Göttingen), 2010, 464 Seiten, Hardcover.

HA 15 Personalisierte Medizin & Informationstechnologie – Innovative Konzepte, realisierte Anwendungen, gesellschaftliche Aspekte
Herausgeber: W. Niederlag (Dresden), H. U. Lemke (Berlin, Los Angeles),
O. Rienhoff (Göttingen), 2010, 336 Seiten, Hardcover.

HA 16 Der virtuelle Patient – Zukünftige Basis für Diagnose und Therapie?
Herausgeber: W. Niederlag (Dresden), H. U. Lemke (Berlin), H. Lehrach (Berlin), H.-O. Peitgen (Bremen), 2012, 368 Seiten, Hardcover.

HA 17 Der digitale Operationssaal – Methoden, Werkzeuge, Systeme, Applikationen und gesellschaftliche Aspekte
Herausgeber: W. Niederlag (Dresden), H. U. Lemke (Berlin), G. Strauß (Leipzig), H. Feußner (München), 2012, 288 Seiten, Hardcover.

Die Ausgaben sind über folgende Stellen zu beziehen: Geschäftsstelle der DGBMT im VDE, www.vde.com/dgbmt, Homepage der Buchreihe Health Academy, www.health-academy.org.

Fortsetzung der Reihe im Verlag De Gruyter
Health Academy – HAC
Reihenherausgeber: Wolfgang Niederlag und Heinz U. Lemke

Band 1: Der virtuelle Patient
Wolfgang Niederlag, Heinz U. Lemke, Hans Lehrach, Heinz-Otto Peitgen (Hrsg.)
2., erweiterte Auflage, Verlag de Gruyter, 2014
ISBN: 978-3-11-033429-6, e-ISBN: 978-3-11-033566-8

Band 2: Der digitale Operationssaal
Wolfgang Niederlag, Heinz U. Lemke, Gero Strauß, Hubertus Feußner (Hrsg.)
2., erweiterte Auflage, Verlag de Gruyter, 2014
ISBN: 978-3-11-033430-229-6, e-ISBN: 978-3-11-033562-0

24 Farbanhang

Kapitel 2: G. Strauß: Der digitale Operationssaal (für die HNO) – Grundlagen, Überblick, Ausblick, S. 9–28.

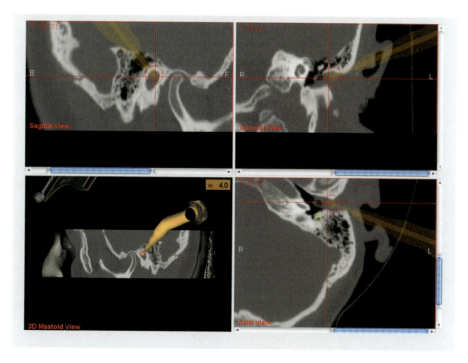

Abb. 2.4: Bildinformation von „Distance Control" zusätzlich zur Instrumentennavigation. Die Funktion umfasst das Bereitstellen einer minimalen Distanzangabe zwischen Instrumentenspitze und Risikostruktur (hier 4,0 mm). Die Verarbeitung auf Ebene der Surgeonics erlaubt dann eine weiterführende Integration, wie die Einspielung eines akustischen Warnsignals in das Surgical Deck.

Kapitel 6: C. Hansen, F. Heckel, D. Ojdanic, A. Schenk, S. Zidowitz, H. K. Hahn: Genauigkeit und Fehlerquellen im Operationssaal am Beispiel der Leberchirurgie, S. 69–87.

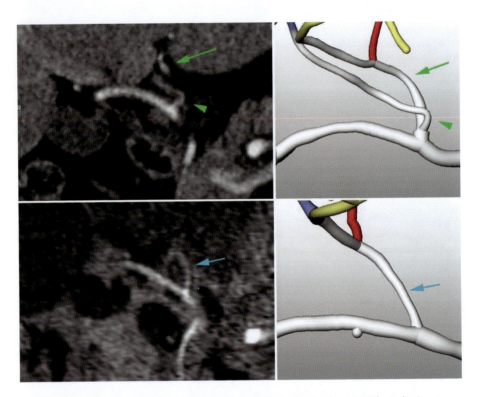

Abb. 6.2: Darstellung des Abgangs der linken Leberarterie im CT (oben) und MRT (unten) mit entsprechender 3D-Rekonstruktion (rechts). Durch die gröbere Auflösung im MRT verschmelzen die beiden Arterienäste optisch, konnten nicht einzeln segmentiert werden und erscheinen daher als ein gemeinsamer Abgang. Da nach dem Anschließen von sehr schmalen Arterien die Gefahr eines Gefäßverschlusses droht, könnte hier mit der Rekonstruktion basierend auf MRT-Daten alleine eine Resektion geplant werden, die mit dem Wissen um die beiden dünneren Arterienäste so nicht durchgeführt würde.

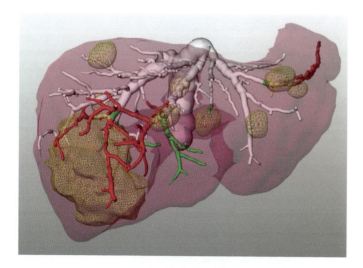

Abb. 6.3: 3D-Planungsmodell mit Hervorhebung von Ästen der Lebervene, die bei einem geplanten Sicherheitsabstand um die Läsionen durchtrennt würden. In dem entsprechenden Bereich der Leber wäre keine Drainage mehr zu gewährleisten.

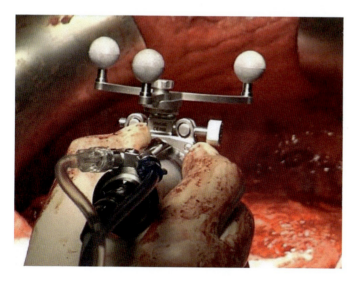

Abb. 6.4: Chirurgisches Instrument mit optischem Tracking. Navigierte Leberchirurgie, Prof. Oldhafer, Asklepios Klinik Barmbek, 2011.

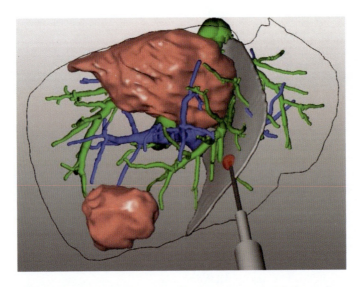

Abb. 6.5: Visualisierung eines getrackten Instrumentes in Relation zu den präoperativen 3D-Modellen der Lebervene, Portalvene, Tumoren und der geplanten Resektionsebene.

Kapitel 8: M. Jürgens, C. Matthäus, J. Popp: Optische molekulare Bildgebung – Perspektiven der Anwendung im digitalen OP-Saal, S. 93–103.

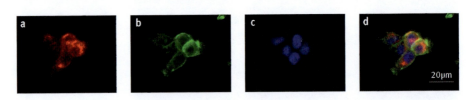

Abb. 8.2: Bindung und intrazelluläre Aufnahme einer zielgerichteten Nahinfrarotpeptidsonde nach Bindung an ihren Rezeptor, den Cholecystokinin-2-Rezeptor. Die fluoreszierende Sonde ermöglicht eine molekulare Identifikation von Tumorzellen, welche durch das Vorhandensein des Rezeptors charakterisiert sind. Nahinfrarot-peptidsonde (rot), Zellmembranen (grün), Zellkerne (blau). (Quelle: S. Kossatz, Universitätsklinikum Jena/IDIR).

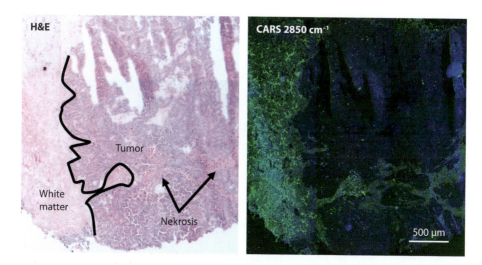

Abb. 8.4: Die multimodale Bildgebung wurde angewendet, um Proben von menschlichen Hirntumoren zu untersuchen. Für Vergleichszwecke links das mit Hämatoxylin und Eosin (HE) gefärbte Bild, rechts das CARS-Bild bei der CH-Streckschwingung bei 2.850 cm^{-1}. Selbst diese einzelne nichtlineare Technik erlaubt eine vergleichbar präzise Erfassung der Tumorgrenzen wie der Referenzstandard in der Histopathologie, die HE-Färbung (Quelle: T. Meyer, IPHT Jena).

Kapitel 9: H. Feußner, S. Gillen, M. Kranzfelder, A. Fiolka, A. Schneider, T. Lüth, D. Wilhelm: Klinischer Impact von computerassistierten Interventionen im OP, S. 107–117.

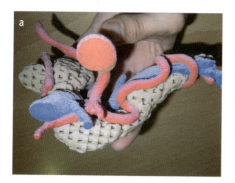
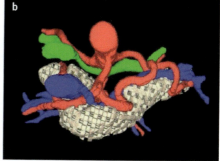

Abb. 9.3: Darstellung eines Pankreaskopftumors für die intuitive Befunderfassung: 3D-Darstellung des Volumendatensatzes (a), mit einem 3D-Plotter erzeugtes Realmodell des Pankreas mit Tumor und den angrenzenden Gefäßen (b), (Quelle: S. Gillen, T. Lüth).

Kapitel 12: S. Arnold, G. Grunst, D. Blondin, R. Kubitz: Informationsintegration im OP – Ein Assistenzsystem für die ultraschallgestützte transkutane Radiofrequenzablation, S. 140–150.

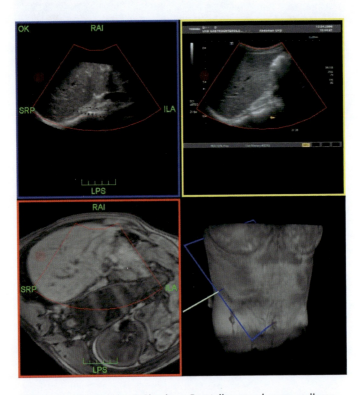

Abb. 12.3: „Compare View": Simultane Darstellung von korrespondierenden Anschnitten aus 3D-Ultraschall (oben links) und radiologischen Daten (hier MRT, unten links), 2D-Ultraschall (Echtzeit, oben rechts) sowie einem Übersichtsbild in 3D.

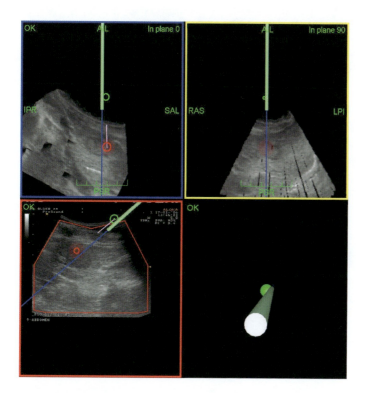

Abb. 12.4: Navigationsszene für die Applikatorpositionierung: Virtuelle Realität zur initialen Ausrichtung (unten rechts) sowie augmentierte Realität zur Kontrolle des Applikatorvorschubes (restliche Quadranten).

Kapitel 14: W. Korb: Ergonomie und Anwendertraining für den digitalen Operationssaal, S. 164–185.

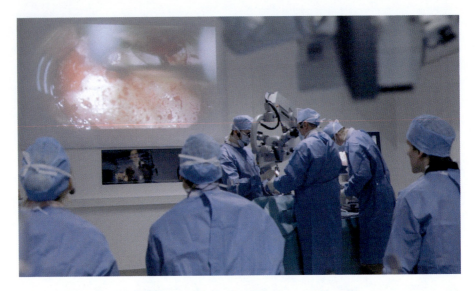

Abb. 14.4: Bandscheiben-OP am prototypischen Bandscheibenmodell von ISTT.

Kapitel 16: A. Dietz, M. Hofer, M. Fischer, S. Bohn, F. Lordick, J. Meixensberger, A. Boehm: Ändert sich mit der Digitalisierung des Operationssaales das Berufsbild des Chirurgen? Beispiel: Kopf-Hals-Onkologie, S. 204–215.

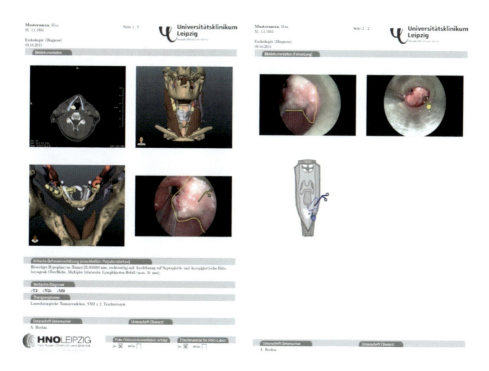

Abb. 16.3: Leipziger Dokumentationsbogen auf Basis des Tumortherapiemanagers am Beispiel eines Kehlkopfkrebses. Hier werden endoskopische Befunde mit der Bildgebung gemeinsam dargestellt und als 3D-Modell aufgearbeitet.